全国中医药行业高等教育"十四五"规划教材
全国高等中医药院校规划教材（第十一版）

卫生统计学

（新世纪第三版）

（供中医学、临床医学、医学影像学、
医学检验技术、护理学等专业用）

主　编　魏高文　徐　刚

中国中医药出版社
·北京·

图书在版编目（CIP）数据

卫生统计学 / 魏高文，徐刚主编 . — 3 版 . — 北京：
中国中医药出版社，2023.10（2024.9 重印）
全国中医药行业高等教育"十四五"规划教材
ISBN 978-7-5132-8245-1

Ⅰ . ①卫… Ⅱ . ①魏… ②徐… Ⅲ . ①卫生统计学—
中医学院—教材 Ⅳ . ① R195.1

中国国家版本馆 CIP 数据核字（2023）第 112592 号

融合出版数字化资源服务说明

全国中医药行业高等教育"十四五"规划教材为融合教材，各教材相关数字化资源（电子教材、PPT 课件、视频、复习思考题等）在全国中医药行业教育云平台"医开讲"发布。

资源访问说明

扫描右方二维码下载"医开讲 APP"或到"医开讲网站"（网址：www.e-lesson.cn）注册登录，输入封底"序列号"进行账号绑定后即可访问相关数字化资源（注意：序列号只可绑定一个账号，为避免不必要的损失，请您刮开序列号立即进行账号绑定激活）。

资源下载说明

本书有配套 PPT 课件，供教师下载使用，请到"医开讲网站"（网址：www.e-lesson.cn）认证教师身份后，搜索书名进入具体图书页面实现下载。

中国中医药出版社出版

北京经济技术开发区科创十三街 31 号院二区 8 号楼
邮政编码 100176
传真 010-64405721
山东华立印务有限公司印刷
各地新华书店经销

开本 889×1194 1/16 印张 19.75 字数 519 千字
2023 年 10 月第 3 版 2024 年 9 月第 2 次印刷
书号 ISBN 978-7-5132-8245-1

定价 74.00 元

网址 www.cptcm.com

服 务 热 线 010-64405510 微信服务号 zgzyycbs
购 书 热 线 010-89535836 微商城网址 https://kdt.im/LIdUGr
维 权 打 假 010-64405753 天猫旗舰店网址 https://zgzyycbs.tmall.com

如有印装质量问题请与本社出版部联系（010-64405510）

全国中医药行业高等教育"十四五"规划教材
全国高等中医药院校规划教材（第十一版）

《卫生统计学》
编 委 会

主 编

魏高文（湖南中医药大学）　　　　徐　刚（江西中医药大学）

副主编

闫国立（河南中医药大学）　　　　齐宝宁（陕西中医药大学）

李国春（南京中医药大学）　　　　赵铁牛（天津中医药大学）

王成岗（山东中医药大学）　　　　李瑞锋（北京中医药大学）

徐　进（南京医科大学）

编 委（以姓氏笔画为序）

于　博（云南中医药大学）　　　　马金凤（广西中医药大学）

戎　芬（上海中医药大学）　　　　李　苑（成都中医药大学）

杨　旻（湖北中医药大学）　　　　杨　婕（山西中医药大学）

张凤英（承德医学院）　　　　　　张星光（内蒙古医科大学）

张胜利（福建中医药大学）　　　　陈婷婷（黑龙江中医药大学）

陈新林（广州中医药大学）　　　　胡继宏（甘肃中医药大学）

陶世奇（安徽中医药大学）　　　　曹明芹（新疆医科大学）

董　丹（辽宁中医药大学）　　　　韩曦英（长春中医药大学）

魏歆然（湖南中医药大学）

学术秘书

陈　书（湖南中医药大学）

匡海学（黑龙江中医药大学教授、教育部高等学校中药学类专业教学指导委员会主任委员）

吕志平（南方医科大学教授、全国名中医）

吕晓东（辽宁中医药大学党委书记）

朱卫丰（江西中医药大学校长）

朱兆云（云南中医药大学教授、中国工程院院士）

刘　良（广州中医药大学教授、中国工程院院士）

刘松林（湖北中医药大学校长）

刘叔文（南方医科大学副校长）

刘清泉（首都医科大学附属北京中医医院院长）

李可建（山东中医药大学校长）

李灿东（福建中医药大学校长）

杨　柱（贵州中医药大学党委书记）

杨晓航（陕西中医药大学校长）

肖　伟（南京中医药大学教授、中国工程院院士）

吴以岭（河北中医药大学名誉校长、中国工程院院士）

余曙光（成都中医药大学校长）

谷晓红（北京中医药大学教授、教育部高等学校中医学类专业教学指导委员会主任委员）

冷向阳（长春中医药大学校长）

张忠德（广东省中医院院长）

陆付耳（华中科技大学同济医学院教授）

阿吉艾克拜尔·艾萨（新疆医科大学校长）

陈　忠（浙江中医药大学校长）

陈凯先（中国科学院上海药物研究所研究员、中国科学院院士）

陈香美（解放军总医院教授、中国工程院院士）

易刚强（湖南中医药大学校长）

季　光（上海中医药大学校长）

周建军（重庆中医药学院院长）

赵继荣（甘肃中医药大学校长）

郝慧琴（山西中医药大学党委书记）

胡　刚（江苏省政协副主席、南京中医药大学教授）

侯卫伟（中国中医药出版社有限公司董事长）

姚　春（广西中医药大学校长）

徐安龙（北京中医药大学校长、教育部高等学校中西医结合类专业教学指导委员会主任委员）

高秀梅（天津中医药大学校长）

高维娟（河北中医药大学校长）

郭宏伟（黑龙江中医药大学校长）

唐志书（中国中医科学院副院长、研究生院院长）

彭代银（安徽中医药大学校长）

董竞成（复旦大学中西医结合研究院院长）

韩晶岩（北京大学医学部基础医学院中西医结合教研室主任）

程海波（南京中医药大学校长）

鲁海文（内蒙古医科大学副校长）

翟理祥（广东药科大学校长）

秘书长（兼）

陆建伟（国家中医药管理局人事教育司司长）

侯卫伟（中国中医药出版社有限公司董事长）

办公室主任

周景玉（国家中医药管理局人事教育司副司长）

李秀明（中国中医药出版社有限公司总编辑）

办公室成员

陈令轩（国家中医药管理局人事教育司综合协调处处长）

李占永（中国中医药出版社有限公司副总编辑）

张岠宇（中国中医药出版社有限公司副总经理）

芮立新（中国中医药出版社有限公司副总编辑）

沈承玲（中国中医药出版社有限公司教材中心主任）

编审专家组

前　言

为全面贯彻《中共中央 国务院关于促进中医药传承创新发展的意见》和全国中医药大会精神，落实《国务院办公厅关于加快医学教育创新发展的指导意见》《教育部 国家卫生健康委 国家中医药管理局关于深化医教协同进一步推动中医药教育改革与高质量发展的实施意见》，紧密对接新医科建设对中医药教育改革的新要求和中医药传承创新发展对人才培养的新需求，国家中医药管理局教材办公室（以下简称"教材办"）、中国中医药出版社在国家中医药管理局领导下，在教育部高等学校中医学类、中药学类、中西医结合类专业教学指导委员会及全国中医药行业高等教育规划教材专家指导委员会指导下，对全国中医药行业高等教育"十三五"规划教材进行综合评价，研究制定《全国中医药行业高等教育"十四五"规划教材建设方案》，并全面组织实施。鉴于全国中医药行业主管部门主持编写的全国高等中医药院校规划教材目前已出版十版，为体现其系统性和传承性，本套教材称为第十一版。

本套教材建设，坚持问题导向、目标导向、需求导向，结合"十三五"规划教材综合评价中发现的问题和收集的意见建议，对教材建设知识体系、结构安排等进行系统整体优化，进一步加强顶层设计和组织管理，坚持立德树人根本任务，力求构建适应中医药教育教学改革需求的教材体系，更好地服务院校人才培养和学科专业建设，促进中医药教育创新发展。

本套教材建设过程中，教材办聘请中医学、中药学、针灸推拿学三个专业的权威专家组成编审专家组，参与主编确定，提出指导意见，审查编写质量。特别是对核心示范教材建设加强了组织管理，成立了专门评价专家组，全程指导教材建设，确保教材质量。

本套教材具有以下特点：

1.坚持立德树人，融入课程思政内容

将党的二十大精神进教材，把立德树人贯穿教材建设全过程、各方面，体现课程思政建设新要求，发挥中医药文化育人优势，促进中医药人文教育与专业教育有机融合，指导学生树立正确世界观、人生观、价值观，帮助学生立大志、明大德、成大才、担大任，坚定信念信心，努力成为堪当民族复兴重任的时代新人。

2.优化知识结构，强化中医思维培养

在"十三五"规划教材知识架构基础上，进一步整合优化学科知识结构体系，减少不同学科教材间相同知识内容交叉重复，增强教材知识结构的系统性、完整性。强化中医思维培养，突出中医思维在教材编写中的主导作用，注重中医经典内容编写，在《内经》《伤寒论》等经典课程中更加突出重点，同时更加强化经典与临床的融合，增强中医经典的临床运用，帮助学生筑牢中医经典基础，逐步形成中医思维。

3.突出"三基五性"，注重内容严谨准确

坚持"以本为本"，更加突出教材的"三基五性"，即基本知识、基本理论、基本技能，思想性、科学性、先进性、启发性、适用性。注重名词术语统一，概念准确，表述科学严谨，知识点结合完备，内容精炼完整。教材编写综合考虑学科的分化、交叉，既充分体现不同学科自身特点，又注意各学科之间的有机衔接；注重理论与临床实践结合，与医师规范化培训、医师资格考试接轨。

4.强化精品意识，建设行业示范教材

遴选行业权威专家，吸纳一线优秀教师，组建经验丰富、专业精湛、治学严谨、作风扎实的高水平编写团队，将精品意识和质量意识贯穿教材建设始终，严格编审把关，确保教材编写质量。特别是对32门核心示范教材建设，更加强调知识体系架构建设，紧密结合国家精品课程、一流学科、一流专业建设，提高编写标准和要求，着力推出一批高质量的核心示范教材。

5.加强数字化建设，丰富拓展教材内容

为适应新型出版业态，充分借助现代信息技术，在纸质教材基础上，强化数字化教材开发建设，对全国中医药行业教育云平台"医开讲"进行了升级改造，融入了更多更实用的数字化教学素材，如精品视频、复习思考题、AR/VR等，对纸质教材内容进行拓展和延伸，更好地服务教师线上教学和学生线下自主学习，满足中医药教育教学需要。

本套教材的建设，凝聚了全国中医药行业高等教育工作者的集体智慧，体现了中医药行业齐心协力、求真务实、精益求精的工作作风，谨此向有关单位和个人致以衷心的感谢！

尽管所有组织者与编写者竭尽心智，精益求精，本套教材仍有进一步提升空间，敬请广大师生提出宝贵意见和建议，以便不断修订完善。

国家中医药管理局教材办公室
中国中医药出版社有限公司
2023年6月

编写说明

当代著名的统计学家 C.R. Rao 在《统计与真理》一书中阐述："在终极的分析中，一切知识都是历史；在抽象的意义下，一切科学都是数学；在理性的基础上，所有的判断都是统计学。"生物统计学主要创始人之一的 Galton 指出："当人类科学探索者在问题的丛林中遇到难以逾越的障碍时，唯有统计工具可为其开辟一条前进的通道。"

卫生统计学（health statistics）是应用数理统计的原理与方法，研究居民健康状况，以及卫生服务领域中数据的搜集、整理和分析表达的科学与艺术。统计学是研究随机现象数量规律性的方法学，学习本课程，对于培养学生统计思维，做好研究设计，资料搜集、整理、分析及其表达等具有重要作用。本教材力求把思政教育融入专业课中，体现素质教育、实践能力和创新能力的培养。

本教材是编委会集体智慧和辛勤劳动的结晶，具体编写分工：魏高文、徐刚编写第一章绪论，李瑞峰、李苑编写第二章统计设计与资料搜集，闫国立编写第三章资料整理与图表表达，韩曦英、李国春编写第四章概率分布，马金凤、陶世奇编写第五章数值型资料统计描述，于博、徐进编写第六章总体均数估计与假设检验，齐宝宁、戎芬编写第七章单个样本及配对设计单变量资料假设检验，赵铁牛、曹明芹编写第八章两个样本单变量资料假设检验，魏高文、张凤英编写第九章多个样本单变量资料假设检验，徐刚、董丹、王成岗编写第十章相关与回归分析，张胜利、张星光编写第十一章聚类分析与判别分析，杨婕、杨旻编写第十二章分类型资料统计描述与参数估计，魏歆然、魏高文编写第十三章计数资料假设检验，陈婷婷编写第十四章等级资料假设检验，曹明芹、胡继宏、李国春编写第十五章 Logistic 回归分析，张胜利、陈新林编写第十六章综合评价，魏歆然、陈书等搜集与整理附录一至附录六的资料，并对各章节的部分 SPSS 数据图表进行了规范化处理。本教材配套数字化内容由数字化融合出版资源编创委员会各成员负责编写。

本教材的出版得到了国家中医药管理局、全国高等中医药教材建设研究会、中国中医药出版社和各有关高校等单位的关怀和鼎力支持，在此一并致谢！

《卫生统计学》编委会
2023 年 6 月

目　录

扫一扫，查阅
本书数字资源

第一篇

总　论

第一章

绪　论

扫一扫，查阅本章数字资源，含PPT、音视频、图片等

【学习目的】

通过本章的学习，初步认识卫生统计学的基本框架，培养统计思维，明确学习目的和学习方法。

【学习要点】

卫生统计学的定义、内容、基本概念，统计工作基本步骤，学习目的与方法。

统计学的英文名 Statistics 源于 State（国家），寓意着"没有统计，国将不国"。古典统计原指国情的叙述，主要采用文字记述和形式逻辑比较法。春秋时期杰出的政治家、军事家管仲（前719—前 645 年）道："不明于计数而欲举大事，犹无舟楫而欲经于水，险也！举事必成，不知计数不可。"当代著名经济学家、教育家马寅初（1882—1982 年）强调："学者不能离开统计而研学，政治家不能离开统计而施政，事业家不能离开统计而执业。"由此可见，在当今信息化社会，上至国家方针政策的制定，下至人们的日常生活，几乎都离不开统计学所提供的信息。统计学知识与技术，已经渗透到自然科学、社会科学以及人类生活的各个领域，只有注重科学证据和统计艺术，才能通过对海量信息的处理来导出科学的结论。1983 年 12 月 8 日第六届全国人民代表大会常务委员会第三次会议通过了《中华人民共和国统计法》（2009 年 6 月 27 日第十一届全国人民代表大会常务委员会第九次会议修订），为科学、有效地开展统计工作，保障统计资料的真实性、准确性、完整性和及时性，发挥统计在了解国情国力、服务经济社会发展中的重要作用，为促进社会主义现代化建设事业发展提供法律保障。

第一节　卫生统计学概述

实践是统计学产生的源泉，认识是统计学发展的动力。远古时代，人类为获取食物、分配食物，采用各种原始工具进行计数活动，便是统计实践的萌芽。18 世纪后叶至 20 世纪初期为近代统计学的发展时期，人们开始重视运用统计指标和统计图表对数字资料进行统计描述。20 世纪初期至今为现代统计学的发展时期，特别是 20 世纪中叶以来，随着电子计算机技术的发展和应用，促进了统计学的应用与发展。

一、定义

统计工作是指对数据的搜集、整理和分析的活动，具有信息职能、咨询职能和监督职能。如药品生产经营企业统计药品产量与销售量，医院统计病床使用情况、医疗费用、诊断水平、治疗

效果等。统计学（Statistics）是关于数量资料的搜集、整理、分析和表达的科学，属于方法性学科，其目的是探索客观现象的内在数量规律性，以科学的认识客观事物的数量性、总体性和变异性等特点。

据《大英百科全书》记载："统计学是一门搜集数据、分析数据，并根据数据进行推断的艺术和科学。"美国著名学者 David Freedman（1898—1936 年）提出："统计学是对令人困惑费解的问题做出数字设想的艺术。"由此可见，统计学是从随机现象的数据中提取信息和知识的一门科学与艺术，是研究随机现象数量规律性的应用数学，它可分为理论统计学和应用统计学两大分支。

理论统计学（Theoretical Statistics）即数理统计学（Mathematical Statistics），以概率论为基础，从理论的角度，对统计方法加以推导论证，其核心内容是统计推断方法，本质上是以归纳方法研究随机现象的一般规律。理论统计学源于旧数理统计学派（生物统计学派），创始人为比利时的统计学家、数学家、天文学家、社会学家凯特勒（Lambert Adolphe Jacques Quetelet，1796—1874 年），在其《社会物理学》中首次将法国的古典概率理论引入统计学，提高了统计计量的准确性，使统计学产生了质的飞跃，为近代统计学奠定了基础，提出把一批数据是否能很好地拟合正态分布作为判断该批数据同质的依据，被业内誉为"国际统计会议之父、近代统计学之父、数理统计学派创始人"。巨著《物种起源》作者达尔文的表弟、英国探险家、心理学家、人类学家、生物统计学家高尔顿（Francis Galton，1822—1911 年），首次将概率统计原理用于生物科学，设计了高尔顿钉板（Galton board）模拟正态分布的性质用于解释遗传现象，创立了回归分析技术，明确提出"生物统计学"的概念，成为生物统计学派的重要奠基人。高尔顿的学生皮尔逊（Karl Pearson，1857—1936 年）创立 χ^2 检验方法，被认为是假设检验的开山之作。皮尔逊的学生戈塞特（William Sealy Gosset，1876—1937 年）提出 t 分布理论，开创了小样本统计学的先河。费希尔（Ronald Aylmer Fisher，1890—1962 年）提出 F 分布理论，创立了极大似然估计法，被尊为统计学参数估计的经典。英国生物统计学派三大著名的统计学家皮尔逊、戈塞特和费希尔，号称现代数理统计学的"三剑客"。

应用统计学（Applied Statistics）是将数理统计学的原理与方法在不同学科领域的具体应用，如管理统计学（Managerial Statistics）、医学统计学（Medical Statistics）、中医药统计学（Statistics for Traditional Chinese Medicine）、卫生统计学（Health Statistics）等。应用统计学源于 19 世纪后半叶，起源于欧洲大陆德国的社会统计流派（大陆派），创始人是德国经济学家、统计学家克尼斯（Karl Gustav Adolf Knies，1821—1898 年），他认为统计研究的对象是社会现象，研究方法为大量观察法，被人们称为"历史学派经济学家的著名代表人物"和"社会统计学派的先驱者"。社会统计流派主要代表人物有德国统计学家、经济学家恩格尔（Christian Lonrenz Ernst Engel，1821—1896 年）、梅尔（Georg von Mayr，1841—1925 年）等，沿着凯特勒的"基本统计理论"向前发展，但在学科性质上认为统计学是一门社会科学，是研究社会现象变动原因和规律性的实质性科学，以此同数理统计学派通用方法相对立。社会统计学派认为统计学研究对象是群体而非个别现象，由于社会现象的复杂性和整体性，必须对总体进行大量观察和分析，研究其内在联系，才能揭示现象内在规律。德国三位著名的统计学家克尼斯、恩格尔和梅尔，也有社会统计学"三剑客"之称。

卫生统计学是应用数理统计的原理与方法，研究居民健康状况以及卫生服务领域数据的搜集、整理、分析和表达的科学。法国统计学家 J. Gavarret 于 1840 年出版了《医学统计学》，是世界上第一部医学统计教科书。我国卫生统计学的主要奠基人之一郭祖超于 1948 年出版了《医学与生物统计方法》一书，在中国首次系统地介绍了医学统计学，采用中国人自己的资料，阐述 t 检验、F 检验、χ^2 检验、直线回归与相关、多元回归和曲线回归等当代先进的统计学理论和方法，将统计分析与医学研究融为一体，对于医学统计学在我国医学界的推广、应用和提高，起到了不可忽视的启蒙作用。随着科学和社会的发展，卫生统计学的内涵和外延都得到了极大的拓展。

二、研究内容

卫生统计学的内容主要包括统计设计和统计分析两个方面。

统计设计是根据统计研究的目的和研究对象的特点，明确统计指标和指标体系，以及对应的分组方法和分析方法的统计活动。统计设计是统计工作的首要环节，是统计工作实施的基本依据，是保障质量的重要前提。其基本任务是制定出各种统计工作方案，如统计指标体系、统计分类目录、统计报表制度、统计调查方案、统计实验方案、统计汇总或整理方案以及统计分析方案等，是对统计研究对象的内容和统计工作过程通盘规划和统筹规划的综合，是统计工作的指导性方案。

统计分析主要包括统计描述、统计推断和关系分析，是对统计数据的由浅入深、由点到面的深入分析，以帮助我们去粗取精、去伪存真，透过现象去发掘问题的本质。在实际工作中，主要根据资料类别、设计方法和分析目的等因素，合理选取相应的统计分析方法，以保证统计分析的结果与结论的科学性。

三、应用

卫生统计学从客观事物数量特征和数量关系入手反映其质量，经过分析研究，从整体上探索客观现象的本质和规律，以推导出可信的统计结论和专业结论。卫生统计学已经广泛应用于医药卫生工作的各个领域，突出体现在两个方面：①健康与疾病统计：如医学人口统计、生长发育统计和疾病统计等。②卫生服务统计：如卫生资源分布与利用统计、卫生服务需求、医疗体制改革和居民对卫生服务的评价等。

第二节　统计学若干基本概念

统计学的一些基本概念贯穿于统计工作的全过程中，正确理解下列基本概念，有助于我们进行周密地设计，并严格按照设计方案搜集、整理、分析和表达数据资料。

一、总体与样本

（一）总体

总体（population）是根据研究目的所确定的同质观察单位某种变量值的集合。观察单位是指被研究的总体中的基本单位，即个体。如观察某社区 60 岁以上男性血压水平，则该社区所有 60 岁以上的男性居民的血压测量值就构成所描述的总体，该地每个 60 岁以上的男性居民就是一个观察单位。

总体具有同质性、群体性和差异性等三个主要特点：①同质性：是指总体中的各个单位都具有某种共同的属性或标志数值，如某社区 60 岁以上男性血压水平，要求观察对象为该社区常住人口、男性、60 岁以上。同质性是总体的根本特征，只有个体单位是同质的，才能通过对个体特征的观察研究，归纳和揭示出总体的综合特征和规律性。②群体性：是指总体中包括的总体单位有足够多的数量，总体的群体性可使个别单位某些偶然因素的影响（如表现在数量上的偏高、偏低的差异）进行相互抵消，从而显示出总体的本质和规律性。③差异性（或称变异性）：是指总体的各单位之间表现个体差异。例如，某社区 60 岁以上男性血压水平各不相同。

根据研究的总体是否有明确的观察单位数，总体可以分为有限总体和无限总体。有限总体中观察单位数是有限的或可知的，而无限总体的观察单位数是无限的或不可知的。在实际工作中，对总体中所有观察单位的特征与性质进行认识，一般情况下是没有必要，甚至不可能去对总体中每个观察单位进行全面的逐个研究，而常常是从总体中抽取部分个体来进行抽样研究。

（二）样本

样本（sample）是从总体中随机抽取的具有代表性的个体的集合。一个样本所包含的观察单位数目称为样本（含）量或样本数。抽样研究（sampling study）是从总体中抽取样本，通过对样本的定量或定性测量结果来推断总体的特征。抽样研究的目的是用样本的特征来正确地推断总体的特征，所以样本必须对总体具有良好的代表性，抽样研究时应注意样本的构成分布与总体构成分布基本上保持一致，样本量要足够大，并遵循随机抽样的原则抽取样本。

二、参数与统计量

参数（parameter）是反映总体的统计指标，一般用希腊字母表达，如 μ（总体均数）、σ（总体标准差）、π（总体率）等；统计量（statistics）是反映样本的统计指标，通常用英文字母来表达，如 $\bar{X}$（样本均数）、S（样本标准差）、p（样本率）等。统计符号用斜体书写。

对某一事件而言，总体参数是该事件本身固有的、不变的，是一个稳定的数据，而且往往是未知的，而统计量则是随机的，一般是已知的或可通过计算来获得，并随着试验样本的不同而不同，但是有一定的分布规律，如小样本均数服从 t 分布，大样本均数服从正态分布等，这些规律是进行统计推断的理论基础。

三、误差

误差（error）指观测值与真实值之差或样本统计量与总体参数之差。可分为随机误差与非随机误差，随机误差包括随机测量误差和随机抽样误差，非随机误差包括系统误差（偏倚）和过失误差等。

四、频率与概率

若在相同条件的控制下对某随机事件进行 n 次重复试验，某种结果出现的次数称为频数，频数与总试验次数之比称为频率（frequency）。当试验次数很多时，频率将趋近于一个较稳定的常数，这个常数即该事件发生的概率。

概率（probability）是反映随机事件发生的可能性大小的度量，用 P 表示，取值范围为 $0 \leq P \leq 1$。根据客观现象发生的概率大小，可分为随机事件 A（$0 < P < 1$）和确定事件（必然事件 Ω 的概率等于 1，不可能事件 Φ 的概率等于 0）。某事件发生的概率愈接近于 1，表示该事件发生的可能性越大；反之，愈接近于 0，表示该事件发生的可能性越小。在统计学中，人们通常将 $P \leq 0.05$ 或 $P \leq 0.01$ 的随机事件称为小概率事件。

五、统计描述与统计推断

人们在运用统计学进行数据的统计分析时，往往是由浅入深、循序渐进的，一般可以概括为统计描述与统计推断两个层面。

统计描述（statistical description）指应用适当的统计指标和统计图表来展示资料的数量特征和分布规律。统计描述是对原始资料的一种概括，主要是描述样本特征，不考虑抽样误差问题。描述的形式有：①列表描述：用统计表格来描述数据的特征，如频数表等。②图示描述：采用统计图来描述数据的特征，如直条图、直方图和线图等。③数字描述，采用统计指标来描述数据的特征，如平均数、标准差等。

统计推断（statistical inference）是通过样本所提供的信息来推断总体特征，考虑了抽样误差问题，推断的内容有总体参数的估计和假设检验。

第三节　统计资料类型

一、变量类别

变量（variable）是指观察单位的某种特征或属性，即研究的项目或观察指标。变量一般可分为两大类：数值变量与分类变量。数值变量为定量变量，一般为连续型随机变量（continuous random variable），即在某一区间可取任何值的变量；也可为离散型随机变量（discrete random variable），即在某一区间只可取有限的几个值的变量。分类变量为定性变量，为离散型随机变量，又可分为无序分类变量和有序分类变量，无序分类变量按质分类，有序分类变量则按等级顺序进行分类。

变量的观测结果称为变量值（value of variable）或观察值（observed value）。如观察某社区60岁以上男性舒张压水平，则"血压"为变量，舒张压测量值（如100mmHg）为变量值。

二、资料类型

数据（data）也称为资料，是由变量及其观测结果（变量值）所构成的表示客观事物属性的未经加工的原始素材。数据可以是符号、文字、数字、语音、图像、视频等，如各种论文数据库几乎涵盖了所有类型的数据，其中数字是人们通常认识中的狭义的数据。数据和信息是不可分离的，数据经过加工后就成为信息，数据是信息的表达形式和载体，信息是数据的内涵。数据本身没有意义，数据只有对实体行为产生影响时才成为信息。数据统计分析的方法主要取决于研究目的、设计方法、数据类型与分布特征、样本量与组别数等因素。统计分析的数据按最终呈现结果的性质，一般可分为计量资料、计数资料和等级资料等三种类型，其与变量的关系如图 1-1 所示。

计量资料（measurement data）又称定量资料（quantitative data）或数值型资料（numerical data），是对观察单位用定量方法测定某项指标量的大小所得到的资料。计量资料是由数值变量所构成的，一般是连续型随机变量，也可以是离散型随机变量。

计数资料（enumeration data）又称定性资料（qualitative data）或无序分类资料（unordered categorical data），是将事物按不同的属性归类，清点每一类的数量多少所得到的资料。根据类别数的不同，计数资料分为二分类资料（binary data）和无序多分类资料（unordered categorical

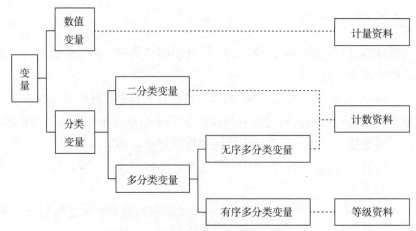

图 1-1 变量与统计数据的类型示意图

data)。计数资料属于离散型随机变量，如体检合格与不合格的人数。

等级资料（ordinal data）又称半定量资料（semi-quantitative data）或有序多分类资料（ordered categorical data），是将事物属性按等级顺序进行归类所得到的资料。由于等级资料最后是以计数的形式来表达资料的，因此也属于离散型随机变量，如按临床疗效等级分为痊愈、显效、好转和无效等来统计例数。

在统计分析时，根据分析目的要求，可将各种资料进行相互转化。现将三类资料的主要特征进行归纳，见表 1-1。

表 1-1 三类统计资料的主要特征比较

资料类型	基本特征	变量类别	举例
计量资料	每个个体有观察值，有度量衡单位	数值变量连续型或离散型	20 名成年男性 Hb（g/L）原始数据：132，136，141，169，102，68，54，168，149，163，112，78，151，129，131，128，141，147，27，43
计数资料	按性质分组，清点个数	无序分类变量（名义变量），离散型	正常：11 个 异常：9 个
等级资料	按等级顺序分组，清点个数	有序分类变量（顺序变量），离散型	增高（>160）：3 个 正常（120～160）：11 个 轻度贫血（90～）：2 个 中度贫血（60～）：1 个 重度贫血（30～）：2 个 极重度贫血（<30）：1 个

第四节 统计工作基本步骤

统计工作的基本步骤可概括为统计设计、搜集资料、整理资料、分析资料和结果表达等几个环节，其中任一环节发生缺陷，都会影响研究结果的质量，甚至有可能导致错误的结论。

一、统计设计

统计设计（statistical design）就是指如何合理地确定总体与样本、样本量及抽样方法，估计抽样误差的大小，如何对研究结果进行有效地统计分析。其目的在于保证结果的经济性、重复性、可靠性和科学性。无论是调查设计还是实验设计，均涉及专业设计与统计设计；一个严谨的研究设计，必然是专业知识与统计技术的完美结合。

著名统计学家 Fisher 指出，统计设计应该遵循随机、对照、重复、均衡和盲法等五项基本原则，以确保研究结果与结论的科学性。

二、搜集资料

搜集资料（data collection）是指根据研究目的，按照设计要求去搜集原始资料。搜集资料的过程实际上是具体调查或实验实施的过程，必须坚持科学的态度和实事求是的精神，原始资料的完整、准确和及时性，是正确做出统计结论的前提与基础。卫生统计的资料来源主要有日常医疗卫生工作记录和报告单、统计报表、专题调查、实验或试验研究资料、公共或共享的其他资料等。

三、整理资料

整理资料（sorting data）是把搜集到的原始资料，有目的、有计划地进行科学地加工整理，使其系统化、条理化，以便更好地揭示所研究事物的规律性，便于统计分析。整理资料的过程包括资料审核、分组、拟整理表和归纳汇总等。

四、分析资料与结果表达

分析资料（analysis data）就是根据资料类型、设计方法和分析目的等因素，选择合适的分析方法，对资料进行计算分析。主要包括统计描述与统计推断两个方面。

统计计算的结果一般通过选择适当的图表与统计指标来表达，再根据统计指标在一定的概率基础上做出统计结论。信息时代，统计设计、数据库的建立与管理、统计分析的大多数任务需要由统计软件来协助完成，而正确领悟统计思想以及统计软件所输出的计算结果，并在研究报告和论文中作出适当的解释与表达显得越来越重要。统计学是一门科学，也是一门艺术，其艺术性主要通过结果与结论的表达来体现。

在卫生服务的实践与研究中，人们常常需要借助于一些统计软件来实现统计设计和统计分析功能，本书主要应用 SPSS（statistical product and service solutions）统计软件来实现。SPSS 是世界上最早的统计分析软件之一，原意为"社会科学统计软件包"（statistical package for the social sciences），由美国斯坦福大学的三位研究生 Norman H. Nie，C. Hadlai（Tex）Hull 和 Dale H. Bent 于 1968 年研究开发，并成立了 SPSS 公司，随着 SPSS 产品服务领域的扩大和服务深度的增加，SPSS 公司于 2000 年正式将全称更改为"统计产品与服务解决方案"（statistical product and service solutions），标志着 SPSS 的战略方向正在做出重大调整，2009 年更名为"预测统计分析软件"（predictive analytics software，PASW），2009 年 10 月，IBM 公司完成收购，2010 年更名为 IBM SPSS，2022 年 IBM SPSS 发布了最新版本 29.0，SPSS 是目前全球最为广泛应用的统计软件之一。

第五节　卫生统计学的学习目的与学习方法

一、学习目的

卫生统计学是研究卫生领域随机现象数量规律性的方法学，学习本课程，对培养学生统计思维，做好统计设计、资料搜集、资料整理、资料分析及结果表达等都具有重要作用。

在当今信息化社会，几乎每个人都离不开统计学提供的信息。作为医药院校的大学生，更有必要学习卫生统计学，特别是我们所面临的医药研究和卫生管理决策等方面的问题均在日益复杂化，而要探讨这些复杂的卫生工作问题，则必须要借助于统计学这一重要工具。Galton 指出："当人类科学探索者在问题的丛林中遇到难以逾越的障碍时，唯有统计工具可为其开辟一条前进的通道。"此外，无论是卫生技术人员，还是卫生管理工作者，都需要通过阅读与写作论文来提高自己的学识水平、开展学术交流，而阅读与写作论文都离不开统计学知识和统计分析技术，几乎所有的科技期刊都对论文中的统计学处理提出了严格的规范要求，这就需要每个作者与读者都要学习、掌握并运用卫生统计学的思维方法、基本知识与基本技能。

二、学习方法

卫生统计学作为概率论和数理统计理论在医药卫生领域的具体应用，融合了一定的专业知识和数理统计理论，并需要一定的计算机应用能力和英文水平，要做到精通确实不是件容易的事情。因此，学习卫生统计学时应注意掌握如下学习方法。

1. 建立统计学思维模式　卫生统计学属于应用统计的范畴，主要强调统计方法的实际应用，对方法的原理一般不做过多的深入介绍。因此，学生在本课程的学习过程中，可能对某些公式、方法、概念难以理解透彻，会产生许许多多的"为什么"，从而感到课程难学难懂，对课程难以全面把握。针对这一问题，应该从应用的角度出发，重点理解基本的统计学概念、原理和基本思想。学习统计学，不必像学习数学那样注重公式的证明和推导，也不用像学数学那样单纯钻理论、做习题。学习卫生统计学，目的并非要使自己成为统计专业人员，而是使自己树立统计思想，学会统计思维，要有"眼见不一定为实"的理念，要从不确定性和概率的角度去考虑问题，因为建立在一定概率基础上的统计结论也不可能绝对正确。

2. 淡化繁琐复杂的计算　随着信息技术的飞速发展，电子计算机广泛应用，各种数据处理软件和统计软件唾手可得，这就使得我们能从繁琐复杂的统计计算中解脱出来。在学习卫生统计学的过程中，要重视对统计基本概念、基本原理和基本方法的理解，对统计公式则主要了解其意义、用途和应用条件，不必深究其数学推导，也不需要死记硬背。就像人们旅行一样，重点是搞清楚借助于什么交通工具，到目的地做什么，至于交通工具的原理、运行参数及运行过程，则不必过多地去关注。因此，学习统计学，重点也是要关注两头（入口与出口）、忽略中间，即弄清资料来自何种统计设计？资料的属性是什么？用何种统计方法分析比较适宜？如何解读结果？

3. 结合实践勤于练习　由于卫生统计学源于数理统计，具有数学的一些基本特性，如前后章节内容联系非常密切，前一章节学习的效果对后续章节的学习将产生较大的影响，这就要求学生对每一章节的内容都能较好地掌握。因此，在学习过程中，必须保证按时上课、认真听讲，提高课堂学习质量，并及时对每一章节的例题进行练习。要理论联系实际，重视理论学习与上机练习的有机统一。应用统计理论指导计算机统计实验，通过计算机统计实验以更好地理解和掌握统计理论和方法，通过如此反复的学习过程，使自身统计理论与统计技能得到不断提高。

值得一提的是，鉴于版面有限，本教材所用案例大多是小样本的统计分析，在应用时应根据实际情况估算样本量，而不是对教材中案例进行生搬硬套。

总之，只要端正学习态度，激发学习热情，循序渐进，勤于实践，就不仅能够学好卫生统计学这门课程，提高自身科学素养和科研能力，并且也有可能进一步将卫生统计学这一学科发扬光大！

思考题

1. 为什么要学习卫生统计学?
2. 举例说明计量资料、计数资料和等级资料的联系与区别。

第二章
统计设计与资料搜集

扫一扫，查阅本章数字资源，含PPT、音视频、图片等

【学习目的】

通过本章的学习，了解资料的来源，掌握调查资料的搜集方法、实验资料的搜集方法、文献资料的搜集方法、资料的误差。

【学习要点】

抽样调查的方法，实验设计的基本原则、基本要素，常见的实验设计类型。

第一节 资料来源与误差

科学研究中所需的资料都有具体的来源渠道和搜集方法，不同的资料，其来源渠道和搜集方法会有差异。一般来说，资料的搜集涉及多个环节，在整个资料搜集过程中，往往会带来一定的数据误差。

一、资料来源

统计资料最初始的来源主要是调查或实验，这实际上体现的是资料的搜集方法。

调查资料是通过调查、观测而得到的资料，这类资料是在没有对研究对象进行人为控制和人为干预的条件下得到的，只需要到现场对已经显示的结果、客观存在的状况进行观察、调查即可。例如：想要得到10位高血压患者的血压值，调查者只是通过对研究对象血压的测量得到相关数据，并没有对其做任何的干预和控制。比较有代表性的大型调查是第四次中国居民营养与健康状况调查，这次调查包括询问调查、医学体检、实验室检测和膳食调查四个部分，其中膳食调查23463户（城市7683户、农村15780户）、69205人，体检221044人，血压测量153259人，血脂测定94996人，血红蛋白测定211726人，血糖测定98509人，血浆维生素A测定13870人，无论是以上哪个部分的调查所获得的资料，都是调查资料，都是客观调查的结果，没有进行任何的人为干预和人为控制。近年来，调查工作在各个专业领域都得到普遍采用，如心理学领域的认知调查、医疗卫生领域的疾病调查、卫生服务调查、营养调查、社会领域的人口调查、经济学领域的收入调查等。就医学研究而言，主要包括三种调查：横断面研究、病例对照研究、队列研究。

实验资料是通过进行人为干预和人为控制而得到的资料。例如：观察某种药物对高血压的治疗作用，对研究对象实施的干预措施为服用某种药物，然后测量血压值，通过这种方式收集的资料为实验资料。在卫生管理领域比较著名的实验研究是兰德健康保险实验（Rand Health

Insurance Experiment），该实验的目的是通过现场对照实验，探讨不同的健康保险方案对居民卫生服务利用、卫生费用及健康的影响，该实验从 1974 年 11 月开始到 1982 年 1 月结束，耗时较长，在美国华盛顿州的西雅图、俄亥俄州的达顿、马萨诸塞州菲奇堡和富兰克林县、南卡罗莱纳州的查理斯顿和乔治顿县六个地区，随机抽取了 2756 个家庭（计 7706 人），将这些家庭随机分配到 14 个保险方案组中，通过搜集相关实验资料并进行分析，探讨医疗保险对居民的影响。

二、误差

误差是指观测值与真实值之差以及样本统计量与总体参数之差。在科学研究的每个阶段都有可能产生误差，无论是调查研究还是实验研究都可能产生误差。对于调查研究来说，数据的误差主要包括两类：抽样误差和非抽样误差。对于实验研究来说，数据的误差主要包括：抽样误差、系统误差（选择性偏倚、测量偏倚、混杂偏倚）和过失误差等。

（一）调查研究的误差

1. 抽样误差（sampling error） 是由于抽样的随机性导致的样本指标（例如样本均值）与总体指标（例如总体均值）之间的误差。例如，一个由 10000 名学生组成的学校，假设测量的学生平均身高为 170cm，但是在一次研究中，由于人力、财力、物力、时间等多方面的限制不可能对 10000 位同学逐一测量身高，在这种情况下就不得不采用抽样调查的方法，从 10000 人中随机抽取一部分人（假定为 100 人）进行研究，测量这 100 人得到的平均身高为 168cm，这个 2cm 的误差就是由于抽样的随机性带来的，即抽样误差。

抽样误差的大小与多方面因素有关。最明显的是样本量的大小，样本量越大，抽样误差就越小，当样本量大到与总体单位相同时，这时已不存在抽样问题，抽样误差便减小到零。抽样误差的大小还与总体的变异性有关，总体的变异性越大，即各个体之间的差异越大，抽样误差也就越大，因为有可能抽中特别大或特别小的个体，从而使样本结果偏大或偏小；反之，总体的变异性越小，各个体之间越相似，抽样误差也就越小，当总体中各个体之间没有差异，这时的抽样误差为零。

抽样误差产生的前提条件有两个：一是抽样，二是个体之间有差异。只要满足上述条件，抽样误差是不可避免的，但抽样误差是有一定规律的，可以进行适当的控制，并估计其大小。

2. 非抽样误差（non-sampling error） 是相对抽样误差而言的，是指除抽样误差之外的，由于其他原因引起的样本指标与总体指标之间的差异。抽样误差是一种随机误差，只是存在于概率抽样中，而非抽样误差则不同，无论是在概率抽样、非概率抽样等抽样调查中，还是在全面性调查中，都有可能产生非抽样误差。在调查的设计阶段、调查阶段和分析阶段都可能产生非抽样误差。非抽样误差主要包括以下几种类型。

（1）抽样框误差 抽样框是概率抽样中有关总体全部单位的名录。如在有关学生身高的抽样调查中，全部学生的花名册就是抽样框，抽样框是样本选择的依据。理论上，抽样框中的单位和研究总体中的单位是完全一致的。例如，在某个学校中抽取一个学生样本，抽样框是该校所有学生的名单，这时，该校所有学生的名字都在抽样框中有所反映，抽样框中的所有名字又确实是该校目前在校注册的所有学生，这时，就存在一一对应的关系。但是现实中，经常出现抽样框中的单位与研究总体中的单位不一致的现象。在刚才的抽样中，如果学生的名单是去年的，那么新入学学生的名字没有在名单上反映，而名单上的学生有些已经毕业，这时，抽样框中的单位与研究总体的单位就不存在一一对应的关系，使用这样的抽样框抽取样本就会产生误差，导致结论出现错误。我们把这种由于抽样框的不完善或不准确而造成的误差称为抽样框误差。

（2）无回答误差　是指数据的丢失，调查人员没有得到全部样本的数据，而丢失了部分样本的数据。如现场调查时被访者不在家或者拒绝接受调查，电话调查中没有接听，邮寄问卷调查中被调查者未收到问卷或虽然收到问卷却把问卷遗忘或丢失等情况。

产生无回答误差的原因有很多，归纳起来有以下几点：①抽样遗漏：就是抽样过程中没有抽到一些本应调查的抽样单位，或者已经抽到这些单位，但是由于各种原因没有得到数据，这在邮寄调查、电子邮件调查、网络调查中最普遍。②无法查找到被访对象：无法查找最主要的原因是被访对象的地址不确切、已经迁移、调查期间家中无人。③虽然已经接触到被访者，但因为种种原因无法进行调查，主要表现为拒绝调查、因健康原因无法调查等。

（3）测量误差　主要是指由于工具不够精确或人为因素导致的误差。主要分为三类：①调查方式设计产生的测量误差：由于问卷设计不合理，导致被访者理解出现偏差是比较常见的调查方式设计而产生的测量误差，例如，问题表达有歧义、问卷过长而产生回答疲劳、问题涉及个人隐私故意虚假回答、问题的回答需要长久的回忆导致错误回答、措辞带有诱导性等。在调查咨询方面取得极大成功的盖洛普十分强调问卷设计中的用词，用词的不同可能导致调查结果的截然不同，如著名的 Rugg 试验，问题甲："您认为美国应当禁止反对民主的公开言论吗？"其结果是 54％的赞成；问题乙："您认为美国应该允许反对民主的公开言论吗？"结果是 75％的不赞成。②调查执行过程中产生的测量误差：主要是调查者或被调查者在调查过程中有意无意导致的数据失真，例如，笔误、记忆错误、理解错误等。对于调查员导致的误差，主要通过对调查员的挑选、调查员的培训、加强督导员的调查专业水平等方式来减少误差的发生。③其他测量误差：如数据处理过程中发生的误差等。

（二）实验研究的误差

1. 抽样误差　在实验研究中，同样存在抽样误差，由于生物固有的个体差异的存在，抽样误差不可避免。如某研究者随机抽取了 50 名贫血儿童家庭，实行健康教育干预半年，研究干预前后儿童的血红蛋白的变化，该研究同样可能存在抽样误差。

2. 系统误差（systematic error）　也称为偏倚（bias），是指在观测过程中，由于各种试验条件（如受试对象、研究者、仪器设备和研究方法等非试验因素）所造成的有一定倾向性或规律性的误差。如仪器初始状态未校正到零、标准试剂未经校正、观察者的操作技术与观察习惯、诱导性提问等因素所致误差。系统误差的特点是测量结果往往向一个方向偏离，其数值按一定规律变化，具有重复性、单向性。我们应根据具体的实验条件与所产生的系统误差的特点，找出产生系统误差的主要原因，采取对应措施降低或消除它的影响。

按照实验研究的过程，偏倚可以分为三类：选择性偏倚、测量偏倚、混杂偏倚。

（1）选择性偏倚　在选择研究对象时，实验组和对照组的设立不正确，纳入标准和排除标准没有设置好，使得这两组研究对象在开始时即存在处理因素以外的重大差异，从而产生偏倚。

（2）测量偏倚　又称信息偏倚，是指在研究过程中，由于测量仪器未校准或操作不规范等因素导致出现较大的误差，这与效应的指标的选择也有一定的关系。有的效应指标的变化与生物钟有关，例如某个生理指标在上午的观察值与下午的观察值有明显不同的趋势。一般采用随机先后顺序的方式控制测量偏倚。

（3）混杂偏倚　由于一个或多个潜在混杂因素的影响，导致处理因素与效应指标之间的统计结果产生混杂偏倚，从而影响结论。例如研究吸烟与肺癌的关系，性别是混杂因素，性别与肺癌有关，性别与吸烟暴露有关，若性别在比较组中分布不均衡，研究将出现混杂偏倚。

在设计阶段为控制混杂偏倚可采用：①限制：针对某个或某些可能的混杂因素，对研究对象的入选条件予以限制。②随机化：使研究对象以等同的几率分配在各处理组中，从而使潜在的混杂因素在各组间分布均衡。③配比：指对比较组的选择，使其针对一个或多个潜在的混杂因素与指示研究对象相同或接近。

3. 过失误差（gross error）　是指由于观察过程中的失误造成的错误判断或记录。如读数错误、小数点遗漏和数据记录时填错位置等。过失误差往往具有明显的异常性，可通过认真检查核对来消除。

第二节　调查资料搜集

调查资料的搜集方法不同于其他资料的搜集方法，是通过调查来获得，从调查对象所包含的范围角度来讲，主要包括普查和抽样调查两种类型，从具体的调查方式的角度来讲，主要涉及问卷调查法、访谈法和敏感问题调查法等，而且不同的调查方式所搜集的资料，其应用范围和应用价值存在明显差异。

一、普查

普查是为了某种特定目的而专门组织的一次性的全面调查。一个国家或者一个地区为详细调查某项重要的国情、国力，往往需要专门组织开展普查，主要用来调查不能够或不适宜用定期全面的调查报表来收集的资料，以搞清重要的国情、国力。现阶段，由我国政府相关部门组织开展的普查工作主要包括人口普查（最近一次是第六次人口普查）、经济普查（最近一次是第二次经济普查）等。

普查作为一种特殊的调查资料搜集方式，具有以下几个特点：

1. 一次性或周期性　由于普查涉及面广、调查单位多，需要耗费大量的人力、物力和财力，通常需要间隔较长的时间才开展一次。如我国的人口普查从 1953 年至 2010 年共进行了 6 次，基本上每隔 10 年开展一次人口普查。近年来，我国的普查工作更加规范化、制度化，相关部门规定，我国今后的普查工作中，每逢末尾数字为"0"的年份进行人口普查，每逢"3"的年份进行第三产业普查，每逢"5"的年份进行工业普查，每逢"7"的年份进行农业普查，每逢"1"或"6"的年份进行统计基本单位普查。

2. 规定统一的标准时点　标准时点是指对被调查对象登记时所依据的统一时点。调查资料必须反映调查对象的这一时点上的状况，以避免调查时因情况变动而产生重复登记或遗漏现象。例如，我国第六次人口普查的标准时点为 2010 年 11 月 1 日 0 时，就是要反映这一时点上我国人口的实际状况；农业普查的标准时点定为普查年份的 1 月 1 日 0 时。

3. 规定统一的普查期限　在普查范围内各调查单位尽可能同时进行登记，并在最短的期限内完成，以便在方法和步调上保持一致，保证资料的准确性和时效性。特别是针对人的各类调查，由于人口具有可流动性，如果不能在统一的期限内完成调查，那么，就会出现同一个人在不同的地方都被接受了调查或者都没有被调查的情况，导致重复或漏报，使得数据不准确。

4. 规定统一的项目和指标　普查时必须按照统一规定的项目和指标进行登记，不准任意改变或增减，以免影响汇总和综合。同一种普查，每次调查的项目和指标应力求一致，保证统计口径的一致，以便于进行历次调查资料的对比分析和观察社会经济现象发展变化情况。普查涉及的指标数量要适度，不能太多，也不能太少，因为普查工作费时费力，如果指标太多，要花费的人力物力和财力是非常大的，如果指标太少，就会存在不准确的问题。

二、抽样调查

抽样调查（sampling survey）是一种非全面调查，是指从总体中抽取一定数量的具有代表性的个体而开展的调查。抽样调查的目的是按照科学的原理，从若干单位组成的总体中，抽取部分样本单位来进行调查、观察，用所得到的样本调查数据对总体作出推断。

抽样调查的应用先驱之一是法国著名数学家 Laplace，早在 18 世纪（1786 年）就利用人口出生统计样本资料，估计了当时全法国的人口总数，开创了应用抽样调查资料作出科学推断的先河。1895 年，另一位欧洲的统计学家，挪威的 A. K. Kiaer，首次在全国范围里采用科学的抽样方法，抽选并调查了一定数量的有代表性的城市和乡村，推算了当时挪威全国的国民收入和财富，由此而写成的论文引起了当时世界各国政府和统计学界的极大关注。

抽样调查有很多分类方法。根据抽取样本的方法，可以分为概率抽样和非概率抽样；根据抽样的阶段，可以分为单阶段抽样和多阶段抽样；按调查时间顺序可分为回顾性调查（如病例-对照研究）、前瞻性调查（如队列研究）、现况调查和历史前瞻性调查；按时间的维度可分为横断面调查和纵向调查。常用的抽样方法如下：

（一）概率抽样

概率抽样（probability sampling）也称随机抽样，是指遵循随机化原则而进行的抽样，总体中每个单位都有一定的机会被选入样本。每个单位被抽中的概率是已知的，或是可以计算出来的。调查实践中经常采用的概率抽样方式主要包括简单随机抽样、分层抽样、整群抽样、系统抽样、多阶段抽样等。

1. 简单随机抽样（simple random sampling） 是从包括 N 个单位的总体中随机地抽取 n 个单位作为样本，每个单位入样的概率是相等的。简单随机抽样是一种最基本的抽样方法，是其他抽样方法的基础。

所谓随机原则就是在抽取样本时排除主观上有意识地抽取调查单位，使每个单位都有一定的机会被抽中。但是，随机不等于"随便""随意"，随机有严格的科学含义，可以用概率来描述，而"随便"和"随意"则带有人为的主观因素。随机与随便的本质区别就在于，是否按照给定的入样概率，通过一定的随机化程序抽取样本单位。例如，要在一栋楼内抽取 10 位居民作为样本开展调查，若采用随机原则抽样，就需要事先将居住在该楼的所有居民制作抽样框，通过一定的随机化程序（如使用随机数表）抽取 10 位居民作为样本，这样可以保证居住在该楼的每位居民都有一定的机会被选中。如果调查人员并不是采取上述随机抽样的方法，而是站在楼前，将某一时点开始走出楼门的 10 位居民选入样本进行调查，这种抽样方法不能使居住在该楼内的所有居民都有一定的机会被抽中，已经在该时点前走出楼外的居民不可能被抽中，在调查时段不走出楼门的居民也没有机会被抽中，这种抽样方法就是随便抽样，不属于随机抽样。

简单随机抽样突出的特点是简单、直观，在抽样框完整时，可以直接从中抽取样本。但简单随机抽样在实际应用中也有一些局限：首先，它要求包含所有总体单位的抽样框，当 N 很大时，构造这样的抽样框并不容易；其次，根据这种方法抽出的单位很分散，给组织实施调查增加了困难；最后，这种方法没有利用其他辅助信息以提高估计的效率。所以，在规模较大的调查中，很少直接采用简单随机抽样，一般是把简单随机抽样和其他抽样方法结合在一起进行使用。

2. 分层抽样（stratified sampling） 是将总体中的全部个体按某种特征或某种规则划分为若干层，然后从每个层中独立、随机地抽取样本，将各层的样本结合起来构成最终的样本，对总体进行估计。

第四次国家卫生服务调查的第一阶段的抽样中，将全国所有的县（市或市区）按照一定的方法进行分层，最后分为五层，第一层有 201 个县（市或市区），占整个县（市或市区）的 8.2%；第二层有 650 个县（市或市区），占 26.5%；第三层有 698 个县（市或市区），占 28.5%；第四层有 691 个县（市或市区），占 28.2%；第五层有 212 个县（市或市区），占 8.6%。按照一定的方法确定调查的县（市或市区）样本量为 90，具体抽取的样本为：第一层抽取了 8 个县（市或市区）；第二层抽取了 23 个县（市或市区）；第三层抽取了 26 个县（市或市区）；第四层抽取了 25 个县（市或市区）；第五层抽取了 8 县（市或市区）。样本量在各层的分配见表 2-1。

表 2-1 样本量在各层的分配

层数	县（市或市区）	百分比（%）	样本量
第一层	201	8.2	8
第二层	650	26.5	23
第三层	698	28.5	26
第四层	691	28.2	25
第五层	212	8.6	8

分层抽样有许多优点：样本的代表性较好，这种抽样方法保证了样本的结构与总体的结构比较相近，从而可以有效地提高估计的精度；分层抽样在一定条件下为组织实施调查提供了方便（当层的划分是按行业或行政区划进行时）；分层抽样既可以对总体进行估计，也可以对各层进行独立的分析和估计；各层可以根据实际选择不同的抽样方法和资料搜集方法。

3. 整群抽样（cluster sampling） 是先将总体分成若干个群，从中随机抽取几个群，抽中群内的全部个体组成调查的样本。

整群抽样划分群的原则是尽量扩大群内的差异，而缩小群间的差异。群与群之间无重叠，即任何一个总体单位只属于某一个群；全部总体单位毫无遗漏，即任何一个总体单位必定属于某一个群；每一个群包含的单位数可以是相同的，也可以是不同的，但必须是确知的。

与简单随机抽样相比，整群抽样的特点在于：抽取样本时只需要确定群的抽样框，而不必要求具有所有个体单位的抽样框，这就大大简化了编制抽样框的工作量；由于群通常是由那些地理位置邻近的或隶属于同一系统的个体单位所构成，因此调查的地点相对集中，从而节省了调查费用，方便了调查的组织实施。整群抽样的缺点：往往由于不同群之间的差异较大，抽样误差通常比较大。

4. 系统抽样（systematic sampling） 是将总体中的所有单位按一定顺序排列，在规定的范围内随机地抽取一个单位作为初始单位，然后按事先规定好的规则确定其他样本单位。

典型的系统抽样是等距抽样，先对总体中的全部个体按照与研究现象无关的特征排列编号，然后根据所要抽取的样本量的大小，确定抽样间隔 k，接着从数字 $1 \sim k$ 随机抽取一个数字 r，对应编号的个体作为初始单位，以后每隔一个 k 抽取一个个体。如总体包含的单位数为 N，则抽样间隔 $k = N/n$，一般要取整。

系统抽样的主要优点是操作简便，容易得到一个在总体中分布均匀的样本；如果有辅助信息，对总体内的单位进行有组织的排列，可以有效地提高估计的精度。系统抽样的缺点是对估计量方差的估计比较困难；当总体中的个体有周期性趋势或增加（减少）趋势时，容易产生偏倚；抽到的样本较为分散，不易组织调查。

5. 多阶段抽样（multi-stage sampling） 指在抽取样本时，分为两个及两个以上的阶段从总体中抽取样本的一种抽样调查方法。

最简单的多阶段抽样是二阶段抽样，第一阶段抽取的单位称为初级抽样单位，第二阶段抽取的单位称为二级抽样单位，也是最终抽样单位。例如，某县要调查高血压患病情况，采用两阶段抽样调查，第一阶段抽取几个乡镇，乡镇就是初级抽样单位，第二阶段从抽中的乡镇直接抽取一定数量的居民，居民就是二级抽样单位。将这种方法推广，使抽样的阶段数增多，就称为多阶段抽样（multi-stage sampling）。例如第一阶段抽取初级抽样单位，第二阶段抽取二级抽样单位，第三阶段抽取接受调查的最终抽样单位就是三阶段抽样；同样，还有四阶段抽样、五阶段抽样等。不过，即便是大规模的抽样调查，抽取样本的阶段也应当尽可能地减少，因为每增加一个抽样阶段，就会增加一份估计误差，用样本对总体进行估计也就更加复杂。国家卫生服务调查所采用的抽样方法就是多阶段抽样，第一阶段是以县（市或市区）为抽样单位，第二阶段是以乡镇（街道）为抽样单位，第三阶段以村为抽样单位，最后是住户为样本个体，即最终抽样单位。

多阶段抽样具有整群抽样的优点，它保证了样本相对集中，从而节约了调查费用；不需要包含二级甚至更低级抽样单位的抽样框，在以后的各阶段抽样中，仅仅需对那些已抽中的单位准备下一级单位的抽样框；同时由于实行了再抽样，使调查单位在更广泛的范围内展开。在较大规模的抽样调查中，多阶段抽样是经常被采用的方法，适用于抽样调查的面特别广，包括没有一个包含所有总体单位的抽样框，或总体范围太大、无法直接抽取样本等情况。多阶段抽样主要缺点是抽样时较为麻烦，而且从样本对总体的估计比较复杂。

（二）非概率抽样

非概率抽样（non-probability sampling）是相对于概率抽样而言的，指抽取样本时不是依据随机化原则，而是根据研究者的意愿、判断或方便程度等条件，采用某种方式从总体中抽出部分单位对其实施调查。非概率抽样往往会产生较大的抽样误差，而且还无法估计这种误差的大小，难以保证样本的代表性。虽然根据非概率抽样的样本调查的结果也可在一定程度上说明总体的性质、特征，但不能从数量上推断总体。因此，在大型的正式调查中，很少采用非概率抽样，常常在探索性研究、研究初期、无法确知总体边界难以实施概率抽样等情况下才会使用。非概率抽样的方式有许多种，可以归为以下几种类型。

1. 方便抽样 调查过程中由调查员依据方便的原则，选取样本进行调查的方式。如调查员在街头、公园、商店等公共场所进行拦截式的调查；厂家在出售产品的柜台前对路过的顾客进行的调查；某医生调查某病患病的情况，直接对就诊的病人进行调查等等。这种抽样调查不属于概率抽样，也不属于随机抽样，但是，在很多的研究实践中却被误认为是随机抽样，而且还进行总体的推断分析，这些做法都是错误的。

方便抽样的最大特点是容易实施，调查的成本低，但这种抽样方式也有明显的弱点。例如，样本单位的确定带有随意性，因此，方便样本无法代表有明确定义的总体，将方便样本的调查结果推广到总体是没有任何意义的。因此，如果研究的目的是对总体有关的参数进行推断，使用方便样本是不合适的。但在科学研究中，使用方便样本可以产生一些想法，对研究内容有初步认识，或建立假设。

2. 判断抽样 又称为立意抽样，是指研究人员根据经验、主观判断和对研究对象的了解来选择和确定样本的调查方法。例如，某奶粉生产企业欲了解消费者对奶粉成分的需求，调查一些年轻的母亲，因为她们购买奶粉的数量较大，并对奶粉的成分有更高的要求，通过她们，可以了解消费者购买奶粉时的选择意向。

判断抽样是主观的，样本选择的好坏取决于调研者的判断、经验、专业程度和创造性，当研究者对自己的研究领域十分熟悉，对研究总体比较了解时采用这种抽样方法，可获代表性较高的样本。判断抽样的抽样成本比较低，也容易操作，但由于样本是人为确定的，没有依据随机的原则，因而调查结果不能用于对总体参数进行估计。

3. 滚雪球抽样 在滚雪球抽样中，首先选择一组调查对象，对其实施调查之后，再请他们提供另外一些属于研究总体的调查对象，再由这些人提供第三批调查对象……依次类推，样本如同滚雪球般由小变大。例如，欲对冬泳爱好者进行某项调查，调查人员首先找到若干名冬泳爱好者，然后通过他们找到更多的冬泳爱好者。

滚雪球抽样的主要优点是容易找到那些属于特定群体的被调查者，根据物以类聚、人以群分的规律去找寻被调查者，调查的成本也比较低。它适合对特定群体进行研究的资料搜集，如对吸毒者、性工作者的调查均可采用滚雪球抽样的方法。

4. 配额抽样 也称为定额抽样，首先将总体中的所有单位按一定的标准分为若干类，然后在每个类中按照各层样本数与该层总体数成比例的原则主观抽取样本。定额抽样与分层抽样很接近，最大的不同是分层抽样的各层样本是随机抽取的，而定额抽样的各层样本是非随机的。

配额抽样操作比较简单，而且可以保证总体中不同类别的单位都能包括在所抽的样本之中，使得样本的结构和总体的结构类似。但因为在抽取具体样本单位时，并不是依据随机原则，所以它属于非概率抽样。

三、调查方式选择

科学研究所涉及的调查方式包括很多，每种调查方式都有特定的优点和不足，有其使用的范围和条件，调查方式的选择需要考虑多种因素进行综合确定，包括调查总体的性质、样本量、调查目的、调查时限要求、经费多少等。比较常见的调查方式有以下几种：

（一）问卷调查法

问卷调查法也称问卷法，是调查者运用统一设计的问卷向调查对象了解情况或征询意见的调查方法。例如，2008 年我国进行的第四次国家卫生服务调查中，采用问卷调查法对 56400 住户进行了调查，家庭健康询问调查问卷包括八个问题表格：《家庭一般情况调查表》《家庭成员健康询问调查表》《15～49 岁已婚育龄妇女（在婚、离婚、丧偶）调查表》《5 岁以下儿童调查表》《60 岁及以上老年人口调查表》《两周病伤调查表》《住院病人调查表》和《农村地区外出务工及随行家庭成员调查》。

问卷中所设计的问题可以分为三种类型：

1. 封闭型问题 指问卷将问题的几种主要答案、甚至一切可能的答案都全部作为选项列出，然后由被调查者从中选取一种或几种答案作出回答。第四次国家卫生服务调查的八大调查问卷中的大部分问题都属于封闭型问题。例如：调查新型农村合作医疗参加情况时，"您家没有参加或退出的最主要原因是什么？"具体的答案列出 8 个选项：①不值得参加。②付不起参合费。③因为报销少，还是看不起病。④不愿意支付参合费。⑤报销太麻烦。⑥不信任该制度的管理或管理不好。⑦对该制度了解不够。⑧身体好没必要参加。

2. 开放型问题 指问卷对问题不提供任何具体答案，而由被调查者自由回答。例如："您认为实施新型农村合作医疗之后对您的就医选择有哪些帮助?"

3. 混合型回答 指封闭型回答与开放型回答相结合，实质上属于半封闭、半开放的回答类型。例如："您生病后是否去医院就诊过? 0 是，1 否（请说明主要原因）。"

（二）访谈法

访谈法是调查者直接向被调查者进行口头提问、当场记录的一种调查方式。访谈法在一般的研究中具有广泛的使用性，但是访谈法对调查者的要求较高。

访谈法根据被访谈者的数量可以分为：①焦点小组访谈法：也叫小组座谈法或小组讨论法，它是挑选一组具有代表性的被调查者，在一个装有单向镜或录音、录像设备的房间中，采用小型会议的形式，由主持人引导对研究主题进行讨论，从而获得信息的一种调查方法。②深入访谈法：是指调查员和一名被调查者在轻松自然的气氛中就某一问题进行深入讨论，目的是让被调查者自由发言，充分表达自己的观点。

（三）敏感问题调查法

在医疗卫生领域的研究中，经常会涉及一些不受被调查者欢迎、容易引起尴尬的敏感性或高度私密的问题，如销售药品的回扣是多少? 婚前有无性行为? 考试是否作弊? 这类问题，如果直接调查，被调查者很可能会拒绝回答，导致应答率很低或得到不可靠的数据。因此，必须采取特殊的科学可行的方法进行调查，主要包括：

1. 释疑法 在问题前面写一段消除顾虑的文字，或是在调查表的引言部分写明替被调查者严格保密，并说明将采取严格的保密措施。

2. 假定法 用一个假定条件句作前提，然后再询问被调查者的看法。如："如果目前没有偷税漏税的相关法律限制，你会偷漏税吗?"

3. 转移法 把本应该由被调查者根据自己的实际情况回答的问题，转移到由被调查者根据他人的情况来阐述自己的想法，如"有人认为在校大学生发生婚前性行为是正常的，您觉得呢"?

4. 随机应答技术（randomized response technique，RRT） 通过设计两个相互无关的问题或者相互对立的问题，让被调查者随机选择回答哪个问题，事先约定不管抽到哪个问题都如实回答，通过其回答来推断出某种行为的发生率。当研究者的主要目的在于估计某种隐私行为的概率时，随机应答技术是比较理想的选择。因为调查者和其他回答者均不知道被调查者回答的是哪个问题，因此被调查者能够放心地如实回答。

第三节 实验资料搜集

实验资料搜集的途径一般是通过开展实验来获得相关的数据或资料。良好的实验设计是顺利进行科学研究和数据统计分析的前提，也是获得预期结果的重要保证。实验设计（design of experiment，DOE）是统计学中极其重要的组成部分，是实验研究的关键，实验设计的好坏直接影响实验资料的有效性和准确性。在实验设计前，明确实验设计的基本要素、基本原则和常用的设计类型有利于减少误差，从而提高实验效率。

一、实验设计基本要素

实验研究（或试验研究）的目的是阐明某种或某些处理因素对受试对象所产生的效应。处理因素（treatment）、受试对象（subject）和实验效应（experimental effect）构成了实验设计的基本要素，三者缺一不可。实验研究的基本模式是：处理因素→受试对象→实验效应。如"电针对轻度抑郁症的疗效研究"，电针疗法为处理因素，轻度抑郁症患者为受试对象，疗效指标为实验效应。

（一）处理因素

处理因素是施加于受试对象的特定实验措施，处理因素可以是主观施加的外部干预措施，也可以是某种客观的自然条件，如某种药物治疗疾病、不同季节对健康的影响等。

处理因素在数量上有多少之分，在程度上有强弱之分。当处理因素为单个时，称为单因素；处理因素为多个时称为多因素。因素在程度上的强度不同称为水平（level）。根据处理因素的数量与水平的不同，可分为四类实验：①单因素单水平实验：如研究教育干预法预防小儿单纯性肥胖的效果。②单因素多水平实验：如研究不同含氟量的防龋制剂的防龋效果。③多因素单水平实验：如比较不同治疗方案对腰椎间盘突出的治疗效果。④多因素多水平实验：如研究多种药物不同剂量的联合治疗对消化性溃疡的疗效。

与处理因素相对应并同时存在的是非处理因素，是指除了处理因素外，所有的对研究结果产生影响的各种因素，非处理因素又称混杂因素（confounder）。如某种药物治疗缺铁性贫血，该药物是处理因素，但是年龄、性别、营养状况等可能是非处理因素。非处理因素包含的范围非常广泛，既有实验条件或环境因素，也有受试对象本身内在的因素。

在确定处理因素时应当注意以下两点：①分清处理因素和非处理因素：处理因素通常是研究者根据研究目的确定的因素，是实验中需要阐明的因素。非处理因素是对实验结果有影响的其他因素，主要指不能人为改变的，可能对实验结果有影响的因素，如实验动物的性别、体重或患者的年龄、病情轻重等。在确定处理因素的同时，还需根据专业知识和实验条件，找出重要的非处理因素，以便进行控制，消除其干扰作用。②处理因素应当标准化：在实验过程中，处理因素应始终保持不变，不能中途改变。如在临床试验中，药物的性质、成分、批号、剂型、剂量、使用方法等应完全相同，手术或其他操作的熟练程度都应当自始至终保持恒定，否则将会影响结果的稳定性。

（二）受试对象

受试对象是实验中处理因素作用的客体和对象，可以是人、动物或其他实验材料，受试对象也被称为实验对象、实验单位、研究对象或研究单位等。

受试对象的选择在医学实验研究中非常重要，一般来说，受试对象应满足两个基本条件：①对处理因素敏感：受试对象对处理因素有较高的敏感性，能较好地显示实验效应。例如，研究某药物对高血压的治疗效果，常选用Ⅰ、Ⅱ期高血压患者作为受试对象，因为Ⅲ期高血压患者对药物不够敏感。②反应稳定：受试对象对处理因素的反应有较好的稳定性，减少误差。除了上述两个基本条件，受试对象的选择还应该考虑特异性、经济性、可行性等条件。

受试对象应该严格根据实验研究目的进行选择，其中临床病例应有严格的诊断标准（diagnostic criteria）、纳入标准（inclusion criteria）和排除标准（exclusion criteria）。

根据受试对象的不同，可以将实验分为三类：①动物实验（animal experiment），其受试对象为动物，也可以是器官、细胞或血清等生物材料。②临床试验（clinical trial），其受试对象通常为患者。③现场试验（field trial），其受试对象通常为人群。

（三）实验效应

实验效应是指在处理因素作用下，受试对象的反应（response）或结果（outcome），一般通过各项指标来体现。指标按其性质可以分为计数（含等级）指标和计量指标。例如，阴性、阳性，有效、无效等都是计数指标，血糖值、血压值等属于计量指标。

选择合适的指标反映实验效应对一项实验研究来说是非常关键的，指标的选择应主要考虑以下几点：

1. 客观性　观察指标有主观指标和客观指标之分，主观指标是被观察者的主观感觉、记忆、陈述或观察者的主观判断结果，如头痛、胸闷、愉快等；而客观指标则是借助测量仪器或实验室检验等手段获得的结果，如白细胞、血压、血糖等检测指标。主观指标易受观察者和被观察者心理因素的影响，具有随意性和偶然性，而客观指标具有较好的真实性和可靠性。但现代医学愈来愈重视主观指标的应用，如进行生存质量分析时，采用公认的量表来测量某些主观感受，反映处理因素的效应。

2. 精确性　包括准确度（accuracy）和精密度（precision）两层含义。准确度指观察值与真值的接近程度，主要受系统误差的影响。精密度指相同条件下对同一对象的同一指标进行重复观察时，观察值与其均数的接近程度，其差值受随机误差的影响。观察指标应当既准确又精密，在实际工作中，应根据研究目的来权衡两者的重要性。

3. 灵敏性　可用灵敏度表示，灵敏度（sensitivity）是指某处理因素存在时所选的指标能反映出一定的效应，反映该指标检出真阳性的能力，灵敏度高的指标能将处理因素的效应更好地显示出来。例如，研究某药治疗缺铁性贫血的效果，既可选用临床症状、体征，也可选用血红蛋白含量等作为观察指标，但这些指标只有在缺铁比较明显的情况下才有较大变动，所以不够灵敏。而选用血清铁蛋白作为观察指标，则可灵敏地反映出处理因素的效应。在临床诊断试验中，用公认的诊断标准（金标准）被确定为患病的人群（患病组），该人群中用该诊断试验诊断为"患病"的比例称为"灵敏度"。如表 2-2 所示，灵敏度$=\dfrac{a}{a+c}$。

表 2-2　诊断试验的评价指标

诊断试验	金标准		合计
	患病	非患病	
阳性	真阳性 a	假阳性 b	$a+b$
阴性	假阴性 c	真阴性 d	$c+d$
合计	$a+c$	$b+d$	n

4. 特异性　可用特异度表示，特异度（specificity）是指某处理因素不存在时所选的指标不显示处理效应，反映该指标鉴别真阴性的能力，特异度高的指标易于揭示事物的本质特点而不易受混杂因素的干扰。在临床诊断试验中，用公认的诊断标准（金标准）被确定为非患病的人群（非患病组），该人群中用该诊断试验诊断为"非患病"的比例称为"特异度"。如表 2-2 所示，特异度$=\dfrac{b}{b+d}$。

二、实验设计基本原则

在实验设计时，为更好地控制随机误差，避免或减少非随机误差，必须遵循对照（control）、随机（randomization）、重复（replication）、均衡（balance）和盲法（blindness）等五项基本原则。

（一） 对照原则

在一项实验研究中若确定了接受处理因素的实验组（experimental group），为了使得到的结果更加准确，应同时设立对照组（control group）。只有设立了对照才能更好地控制非处理因素对实验结果的影响，才能将处理因素的效应充分显露出来。若不设立对照往往会误将非处理因素造成的偏倚当成处理效应，从而得出错误的结论。例如，研究某药物对流行性感冒的疗效，由于感冒患者有自愈的倾向，如果没有设立对照，即使该药物没有效果或者疗效甚微，也有可能得到疗效较好的错误结论。无对照、无合理对照、虚假对照是科研论文中存在的主要问题之一。

1. 对照的意义 设立对照可以排除或控制自然变化对结果的影响。有些实验效应容易受到自然变化的影响，如果不设立对照，容易把这种自然变化的影响误认为是处理因素作用的结果，很多疾病如感冒、气管炎、肺结核等，不经过药物治疗也可能自愈，只有设置对照才可以排除或控制这种自然变化对结果的影响，包括疾病的自然恢复、好转、加重或死亡等。

设立对照可以消除或控制非处理因素对结果的影响。实验的结果除了受到处理因素的影响，还受到非处理因素的影响，如果不设立对照，两者对实验结果的影响就无法区分开，只有设立了对照，才能鉴别处理因素和非处理因素的差异，合理消除或控制非处理因素对实验结果的影响。

设立对照可以消除或减少实验误差。通过设立对照使实验组和对照组的非处理因素处于相对均衡的状态，实验误差进而得到相应的抵消或减少。

2. 对照的类型 设立对照应遵循均衡性（balance）原则。均衡是指在同一个实验中，对照组和实验组除了处理因素不同外，其他重要的、可控制的非处理因素应保持一致。在整个实验过程中，对照组和实验组应始终处于同时同地，即平行对照（parallel control）。尽量不要用以往研究的资料作为历史对照（historical control），也不要借用文献记载或其他研究的资料作为对照，因为这样的对照组与实验组不处于同一时期，两组的可比性会受到较大影响。

对照的形式有多种，可根据研究目的和内容加以选择。常用的对照有以下几种：

（1）安慰剂对照（placebo control） 安慰剂（placebo）或称伪药物（dummy medication），是一种外观如剂型、大小、颜色、重量、气味及口味等都与实验药物一样，但无药理作用的制剂。受试对象不能区分安慰剂和实验药物。设置安慰剂对照的目的在于克服研究者、受试对象等由心理因素导致的偏倚。安慰剂对照还可消除疾病自然进程的影响，分离出实验药物所引起的真正效应，从而直接度量实验药物和安慰剂之间的差异。安慰剂的使用须慎重，应以不损害健康为前提，适用于研究的疾病尚无有效药物治疗，或使用安慰剂后对该病病情、临床过程、预后无影响或不利影响小的情况，一般与盲法结合使用。对于急、重或器质性疾病的研究不宜使用安慰剂对照。

（2）空白对照（blank control） 即对照组不接受任何处理，在动物实验和实验室方法研究中最常见，常用于评价测量方法的准确度，评价实验是否处于正常状态等。例如，在实验中设置空白管并同时测定，以检测本底值。在临床试验中，空白对照虽简单易行，但涉及伦理方面的问题，且实施过程中容易引起实验组与对照组在心理上的差异，从而影响结果的可靠性，因此较少使用。但空白对照可用于以下两种情况：一是由于处理手段非常特殊，安慰剂盲法实验无法执行，或者执行起来非常困难，如实验组为放射治疗或手术治疗等；二是实验药的不良反应非常特殊，以至于无法使研究者处于盲态，这时使用安慰剂对照意义不大，不如采用空白对照。

（3）实验对照（experimental control）　对照组不施加处理因素，但施加某种与处理因素有关的实验因素。如研究膳食中强化铁预防缺铁性贫血的实验中，实验组儿童食用强化铁酱油的饭菜，对照组为普通酱油。这里酱油是与处理因素有关的实验因素，两组除是否强化铁外，其他条件一致，这样才能显示和分析酱油中铁的作用。由此可见，当处理因素的施加需伴随其他因素（如铁加入酱油），而这些因素可能影响实验结果时，应设立实验对照，以保证组间的均衡性。

（4）标准对照（standard control）　用现有标准方法或常规方法作为对照。标准对照在临床试验中用得较多，因为很多情况下不给患者任何治疗是不道德的。另外，在实验室研究中常用于某种新检验方法是否能代替传统方法的研究。但是，不设立对照组，仅用现有标准值或参考值作对照是不提倡的，因为实验组的时间、地点和环境不同于人们现有标准值或参考值产生的时间、地点和环境，违背了同期对照的原则。

（5）自身对照（self-control）　对照与实验在同一受试对象身上进行，如身体对称部位或实验前后两阶段分别接受不同的实验因素，分别作为对照和实验，比较其差异。自身对照简单易行，使用广泛。例如，研究不同进针法的静脉穿刺对血管组织的损伤，对大白兔一侧耳缘静脉采用针尖斜面向上进针法，另一侧耳朵的对称部位采用针尖斜面向左进针法。又如，研究某减肥茶的效果，以服用前的体重作为对照。但严格地说，后者使用的不是同期对照，若实验前后某些环境因素或自身因素发生了改变，并且可能影响实验结果，这种对照就难以说明任何问题。因此，在实验中常常需要另外设立一个平行的对照组，用实验组与对照组处理前后效应的差值来进行比较。

（二）随机原则

随机是采用随机的方式，使每个受试对象都有同等的机会被抽取，或有同等的机会被分配到实验组和对照组。随机是对资料进行统计推断的前提，可以使大量难以控制的非处理因素在实验组和对照组中的影响相当，并可归于实验误差之中，各种统计分析方法都是建立在随机的基础上。

随机化应贯穿于实验研究的全过程，在受试对象的抽样、分组以及实验实施过程中均应遵循随机原则，随机体现在如下三个方面：随机抽样（random sampling）：每个符合条件的受试对象被抽取的机会相等，即总体中每一个体都有相同机会被抽到样本中来。它保证所得样本具有代表性，使实验结论具有普遍意义。随机分配（random allocation）：每个受试对象被分配到各组的机会相等，保证大量难以控制的非处理因素在对比组间尽可能均衡，以提高组间的可比性。实验顺序随机（random order）：每个受试对象先后接受处理的机会相等，使实验顺序的影响也达到均衡。

随机化的方法有多种，例如，抽签法、抓阄法、随机数法。在实验设计中常常通过随机数（random number）来实现随机化。获得随机数的常用方法有两种：随机数字表（table of random number）和计算机（或计算器）的伪随机数（pseudo random number，PRN）发生器。随机数字表常用于抽样研究及随机分组，表内数字互相独立，无论横行、纵列或斜向等各种顺序均是随机的。使用时可从任一个数字开始，可查取单行、单列，双行、双列，也可多行、多列，方向可向下或向上，亦可向左或向右。伪随机数是由计算器或计算机产生的介于 0 和 1 之间均匀分布的数字，若要得到 0 和 99 之间的随机数，将每个数乘以 100，取整即可。随着计算机的普及，目前普遍推荐的方法是使用计算机进行随机化。关于随机分组的具体操作在后面关于实验设计类型内容中详细讲解。

（三）重复原则

重复是指在相同实验条件下进行多次实验或多次观察，以提高实验的可靠性和科学性。广义来讲，重复包括三种情形：

1. 整个实验的重复　确保了实验的重现性，从而提高了实验的可靠性。不可重复的研究是没有科学性的。

2. 多个受试对象的重复　避免了把个别情况误认为普遍情况，把偶然或巧合的现象当成必然的规律，将实验结果错误地推广到群体。通过一定数量的重复，使结论可信。这里的"一定数量"实际上指的就是样本量。

3. 同一受试对象的重复观察　保证了观察结果的精密度。例如，血压可连续测 3 次，以 3 次的平均数作为最终结果。

（四）盲法原则

盲法是指研究者和研究对象的一方或多方均不知道研究分组与所接受的处理等情况。其目的是为了避免来自受试者和研究者的主观因素对研究结果的影响，以保证研究结果的真实可靠。

根据盲法的运用程度，可分为单盲（single blind）、双盲（double blind）、三盲（triple blind）和开放试验（open trial）等类型。

1. 单盲法　单盲是只有研究对象不知道试验的分组情况。由于避免了来自研究对象主观因素的影响，研究者了解分组情况，可以在必要时及时处理发生的意外问题，并决定是否终止试验或改变方案，保证了研究对象在试验过程中的安全性。但不能避免研究人员主观因素所带来的信息偏倚，可能对疗效判断带来一定的影响。

2. 双盲法　双盲是指研究对象和观察结果的研究者均不知道研究对象的分组和接受处理的情况，而是由研究设计者安排和控制全部试验。可避免来自研究对象和观察者的主观因素所导致的偏倚，但方法复杂，较难实行，且一旦有意外，由于观察者不清楚研究对象的分组情况，较难及时处理发生的意外问题。因此，实施双盲要有另外的监督人员负责监督试验的全过程，或者提供出现意外时方可开启的"锦囊"，以保证研究对象的安全。

3. 三盲法　三盲是指研究对象、观察者和资料分析者均不知道研究对象的分组和处理情况。此种设计可最大限度地减少或消除来自各方面的主观偏性，但操作的难度较大。

4. 开放试验　开放试验（非盲法试验）是指无法设盲的公开进行的试验。一般用于有客观观察指标且难以实现盲法的试验，如大多数的外科手术治疗、行为疗法、减肥等。该法易于设计和实施，研究者了解分组情况，便于及时处理意外反应，但容易产生信息偏倚。

（五）均衡原则

均衡是指对照组与实验组除了接受的处理因素不同外，其他可能影响实验效应的各种因素应尽可能相同或相近。

前述的随机分组的重要目的就是为了实现组间均衡，对照的选择也是以均衡为前提的，但无法保证完全均衡。如果不均衡，则对照失去了价值，甚至起反作用。因此，需要在研究中进行均衡性检验，并根据具体情况进行适当调整，以满足均衡性要求。在具体实施中，可以将约80%的研究对象进行随机分组，余下的研究对象按均衡性进行分组。

三、常用实验设计类型

在具体的实验研究中，需要根据研究目的、处理因素等条件的不同，结合专业要求选择适合的实验设计方案。若考察单个处理因素的效应，可选用完全随机设计、配对设计和随机区组设计；若考察多个处理因素的效应，可考虑交叉设计、析因设计等方案。

（一）完全随机设计

完全随机设计（completely randomized design）又称简单随机设计（simple randomized design），是采用完全随机分组的方法将同质的受试对象分配到不同的处理组，并观察其实验效应。完全随机设计是最为常见的、简便的实验设计方法。根据处理因素的水平不同可分为单因素两水平或单因素多水平的实验设计。例如，欲探讨一种药物对治疗进展性脑梗死的疗效及安全性，实验方法是将100例急性进展性脑梗死患者随机分为观察组（50例）和对照组（50例），两组除治疗药物不同外，其他基础治疗均相同，这样的设计即为单因素两水平的完全随机设计。

在完全随机设计中，当实验组和对照组的样本量相等时，称为平衡设计（balanced design）；当实验组和对照组的样本量不等时，称为非平衡设计（unbalanced design）。完全随机设计的优点是设计简单，易于实施，出现缺失数据（missing value）时仍可进行统计分析。缺点是小样本时，可能均衡性较差，误差较大。

完全随机设计的具体操作步骤如下：①编号：将 n 个受试对象按一定顺序编号，如动物可按体重大小，患者可按就诊的顺序等。②取随机数：可从随机数字表、计算器或计算机获得。每个受试对象对应一个随机数，一般要求随机数要与 n 的位数相同。③确定组别：根据事先设定的规则（规则有很多种，视具体情况具体分析），按照受试对象对应的随机数确定受试对象被分配到哪一组。如果是分为两组，则可按随机数的奇偶来分组；如果是分为 k 组，则可按随机数除以 k 后的余数进行分组；如果是分为 k 组，而且要求各组的样本量相同，则可按随机数由小到大的顺序排列，然后平均分为 k 组。

例如，试将性别相同、体重相近的15只动物随机分到A、B、C三组。

先将动物按体重编号，再从随机数字表中任一行任一列开始，如第13行第1列开始，横向连续取15个两位数字。事先设定规则：将动物所得随机数除以3，余数0、1、2分别对应于A、B、C三组。15只动物完全随机分组结果见表2-3。

表2-3　15只动物完全随机分组结果

编号	1	2	3	4	5	6	7	8	9	10	11	12	13	14	15
随机数	61	96	48	95	03	07	16	39	33	66	98	56	10	56	79
除3余数	1	0	0	2	0	1	0	0	0	0	2	2	1	2	1
分组	B	A	A	C	A	B	A	A	A	A	C	C	B	C	B

据此得到上表的分组结果：第2，3，5，7，8，9，10号共7只动物分到A组；第1，6，13，15号共4只动物分到B组；第4，11，12，14号共4只动物分到C组。从分组结果来看，该实验设计属于非平衡设计。

（二）配对设计

配对设计（paired designs）是将受试对象按一定条件配成对子，再将每对中的两个受试对象随机分配到不同处理组。在动物实验中，常将窝别、性别、体重等作为配对因素；在临床试验中，常将病情、性别、年龄等作为配对因素，这些配对因素应为可能影响实验结果的主要混杂因素。

例如，将 10 对患者分别采取 A、B 两种治疗方案进行治疗，按照病情采取配对设计，每对中一个接受 A 治疗方案，另一个接受 B 治疗方案。

配对设计和完全随机设计相比，其优点在于可增强处理组间的均衡性、实验效率较高；其缺点在于配对条件不易严格控制，当配对失败或配对欠佳时，反而会降低效率。配对的过程还可能将实验时间延长。

先将受试对象编号，第一对第一位受试对象编号为 1（1），第二位受试对象编号为 1（2），…，再从随机数字表中任一行任一列开始，如第 2 行第 1 列开始，连续取 10 个随机数，如果遇到大于 10 的随机数就舍去继续取。事先设定规则：将所得随机数为单数所对应的一对受试对象按照 AB 的顺序接受治疗，双数所对应的一对受试对象按照 BA 的顺序接受治疗。设计结果如表 2-4 所示。

表 2-4　10 对患者的配对设计结果

编号	1		2		3		4		5		6		7		8		9		10	
	(1)	(2)	(1)	(2)	(1)	(2)	(1)	(2)	(1)	(2)	(1)	(2)	(1)	(2)	(1)	(2)	(1)	(2)	(1)	(2)
随机数	8		7		6		2		5		9		0		1		4		3	
分组	BA		AB		BA		BA		AB		AB		BA		AB		BA		AB	

在医学研究中，配对设计主要有以下情形：

1. 将两个条件相同或相近的受试对象配成对子，采用随机化方法将对子内的两个个体分到不同的处理组内，并接受两种不同的处理。如治疗心脏病的某国产新药的毒理学实验，将 50 只大白鼠按照窝别、体重相近配成对子，将每个对子中的大白鼠随机分配到两处理组，分别注射国产药和进口药。

2. 同一受试对象（人或标本）的两个部分配成对子，分别随机地接受两种不同的处理。例如，研究一种复合性支架材料对山羊的下颌骨的修复作用，选 15 只山羊的左侧置入支架材料（A 组），右侧空白对照（B 组），此实验是以自身的两部位作为配对因子的自身对照设计。

3. 自身前后配对，即同一受试对象，接受某种处理之前和接受该处理之后视为配对。若仅观察一组，则要求在处理因素施加前后，重要的非处理因素（如气候、饮食、心理状态等）要相同，但常常难于做到，故存在一定缺陷，不提倡单独使用。

配对设计和完全随机设计相比，其优点在于可增强处理组间的均衡性、实验效率较高；其缺点在于配对条件不易严格控制，当配对失败或配对欠佳时，反而会降低效率。配对的过程还可能将实验时间延长。

（三）随机区组设计

随机区组设计（randomized block design）又称配伍组设计，实际上是配对设计的扩展。具体做法：先按影响实验结果的非处理因素（如动物的性别、体重，患者的病情、性别、年龄等非处理因素）将受试对象分为 n 个区组，再将每个区组中的 k 个受试对象随机分配到 k 个处理组。设计时应遵循"区组间差别越大越好，区组内差别越小越好"的原则。随机区组设计的优点是每个区组内的 k 个受试对象有较好的同质性，因此处理组之间的均衡性较好。与完全随机设计相比，更能发现处理组间的差别，实验效率较高。例如：检验甲、乙、丙三种抗癌药物的疗效，将15 只小白鼠按体重从轻到重编号，体重相近的 3 只小白鼠配成一个区组，利用随机化法，使 5 个区组内的 3 只小白鼠分别接受三种药物处理。

随机区组设计的主要操作步骤：①编号：将受试对象按照主要混杂因素相近的原则分成若干个区组，为同一区组内的个体编号。②取随机数：可从随机数字表、计算器或计算机获得。每个受试对象对应一个随机数字，随机数字的位数一般要求与 n 位数相同。③确定组别：根据事先设定的规则，按照每个区组内受试对象获得的随机数字决定受试对象被分配到哪一组。一般来说，按照随机数字从小到大的顺序依次把受试对象分配到不同的处理组，各个区组的规则是一致的，但是各个区组独立进行分组。

（四）交叉设计

交叉设计（cross-over design）是采用随机化原则将受试对象分为两组，对每一组内的受试对象先后实施两种不同的处理，以比较处理组间的差异。受试对象所接受实验的先后顺序是事先设计好的，例如，设有两种处理 A 和 B，首先将受试对象随机分为两组，再按随机分配的方法决定一组受试对象在第 I 阶段接受 A 处理，第 II 阶段接受 B 处理，实验顺序为 AB；另一组受试对象在第 I 阶段接受 B 处理，第 II 阶段接受 A 处理，实验顺序为 BA。这里处理因素（A、B）和时间因素（阶段 I、II）均为两个水平，所以称为 2×2 交叉设计，它是交叉设计中最为简单的形式。在这种模式中，每个受试对象都接受了 A、B 两种处理，并且 A、B 两种处理在不同的时间段（I 和 II）上都进行了实验，这样平衡了实验顺序的影响，而且还能够分别分析不同处理之间的差别及时间先后顺序的差别。例如，为观察口服给药和直肠给药对中、重度癌症性疼痛的止痛效果，将 50 例中、重度癌性疼痛的患者随机分为 A、B 两组，A 组先口服给药后直肠给药，B 组先直肠给药后口服给药，两种方法各实施 5 天，测定疼痛的相关指标。

交叉设计的基本前提是各处理间不能有相互影响，每种处理不能有前一种处理的影响，即处理的剩余效应（carry-over effects）。因此，两次处理之间应有适当的时间间隔——清洗阶段（washout period）。

若要进行三种处理的比较，可采用三阶段交叉设计，即分别按照 ABC、BCA 和 CAB 的顺序进行实验；四种处理比较可采用四阶段交叉设计，即分别按照 ABCD、BCDA、CDAB 和 DABC 的顺序进行实验。两种处理的比较也可采用三阶段交叉设计，即分别按照 ABA 和 BAB 的顺序进行实验，这样的设计称为二处理三阶段交叉设计。

交叉设计的优点：一是节约样本量；二是能够控制个体差异和时间对处理因素的影响，故效率较高；三是在临床试验中，每个受试对象均接受了各种处理（如实验药和对照药），因此均等地考虑了每个患者的利益。交叉设计的缺点：一是每个处理时间不能太长，因在同一受试对象上作了多种处理，处理和清洗阶段过长会导致整个试验周期过长，受试对象中断试验；二是当受试对象的状态发生根本变化时，如死亡、治愈等，后一阶段的处理将无法进行；三是受试对象一旦在某一阶段退出试验，就会造成该阶段及其以后的数据缺失，增加统计分析的困难。

交叉设计时应当注意：一方面，为提高受试对象的依从性，应尽可能采用盲法，以避免偏倚。另一方面，此设计不宜用于具有自愈倾向或病程较短的疾病研究。

（五）析因设计

析因设计（factorial design）又称为完全交叉分组实验设计，是将两个或多个处理因素的各个水平进行组合，对各种可能的组合都进行实验，从而探讨各处理因素的主效应（main effect）以及各处理因素间的交互作用（interaction）。交互作用是指两个或多个处理因素间的效应互不独立，当某一因素取不同水平时，另一个或多个因素的效应相应地发生变化。一般认为，两因素间的交互作用为一阶交互作用，三因素间交互作用为二阶交互作用，依此类推。最简单的析因设计为 2×2 析因设计。例如：观察 A、B 两个因素的效应，每个因素两个水平，a_1 表示 A 因素 1 水平，a_2 表示 A 因素 2 水平，b_1 表示 B 因素 1 水平，b_2 表示 B 因素 2 水平。共有 $2 \times 2 = 4$ 种处理方式，这样的设计简记为 2^2 或 2×2 析因设计。当观察 k 个处理因素，每个因素均有 m 个水平时，共有 m^k 种组合，简记为 m^k 析因设计。

如探讨"中药＋中医情志疗法"治疗某种疾病的作用，采用 2×2 析因设计的随机对照试验。分为 4 组：中药治疗组、中药＋中医情志治疗组、中医情志治疗组、安慰剂组。四组实验的疗效见表 2-5。

表 2-5　四组实验的疗效

B 因素	A 因素	
	中医情志治疗	不用中医情志治疗
用中药	8.8	7.2
	8.6	7.3
	8.9	7.5
	8.0	8.0
不用中药	7.6	5.6
	7.5	5.8
	7.7	5.7
	7.4	5.9

析因设计的优点在于可以均衡地对各因素的不同水平全面进行组合，分组进行实验，以最小的实验次数探讨各因素不同水平的效应，同时可获得各因素间的交互作用，通过比较能寻求各因素各水平的最佳组合，具有全面、高效性。其缺点为工作量较大，析因设计的处理数（各水平的组合数）等于各因素水平数的乘积，如三因素四水平的析因设计，其处理次数为 $4^3 = 64$ 次，其统计分析过程复杂，并且众多交互作用难以解释。因此，对于多因素和水多平试验不宜采用，而采用非全面交叉分组的正交设计或均匀设计，以大幅度地减少试验次数。

第四节　文献资料搜集

文献资料是记录知识的载体，包括图书、报刊、各种文件、论文、科技报告及各种音像视听资料等。文献资料在科学研究中占有非常重要的地位，往往关系到研究的质量和创新性。

一、文献资料搜集方法

现代的各种科学研究都会涉及文献资料的搜集，但是由于文献资料的丰富性，使得掌握合适的文献资料搜集方法是非常必要的，以便能快速、有效、准确地获得所需文献资料。

（一）文献检索方法

文献检索的具体方法是一个不断发展变化的过程，现阶段，文献检索的方法主要分为两类：手工检索和计算机检索。

1. 手工检索　主要是利用目录、索引、文摘等检索工具来查找和获取所需文献的方法，手工检索是文献检索基础，即使在计算机信息技术发达的今天，手工检索方式也具有不可替代的作用。

目录是检索工具中历史最悠久、使用最广泛的检索工具，目录有多种形式，按出版物的类型划分，有图书目录、期刊目录和文献资料目录。常用的期刊目录主要有：《中文核心期刊目录总览》，该目录是由中国知网、中国学术期刊网和北京大学图书馆期刊工作研究会联合发布，2012年推出《中文核心期刊目录总览（第六版）》，每三年评定一次，该目录是经过定量评价和定性评审，从我国正在出版的中文期刊中评选出 1980 余种核心期刊，分属七大编 73 个学科类目；《中国科技论文统计源期刊》，该目录是中国科技信息研究所（ISTIC）受国家科技部委托，按照美国科学情报研究所（ISI）《期刊引证报告》（JCR）的模式，在与国际接轨的同时，结合中国科技期刊发展的实际情况，确定了在中国出版的 1405 种科技期刊作为统计源期刊，选择了总被引频次、影响因子、平均引用率、基金资助论文比例等十几种期刊评价指标进行评价；中国科学引文数据库（Chinese Science Citation Database，简称 CSCD），创建于 1989 年，由中国科学院文献情报中心与中国学术期刊（光盘版）电子杂志社联合主办，并由清华同方光盘电子出版社正式出版，分为核心库和扩展库。

索引是将图书、报刊资料中具有检索意义的特征（如词语、人名、书名、刊名、篇名、主题等）分别摘录或加以注释、记明出处页码，按字顺或分类排列，附在书后或单独编辑成册，是检索文献内容或文献资料的一种工具。索引包括多种形式，按文献类型可分为期刊索引、报纸索引、书籍索引、论文索引等。目前国内外比较著名的索引有：①科学引文索引（Science Citation Index，SCI）：是美国科学情报研究所（Institute for Scientific Information，简称 ISI）出版的一部世界著名的期刊文献检索工具。②社会科学引文索引（Social Sciences Citation Index，SSCI）：为 SCI 的姊妹篇，是目前世界上可以用来对不同国家和地区的社会科学论文的数量进行统计分析的大型检索工具。③工程索引（The Engineering Index，EI）：由美国工程情报公司（Engineering Information Co.）出版，是工程技术领域内的一部综合性检索工具。④科技会议录索引（Index to Scientific & Technical Proceedings，ISTP）：是美国科学情报研究所的网络数据库 Web of Science Proceedings 中两个数据库（ISTP 和 ISSHP）之一，专门收录世界各种重要的自然科学及技术方面的会议文献，涉及学科基本与 SCI 相同。⑤中文社会科学引文索引（Chinese Social Sciences Citation Index，CSSCI）：由南京大学研制，填补了我国社会科学引文索引的空白。⑥中国科学引文数据库（Chinese Science Citation Database，CSCD）：由中国科学院文献情报中心与中国学术期刊（光盘版）电子杂志社联合主办，为我国规模最大、最具权威性的科学引文索引数据库——中国的 SCI，为中国科学文献计量和引文分析研究提供了强大工具。

文摘指文献摘要，是以简洁的形式对文献内容作扼要的介绍、摘录或评述。文摘比书目、索引提供更多的信息，在有限的时间内读者可以获得更多的文献信息。有了文摘，研究者可通过阅读文摘了解该文献的概况和精华，了解该文献的价值，并决定是否需要阅读全文。如《新华文摘》《读者》等。

2. 计算机检索　网络信息技术的快速发展，带动了计算机检索事业的发展，大量的信息资料库应运而生，计算机检索成为广大科研工作者开展研究工作检索文献资料的主要途径。

计算机检索主要是通过网络数据库进行文献检索，目前，国内比较常用的中文文献数据库有中国知网、万方数据库、全国报刊索引数据库、"维普中文科技期刊"全文数据库等。常用的国外数据库有：EBSCO 系列数据库、Elsevier /SCIRUS 数据库、Springer Link 数据库、PQDD 学位论文数据库等。与医药有关的国外数据库有：Medline 数据库、PubMed 数据库等。

（二）文献检索注意事项

1. 明确检索方向和要求 文献检索首先要明确的问题是"需要检索什么文献"，这是根据研究者的需求所确定的，包括文献的主题、时间、类型等。检索方向越明确，要求越具体，检索的针对性越强，效率也越高。

2. 确定检索工具和信息源 文献检索接着需要考虑的问题是"到哪里去检索"，包括检索的工具（目录、索引、文摘等）和信息源（期刊、网络数据库、报纸等）。

3. 确定检索途径和方法 文献检索最后需要考虑的问题是"用什么途径和方法去检索信息"，包括作者名、作者单位、标题、主题词、摘要等。

二、文献资料评估

通过检索获得的各种文献对研究者来说并不一定都是有用的，有些文献对研究者的帮助很小，需要剔除，这就需要对文献资料进行评估，以保留有用的、有价值的文献。

文献评价是情报报道工作中对科学技术文献的学术价值的评估，是情报刊物编辑工作的重要内容，在一般的科学研究中，研究者也都需要对文献进行评估，以判断其是否具有参考价值。

一般来说，应该从这几个角度对文献资料进行评估：①要素是否齐全：一篇文献应该包含基本的要素，如研究目的、研究方法、研究结论等，如果一篇文献有明显的缺项，将直接影响其参考价值。②研究目的表达是否清楚：文献中论述的研究目的是否进行了清楚的表达，这是判断一篇文献是否优良的关键问题，如果研究目的不清楚，无法确定该文献是否值得参考。③研究方法是否合理：研究方法的科学性和合理性直接关系到研究成果质量的优劣，决定了一篇文献的参考价值。④文献的引用情况：一篇好的文献往往会引起同行的认可和重视，被引用率相对较高，这也是文献学术影响力的世界通用指标。研究者可以通过"参考文献"检索的方式查看被引用情况，许多数据库能提供被引用查询功能。

思考题

1. 概率抽样和非概率抽样的特点是什么？在抽样调查时应如何进行选择？
2. 抽样误差和非抽样误差有什么区别？
3. 概率抽样有哪几种方式？分层抽样的优缺点有哪些？
4. 实验设计的基本要素和基本原则是什么？

第三章

资料整理与图表表达

扫一扫，查阅本章数字资源，含PPT、音视频、图片等

【学习目的】

通过本章的学习，了解资料预处理的方法，熟悉统计图表的制作原则，掌握不同类型资料图表表达的常用方法。

【学习要点】

数据的审核与整理，统计表的结构及制表原则，频数表的制作与用途，统计图的制图原则、常见类型与用途。

通过搜集资料可得到大量数据，信息就蕴藏在数据之中。获取信息最基本的手段是进行统计描述。统计描述指应用适当的统计指标和统计图表来展示资料的数量特征和分布规律。本章主要介绍在统计分析之前对资料的预处理以及统计资料的图表表达方法。

第一节　资料预处理

进行科学研究时，根据研究目的和要求，通过查阅文献、现场调查、组织实验等途径可以搜集到所需的原始资料。但在对杂乱无章的原始资料进行统计分析之前，往往需要先对其进行适当的处理，使之系统化、条理化，即资料的预处理。资料的预处理直接决定了分析资料的质量与效率，影响统计分析结果的可靠性和最终决策的科学性。一般来讲，资料的预处理包括数据的审核、筛选和整理。

一、数据审核

（一）数据审核的内容

1. 完整性　即研究所需的资料是否全部得到，有无缺项、漏项等现象。完整性是保证资料质量的基础，主要检查原始资料有无遗漏或重复，内容是否齐全。

2. 真实性　即判断原始资料有无伪造、篡改数据等现象。真实性是对资料最基本的要求。

3. 准确性　即原始资料是否准确、可靠。准确性是资料质量的核心，资料不准确将导致错误的结论。

4. 及时性　即是否按时获取资料，有无拖延。及时是保证资料完整性的先决条件，若未能在规定期限内完成资料的搜集，应检查其原因，并提出改进和解决的办法。

5. 可比性 即资料的信息来源、抽样方法、样本含量、基线资料、选择条件、观测或试验条件、相关标准等方面是否相同或相似，是否具有可比性。

（二）数据审核的方法

1. 缺项检查 缺项指对调查表中某些项目未予回答。若所缺项目对于研究来说必不可少，那么这部分调查表就成了废表，需予以剔除，如儿童生长发育调查中的儿童性别、年龄。有时，虽然所缺项目的内容也非常重要，但为了避免因剔除过多而导致的调查表回收率过低，就对缺项作为单项缺失进行处理。如调查 1500 名正常成年人的血液红细胞、白细胞、血小板正常值范围，其中有 3 人血小板数未填入，那么在统计红细胞和白细胞时可按 1500 人计算，而统计血小板时以 1497 人计算。

2. 范围检查 包括两方面：①已调查或研究的个体是否属于规定的研究对象范围：如在胃癌流行病学调查的病例—对照研究中，对病例组首先要确认胃癌患者的诊断无误。如果有慢性胃炎、胃溃疡等患者混入，则调查结果易出现假象。②是否存在调查或研究对象的漏失问题：应调查对象的调查率当然越高越好，但实际工作中很难做到 100%。为了避免和减少因调查率太低而引起的资料偏性，对调查对象一般除了出差、病危等特殊情况外都应调查到。

3. 专业检查 即从专业的角度来发现和纠正错误，如在某些调查表中出现女性病人患阴茎癌、6 岁孩子患中风等明显错误的情况，对于这种调查表应予以作废。

4. 统计检查 即按统计学要求发现和纠正错误。许多数据都有统计规律，如事物内部各部分构成比之和必须等于 100%，符合正态分布的指标数值在均数加减 2.58 倍标准差范围内的应占 99%。

5. 逻辑检查 即根据指标本身或指标间的内在联系，利用逻辑关系检查指标之间或数据之间有无矛盾。如统计表中，横向、纵向的合计和总合计是否吻合，对不合理或错误的项目必须复查、纠正或舍弃。

6. 计算机检查 传统的资料检查方法是以人工方式逐份对调查表作检查，虽然检查全面，但工作量大、易出现遗漏。而借助计算机，把资料内容编写为程序，进行独立双份双机录入，计算机程序就会对数据库中的数据进行一致性检查，准确无误地判断出两次录入的不吻合之处，并生成数据校正表，便于研究者校对、修改直至两个库完全一致。但计算机一般只能检查出逻辑性错误和录入错误，或者进行简单的专业检查。实际应用中，可把人工检查和计算机检查结合起来，以保证数据的质量。

二、数据筛选与处理

（一）数据筛选

数据筛选通常包括两方面：

1. 纠错或剔除 一般经数据审核中的专业检查、统计检查、逻辑检查和计算机检查等可以发现数据中的错误，然后通过核对，对错误数据进行纠正，无法纠正者予以剔除。

2. 筛选数据 通过资料搜集可得到大量数据，但有时并非所有数据都与研究目的有关。此时，需要根据研究目的或要求，从所有数据中选择研究所需资料。

（二）数据处理

1. 变量设置 统计资料一般分为数值型和分类型两种。数值型资料有确切的观测值，可直接录入计算机，如人的身高、体重等。分类型资料则需要进行数量化处理之后，计算机才能识别和运算。总之，变量的设置方式比较灵活，应综合考虑资料的类型、研究目的、变量的分布以及统计分析方法的应用条件。

2. 离群值的处理　离群值（outlier）即个别离群较远的数据。一般认为在平均数±3倍标准差以外区域出现的点所对应的原始数据为离群值；在平均数±2倍标准差以外、平均数±3倍标准差以内区域出现的点对应的原始数据可能为离群值。在离群值产生原因未明之前，不能简单决定其取舍，尤其是观测值个数较少时，离群值的取舍对分析结果会产生很大影响，须慎重对待。其处理分两种情况：①若确认数据有逻辑错误，又无法纠正，可把数据直接删除。②若数据并无明显的逻辑错误，可将该数据剔除前后各做一次分析，若两次结果不矛盾，则不剔除；若结果矛盾，并需要剔除，须给出充分合理的解释。

3. 缺失值的处理　缺失值（missing data）即在统计资料构成的行列表中，行列相交的单元格中未能记录应有的数据。数据缺失是统计资料中常见的问题，其危害大小取决于缺失的方式、缺失数据的数量和缺失的原因，其中最重要的是缺失方式。缺失值的处理常见的有删除存在缺失值的记录或变量，估计缺失值和建立哑变量等，应根据具体情况选择适当的处理方法。

4. 数据分组　数据分组的方法很多，最常用的是：①数量分组：即按照研究对象某项指标数量的大小进行分组，如按照年龄的大小、血压的高低等分组，适用于数值型资料。②性质分组：即按照研究对象的性质、特征或类型等分组，如按照性别、血型等分组，适用于分类型资料。

5. 数据排序　有时需要对数据进行排序，常见的排序方法有升序、降序和按习惯排序等。

三、统计表与统计图的绘制

进行统计描述时，统计表（statistical table）和统计图（statistical graph）可以揭示资料的特征和分布规律，是展示资料分析结果的重要工具。好的统计表可代替冗长的文字叙述，简明扼要的表达分析结果。而合适的统计图能够直观形象地展示资料特征，给读者留下深刻印象。统计图表的选择应根据研究目的而定，若强调数值的精确，往往采用表格形式；若强调数据的分布特征或变化趋势，则采用图示方法。在实际应用中，往往将二者结合起来使用。

（一）统计表

统计表有广义统计表和狭义统计表之分。广义统计表指统计工作中使用的所有表格，包括统计调查表、统计整理表、统计计算表、统计分析表、统计工具表等；狭义统计表指统计分析表，即将观测指标及其取值按照一定的顺序排列起来所制成的特定表格。通常所说的统计表指狭义统计表。统计表是研究报告和科研论文中表达统计分析结果的常用方式，不仅简明扼要、层次清楚，而且便于进一步的计算、分析和比较。

1. 统计表的基本结构　统计表一般由表号和标题、标目、线条、数字、备注五部分构成。

（1）表号和标题　表号按照表格在文中出现的顺序列出，以便查找和引用。表号以阿拉伯数字表示，其后留空格，然后是标题。标题需简明扼要的表达统计表的主要内容，流行病学调查须注明时间和地点。表号和标题位于统计表的上方中央。

（2）标目　通常分为横标目和纵标目。横标目位于表格的左侧，用于说明每行数字或内容的含义；纵标目位于表格的上方，用来说明每列数字或内容的含义。一般要求标目须文字简洁，层次清楚，一张表格内不要安排过多的标目，有单位的标目还应标明度量单位。

（3）线条　统计表内线条不宜过多，常用"三线表"，包括顶线、底线和标目分隔线三条等长的横线。部分表格可再用短横线将合计栏分隔开（一般主张省略），或用短横线将两重纵标目分隔开，见表 3-2。其他竖线和斜线一律省去。

（4）数字　用阿拉伯数字表示。表格内的数字必须准确无误，同一指标的小数位数要一致，上下以个位对齐。表格内不留空格，无数字用"—"表示，缺失数字用"…"表示，数字为 0 则记为"0"。

（5）备注　是对表格内容的补充说明，根据实际需要添加。一般不列入表内，必要时用"＊"等符号标出，放在表格的下方。

2. 统计表的种类　统计表包括简单表、组合表、频数分布表和列联表等，这里主要介绍简单表和组合表。

（1）简单表　统计表的主语只有一个层次，称简单表（simple table）。

【例 3-1】2013 版《中国统计年鉴》给出了 2012 年北京和天津地区村卫生室的构成情况，具体见表 3-1。该表只有地区分组一个层次，即只有一个分组标志，属于简单表。

表 3-1　2012 年北京和天津地区村卫生室的构成

地区	村办（个）	乡卫生院设点（个）	联合办（个）	私人办（个）	其他（个）	合计（个）
北京	25	5	4	345	26	2957
天津	878	338	189	252	500	2157

（2）组合表　统计表的主语有两个及以上层次，称为组合表（combinative table）。

【例 3-2】2013 版《中国统计年鉴》给出了 2012 年北京和天津两地城镇和农村居民的消费支出情况，具体见表 3-2。该表有地区和城乡分组两个层次，属于组合表。

表 3-2　2012 年北京和天津两地城乡居民消费支出情况

地区	城镇居民		农村居民	
	总消费支出（亿元）	人均消费支出（元）	总消费支出（亿元）	人均消费支出（元）
北京	5790.1	32857.4	413.2	14664.1
天津	2867.5	25568.9	313.2	11936.0

3. 统计表的制表原则

（1）重点突出　一张表格只表达一个中心内容。与其把过多的内容放在一个庞杂的表格里，不如用多个表格表达不同的指标和内容。

（2）层次清楚　统计表由左向右阅读时能构成一个完整的语句，有其描述对象（主语）和内容（宾语）。通常主语放在表格的左侧，作为横标目；宾语放在表格的上方，作为纵标目。

（3）简单明了　表格中文字、数字和线条都应尽量从简，使人一目了然。

（二）统计图

统计图是用"点、线、面、体"等几何图形来形象地表达资料的数量特征、数量关系或动态变化。主要用于揭示各种现象间的数量差别和相互关系，说明研究对象的内部构成和动态变化等，具有形象直观、易于理解等优点。但统计图一般只能提供资料的概略情况，而不能获得确切数值，因此不能完全取代统计表，常需同时列出统计表作为统计图的数值依据。

1. 统计图的种类　统计图的种类很多。常用的统计图有直方图、直条图、散点图、百分条图、圆图、线图、半对数线图等。

2. 统计图的制图原则

（1）图形　根据资料性质和分析目的选择适当的统计图。

（2）图号和标题　每一张统计图都有图号和标题。图号应按统计图在文中出现的顺序排列，以便查找和引用。标题要简明扼要地说明图形表达的主要内容，流行病学调查应注明时间和地点。图号和标题一般位于统计图的下方中央。

（3）坐标　统计图一般有横轴和纵轴，并分别用横标目和纵标目说明横轴和纵轴代表的指标和单位。两轴要标明尺度，横轴尺度自左向右，纵轴尺度自下而上，数量一律由小到大，并等距标明。直方图和直条图的纵坐标应从 0 开始，而横轴刻度只需标出指标的实测范围即可。

（4）长宽比例　统计图的纵横比例一般以 5∶7 左右比较美观，但为了说明问题也可灵活掌握。

（5）图例　比较不同事物时，常选用不同线条或颜色表示，并附图例加以说明。图例可放在图的右上角空隙处或下方的适当位置。

第二节　数值型资料图表表达

在实际工作中，由于所收集到的数值型资料往往有多个数据，一般需要用统计表和统计图来进行表达。

一、统计表

对搜集到的数值型资料，欲了解其分布规律，可对其进行分组整理，编制频数分布表（frequency distribution table）来描述。频数分布表简称频数表（frequency table），指将一组数据按照观测值的大小或类别分为不同组段或组别，然后将各个观测值归纳到各组段或组别中，并清点各组段或组别的观测值个数（即频数）所形成的表格。频数分布表的图形表示即为频数分布图。频数分布表和频数分布图可直观显示资料的分布类型和分布特征。

在频数分布表中，通常包括各组段或组别及其相应的频数、频率、累计频数和累计频率。频数指各组段或组别中观测值的个数。频率表示该组段或组别的频数在总例数中所占的比例，各组的频率之和为 100%。某组段或组别的累计频数为该组及之前各组的频数之和。累计频率则为各组累计频数在总例数中所占的比例，最后一个组段或组别的累计频率为 100%。

（一）连续型数值变量的频数表

【例 3-3】 2012 年抽样调查某地 120 名健康成人血清铜含量（μmol/L），数据见表3-3，试编制血清铜含量的频数分布表。

表 3-3　2012 年某地 120 名健康成人血清铜含量整理表（μmol/L）

13.84	12.53	13.70	14.89	17.53	13.19	17.28	10.15	14.56	11.23
14.73	17.44	13.90	14.10	12.29	12.61	14.78	14.40	9.93	15.18
14.59	14.71	18.62	19.04	10.95	13.81	10.53	18.06	16.18	15.60
13.56	11.48	13.07	16.88	17.04	17.98	12.67	10.62	16.43	14.26
11.03	9.23	15.04	14.09	15.90	11.48	14.64	17.24	15.43	13.37
13.64	14.39	15.74	13.99	11.31	17.61	16.26	11.32	17.88	16.78

续表

13.53	11.68	13.25	11.88	14.21	15.21	15.29	16.63	12.87	15.93
13.70	14.45	11.23	19.84	13.11	15.15	11.70	15.37	12.35	14.51
14.09	18.22	14.34	15.48	11.98	16.54	12.95	12.06	16.67	17.09
16.85	13.20	16.48	12.29	12.09	18.82	15.66	14.50	16.43	15.57
12.81	12.89	17.34	16.04	13.41	14.83	12.32	9.29	18.62	14.17
14.35	16.19	15.73	13.74	14.94	17.13	15.19	11.92	15.47	15.33

编制频数分布表的步骤如下：

1. 求极差（range） 极差也称全距，即一组资料最大值与最小值之差，记作 R。

$$R=19.84-9.23=10.61（\mu mol/L）$$

2. 确定组段数（k） 根据样本含量多少确定组段数，通常取 10～15 组。组段数过多则计算繁琐，组段数过少难以充分反映数据的分布特征。本例样本含量为 120，可将组段数定为 11。

3. 求组距（class interval） 组距即各组段之间的间隔，记为 i。对于分布均匀的数据资料，一般取相等组距。组距可用极差除以组段数求得，一般取便于阅读和计算的数字。

$$i=10.61/11=0.96\approx1（\mu mol/L）$$

4. 列组段 每个组段的下限记为 L，上限记为 U。变量 x 的所有观测值按照 $L\leqslant x<U$ 归入相应组段。各组段之间应紧密衔接，既不能留有空隙，也不能相互重复或包含。组段按照由小到大的顺序排列，第一个组段应包含所有观测值中的最小值，最后一个组段应包含所有观测值中的最大值。组段常用半开半闭区间（左闭右开）表示，即各组段只标明下限值，而不标出上限值，但最后一个组段一般采用闭区间表示，见表 3-4 的（1）列。

5. 分组划记并计算频数 各组段的频数见表 3-4 的（2）列，在此基础上可求各组段的频率、累计频数、累计频率等，完成频数表。

表 3-4 2012 年某地 120 名健康成人血清铜含量（μmol/L）频数分布

组段（μmol/L）(1)	频数 (2)	频率（%）(3)	累计频数 (4)	累计频率（%）(5)
9.00～	3	2.50	3	2.50
10.00～	4	3.33	7	5.83
11.00～	12	10.00	19	15.83
12.00～	13	10.83	32	26.66
13.00～	17	14.17	49	40.83
14.00～	22	18.33	71	59.16
15.00～	18	15.00	89	74.16
16.00～	13	10.83	102	84.99
17.00～	11	9.17	113	94.16
18.00～	5	4.17	118	98.33
19.00～20.00	2	1.67	120	100.00
合计	120	100.00	—	—

从表 3-4 可看出，健康成人血清铜含量主要集中为 11.00～18.00（μmol/L），而小于 11.00μmol/L 或大于 18.00μmol/L 的人数则较少。

（二）离散型数值变量的频数表

【**例3-4**】某妇幼保健院对 2013 年住院分娩的 100 名产妇调查了产前检查次数，数据见表 3-5，试对产前检查次数编制频数分布表。

表 3-5　2013 年某妇幼保健院 100 名产妇产前检查次数整理表（次）

5	7	3	2	7	6	4	3	7	8
8	0	7	6	3	2	1	4	7	6
1	1	2	3	5	4	7	6	5	9
7	4	8	10	3	4	6	8	9	8
5	5	7	8	4	7	10	9	8	5
2	6	6	7	5	9	6	10	9	3
0	2	8	8	9	4	5	7	8	1
6	6	7	8	10	5	6	8	7	0
6	4	10	4	7	9	8	9	5	10
7	5	3	2	6	7	9	6	3	7

离散型数值变量的取值不连续，可直接清点各变量值及相同变量值出现的频数并列于表 3-6 的（1）（2）列，并在此基础上计算相应的频率、累计频数和累计频率，分别列于表 3-6 的（3）（4）（5）列。

从表 3-6 可看出，产前检查数为 5～8 次的产妇最多，不检查或检查次数少的孕妇人数较少，产前检查次数＞8 次的孕妇也不多。

表 3-6　2013 年某妇幼保健院 100 名产妇产前检查次数频数分布

产前检查次数 (1)	频数 (2)	频率（%） (3)	累计频数 (4)	累计频率（%） (5)
0	3	3.0	3	3.0
1	4	4.0	7	7.0
2	6	6.0	13	13.0
3	8	8.0	21	21.0
4	9	9.0	30	30.0
5	11	11.0	41	41.0
6	14	14.0	55	55.0
7	17	17.0	72	72.0
8	13	13.0	85	85.0
9	9	9.0	94	94.0
10	6	6.0	100	100.0
合计	100	100.0	—	—

二、统计图

描述数值型资料常用的统计图有以下类型：

1. 直方图（histogram）　　主要用于描述连续型数值变量的频数分布。直方图的横轴表示数值变量的组段，纵轴表示各组段的频率密度（频率/组距）。由于频率直方图的纵坐标为频率密度，所以频率直方图的总面积为 100%。直方图的纵坐标可以是频数、频率、频率密度等，形成不同的直方图。如用直方图 3-1 表示 2012 年某地 120 名健康成人血清铜含量（μmol/L）的频数分布。注意：①直方图的纵轴尺度应从 0 开始，中间不宜折断，否则会改变各组段的数量关系。②直方图的各直方之间紧密衔接，不应留有空隙。

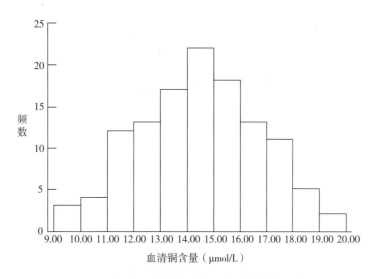

图 3-1　某地 120 名健康成人血清铜含量频数分布

2. 直条图（bar chart）　　用于反映相互独立的事物之间的数量对比关系，适用于离散型数值变量和分类变量。直条图是用等宽直条的长短表示相互独立的若干事物某项指标值的大小。所比较的指标可以是绝对数，也可以是相对数。横轴表示事物的类别，纵轴表示对应的指标值。根据研究对象的分组是单一层次还是两层次（或多层次），可分为单式条图和复式条图两种：①单式条图：研究对象按照一个层次分组，横轴上只有一个分组变量，此时图中有多少个等宽直条，就代表该分组变量有多少个水平。如用图3-2表示 2013 年某妇幼保健院 100 名产妇产前检查次数的频数分布，该图即为单式条图。②复式条图：研究对象按照两个（或多个）层次分组，横轴上有两个（或多个）分组变量。此时图中有多少个直条组合，就代表这些分组变量有多少种水平组合。如用图 3-3 表示 2012 年北京和天津两地城乡每千人口的医疗卫生机构床位数，该图属于复式条图。

注意：①直条图的纵轴尺度一般从 0 开始，中间不宜折断，否则不能正确反映各类别事物指标值的实际比例。②各直条的宽度应相等，直条的间隔也应相等，间隔的宽度常与直条宽度相等或为直条宽度的 1/2。③直条的排列可按指标值的大小排列，也可按分组的习惯顺序排列，以便比较。

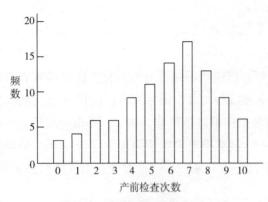

图 3-2　2013 年某保健院 100 名产妇
产前检查次数频数分布

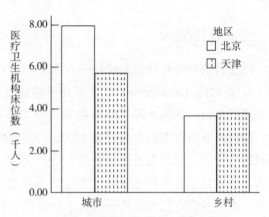

图 3-3　2012 年北京和天津两地城乡
每千人口的医疗卫生机构床位数

3. 箱式图（box plot）　综合描述数值变量的平均水平和变异程度，可用于同类资料之间分布特征的直观比较，还可显示数据中的离群值（常用"○"表示）或极端值（常用"＊"表示）。箱式图使用了变量的 5 个指标，即最小值、下四分位数（P_{25}）、中位数（P_{50}）、上四分位数（P_{75}）和最大值。P_{25} 和 P_{75} 对应"箱子"的两端，"箱子"的中间横线是 P_{50}，P_{25} 和最小值之间、P_{75} 和最大值之间则分别构成"箱子"的上下两条"触须"。有时还可在箱式图的"触须"外标出远离大部分观测值的离群值或极端值。箱式图中，"箱子"越长，显示数据的变异程度越大。若中间横线在"箱子"的中点，且"箱子"的上下两条"触须"等长，则表明数据为对称分布，否则为偏态分布。箱式图特别适用于多组数据分布的比较。

如图 3-4 为某地 40 名 2 型糖尿病患者使用药物 A、B 治疗后空腹血糖值的箱式图。可以看出，两种药物治疗后患者空腹血糖值的分布可能都是偏态分布；使用药物 A 治疗后空腹血糖值的平均水平低于药物 B，变异程度高于药物 B；药物 B 箱体上端出现了一个离群点，为 28 号数据。

4. 散点图（scatter diagram）　主要用于双变量资料的相关分析，以判断两变量间是否存在相关关系，以及相关的方向和密切程度。散点图的横轴和纵轴各代表一个变量；以直角坐标系中的点表示各研究对象，每个点的横坐标和纵坐标分别对应两个变量数值的大小；通过直角坐标系中各点的密集程度和趋势来表示两变量间的关系。横轴和纵轴尺度的起点不一定从 0 开始，可根据资料实际情况而定。如图 3-5 显示 10 只大白鼠进食量与增重量之间的关系。

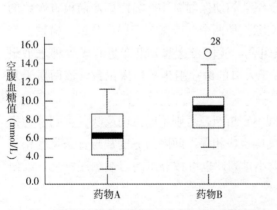

图 3-4　2 型糖尿病患者两种药物治疗后空腹血糖值的分布

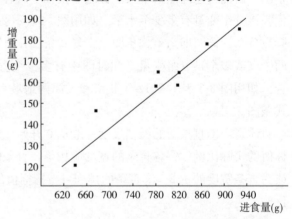

图 3-5　10 只大白鼠进食量与增重量的关系

5. 线图（line chart）　通过线段的升降来表示事物随时间的变化趋势，或某现象随另一现象变化的情况，适用于连续型资料。横轴通常是某一连续型变量（如时间或年龄），纵轴是某统计指标。根据图中线条数量的多少，可分为单式线图和复式线图。前者表示某一事物或现象的动态变化，后者表示两种或两种以上事物或现象的动态变化。有几种事物或现象，图中就有几条线，可用不同的图线（实线、虚线等）来表示，并附图例加以说明。根据纵轴尺度的不同，又可分为普通线图和半对数线图（semi-logarithmic line graph）。

普通线图：其横轴、纵轴均为算术尺度，侧重表示事物的变化趋势和变化幅度。纵轴尺度一般从 0 开始，也可不从 0 开始；且纵轴尺度必须等距（或具有规律性）。可按时间或年龄等顺序确定各坐标点，并用短线依次连接各点即可，如图 3-6 所示。注意图线一般应按实际数字绘制成折线，不能任意改为光滑的曲线。

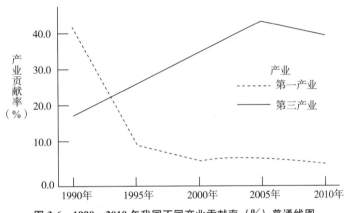

图 3-6　1990～2010 年我国不同产业贡献率（%）普通线图

半对数线图：其横轴为算术尺度，纵轴则为对数尺度，侧重表达事物的变化速度。若两组或多组数据数量相差悬殊，宜选择半对数线图。如图 3-7 所示，其原始数据与图 3-6 完全相同，横轴仍为时间，纵轴取产业贡献率以 10 为底的对数。

对比图 3-6 与图 3-7，可以看到 1990～2010 年我国第一产业贡献率变化的幅度与速度均大于第三产业。

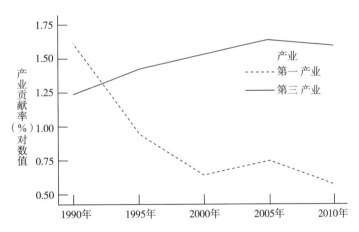

图 3-7　1990～2010 年我国不同产业贡献率（%）半对数线图

第三节　分类型资料图表表达

与数值型资料的描述方法相似，分类型资料的数据特征与分布也常通过统计表和统计图的方式来展示。本节主要介绍分类型资料常用的图表表达方法。

一、统计表

分类型资料常用的统计表类型有以下两种。

（一）频数表

分类型资料的频数表是将研究对象按照某种属性分为不同类别，并清点各类别中研究对象的频数所形成的表格。在频数表的基础上也可绘制频数图。二者可直观显示资料的分布特征。如表3-7描述的是2010年底北京市从业人员的频数分布情况。

表 3-7　2010 年底北京市从业人员的频数分布

从业人员	频数（万）	频率（%）	累计频数（万）	累计频率（%）
第一产业	61.4	6.0	61.4	6.0
第二产业	202.7	19.6	264.1	25.6
第三产业	767.5	74.4	1031.6	100.0
合计	1031.6	100.0	—	—

表3-7显示，2010年底北京市从业人员主要分布在第三产业，其次为第二产业，第一产业的频数和频率最小。

（二）列联表

对分类型资料，若将研究对象同时按照两种属性加以划分，并清点各类别中研究对象的频数，由此形成的表格即为列联表，详见第十三章。如表3-8显示两种疗法治疗200名乙肝患者的疗效。

表 3-8　两种疗法治疗乙肝患者的疗效

治疗方法	治疗效果		合计
	有效	无效	
甲方法	60	40	100
乙方法	69	31	100
合计	129	71	200

二、统计图

描述分类型资料常用的统计图有以下类型：

1. 直条图（bar chart）　用于反映相互独立的事物之间的数量对比关系，适用于离散型数值变量和分类变量。如图3-8表示2012年北京市居民前三位死因的死亡率大小。

2. 百分条图（percent bar chart）　用于表示事物的内部构成，可直观显示各部分所占的比例或比重。百分条图以直条总长度作为100%，以直条中不同长度的段表示各部分所占的比例。绘制百分条图时，先绘制一个标尺，尺度为0～100（%），标尺可绘制在直条的上方或下方。再绘制一直条，长度与标尺一致，以直条内各段的长度表示各部分的百分比。直条各部分用线分开，各段需用不同颜色或图形表示，并标出所占的百分比，必要时附图例加以说明。

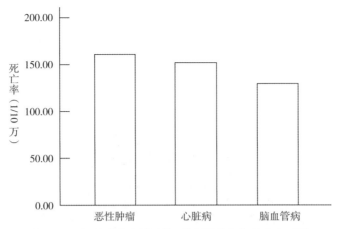

图 3-8　2012 年北京市居民前三位死因的死亡率（1/10 万）

百分条图特别适用于性质相同的多组资料内部构成的比较，可在同一标尺上绘制两个或两个以上直条，以便于分析比较，如图 3-9 所示。

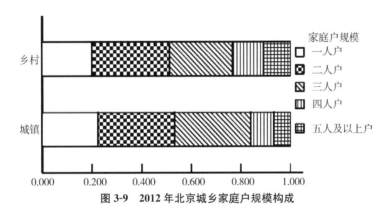

图 3-9　2012 年北京城乡家庭户规模构成

3. 圆图（pie chart）　用途与百分条图相同。以圆形总面积作为事物的整体，即 100%，以圆内各扇形的面积表示事物内部各部分所占的比重，如图 3-10 所示。圆图的绘制以圆形的 360°角为 100%，1% 相当于 3.6°角，将各部分的百分比乘以 3.6 即得相应的圆周角度数。圆图中各部分按事物的习惯顺序或百分比的大小排列，一般从相当于 12 点或 9 点的位置开始，顺时针方向排列。圆图中各部分用线分开，并简要注明文字或百分比，也可用不同颜色或花纹区别，需附以图例说明各种颜色或花纹所代表的类别。若比较性质相同的多组资料的

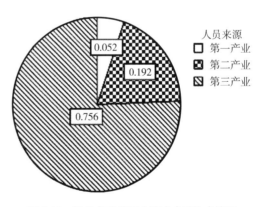

图 3-10　2012 年北京三大产业人员构成情况

内部构成，应绘制直径相同的圆，并使各圆中各部分的排列顺序一致，以便于比较。

4. 人口金字塔（age-sex pyramid）　人口金字塔是按人口年龄和性别表示人口分布的特种塔状条图，它形象地表示了某一人口的年龄和性别的构成。人口金字塔以年龄为纵轴，以人口数或频率（%）为横轴，按男左女右绘制图形，形如金字塔。水平横条代表每一年龄组男性和女性的人数或频率（%），金字塔中各个年龄性别组相加构成了总人口。塔底代表低年龄组人口，塔上代表高年龄组人口。人口金字塔反映了过去人口的情况，目前人口的结构，以及今后人口变动可

能出现的趋势。图 3-11 为 2010 年我国人口金字塔。

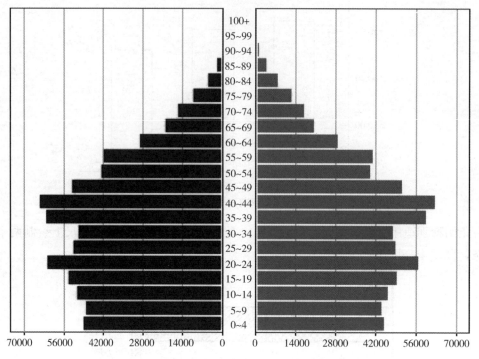

图 3-11　2010 年我国人口金字塔

思考题

1. 如何进行资料的预处理?
2. 统计表与统计图有何联系与区别?
3. 常用的统计图有哪几种,各自适用于什么类型的资料?

实验一　资料图表表达的 SPSS 案例分析

【实验 1】

2012 年抽样调查某地 120 名健康成人血清铜含量（μmol/L）,数据见表 3-3,试绘制直方图。

（1）建立 SPSS 数据文件　建立变量“血清铜含量”,数据录入图 3-12 第 1 列。

（2）操作步骤　①定义新变量“组段”:Transform→Recode into Different Variables:在 Recode into Different Variables 视窗中,将变量“血清铜含量”选中,从左侧源变量框中移至中间框中,在右侧 Name 框中键入“组段”,单击 Change 按钮。单击中间框下的 Old and New Values 按钮,进入 Recode into Different Variables:Old and New Values 视窗,选中 Old Value 栏内的 Range 选项,在框中输入“9.00”,在 through 框中输入“10.00”;在 New Value 栏内,选中 Value,在其框内输入“9.00”,单击 Add 按钮,同理设置设置其他组段,直到“19.00through 20.00→19.00”为止,单击 Continue→OK。在原始数据集中生成新变量“组段”,见图 3-12 第 2 列。②绘制直方图:Graphs→Legacy Dialogs→Histogram 对话框:从该对话

	血清铜含量	组段
1	13.84	13.00
2	14.73	14.00
3	┆┆┆┆	
119	14.17	14.00
120	15.33	15.00

图 3-12　数据集 E3.1.sav

框左侧的源变量框中将"组段"变量放入 Variable 下的空白框→OK。

（3）结果解读 根据资料特征与分析的要求，对 SPSS 输出结果进行分析与表达。

【实验 2】

某妇幼保健院对 2013 年住院分娩的 100 名产妇调查了产前检查次数，数据见表 3-5，试绘制单式直条图。

（1）建立 SPSS 数据文件 如图 3-13 录入数据，以"产前检查次数"为变量名，建立 1 列 100 行数据集 E3.2.sav。

（2）操作步骤 Graphs→Bar→Simple，在"Data in Chart Are"选项下选择"Summarizes for groups of cases"→Define，在"Define Simple Bar：Summarizes for groups of cases"视窗中，在"Bars Represents"选项下选择"N of cases"，将变量"产前检查次数"选入"Category Axis"变量框→OK。

	产前检查次数
1	5
2	8
3	⋮⋮⋮⋮
99	10
100	7

图 3-13 数据集 E3.2.sav

（3）结果解读 根据资料特征与分析的要求，对 SPSS 输出结果进行分析与表达。

【实验 3】

根据表 3-2 中 2012 年北京和天津两地城镇和乡村居民的消费支出情况，试绘制复式条图。

（1）建立 SPSS 数据文件 如图 3-14 录入数据，以人均消费支出（万元）、城乡（赋值 1 表示城镇、2 表示农村）和地区（赋值 1 表示北京、2 表示天津）为变量名，建立 3 列 4 行数据集 E3.3.sav。

（2）操作步骤 Graphs→Bar→Clustered，在"Data in Chart Are"选项下选中"Summarizes for groups of cases"→Define，在"Define Clustered Bar：Summarizes for groups of cases"视窗中，在"Bars Represents"选项下选择"Other statistic (e.g., mean)"，将变量"人均消费支出（万元）"选入"Variable"变量框中，将变量

	人均消费支出（万元）	城乡	地区
1	3.29	1	1
2	2.56	1	2
3	1.47	2	1
4	1.20	2	2

图 3-14 数据集 E3.3.sav

"城乡"选入"Category Axis"变量框中，将变量"地区"选入"Define Clusters by"变量框→OK。

（3）结果解读 根据资料特征与分析的要求，对 SPSS 输出结果进行分析与表达。

【实验 4】

某医院 40 名 2 型糖尿病患者分别使用药物 A、B 进行治疗，试对治疗后空腹血糖值绘制箱式图。

（1）建立 SPSS 数据文件 如图 3-15 录入数据，以空腹血糖值和药物（赋值 1 表示药物 A、2 表示药物 B）为变量名，建立 2 列 40 行数据集 E3.4.sav。

	空腹血糖值	药物
1	4.1	1
2	4.3	1
3	⋮⋮⋮⋮	
39	8.7	2
40	7.6	2

图 3-15 数据集 E3.4.sav

（2）操作步骤 Graphs→Boxplot→Simple，在"Data in Chart Are"选项下选中"Summarizes for groups of cases"→Define，在"Define Simple Boxplot：Summarizes for groups of cases"视窗中，将变量"x1"选入"Variable"变量框中，变量"x2"选入"Category Axis"变量框→OK。

（3）结果解读　根据资料特征与分析的要求，对 SPSS 输出结果进行分析与表达。

【实验 5】

对 10 名高血压病患者分别测量治疗前收缩压水平与治疗后收缩压下降值（mmHg），试绘制散点图反映二者之间的关系。

（1）建立 SPSS 数据文件　如图 3-16 录入数据，以治疗前收缩压和收缩压下降值为变量名，建立 2 列 10 行的数据集 E3.5.sav。

（2）操作步骤　Graphs→Scatter/Dot→Simple Scatter →Define，在"Simple Scatterplot"视窗中，将变量"治疗前收缩压"选入 Y.Axis 变量框中，变量"收缩压下降值"选入 X Axis 变量框→OK。

	治疗前收缩压	收缩压下降值
1	149	18
2	155	30
3	⋮⋮⋮⋮	
9	178	44
10	143	12

图 3-16　数据集 E3.5.sav

（3）结果解读　根据资料特征与分析的要求，对 SPSS 输出结果进行分析与表达。

【实验 6】

统计年鉴显示 2012 年北京市居民前三位死因分别为恶性肿瘤、心脏病和脑血管病，死亡率（1/10 万）分别为 160.97/10 万，150.84/10 万，129.01/10 万，试据此绘制直条图。

（1）建立 SPSS 数据文件　如图 3-17 录入数据，以死亡率和疾病种类（赋值 1 表示恶性肿瘤、2 表示心脏病，3 表示脑血管病）为变量名，建立 2 列 3 行的数据集 E3.6.sav。

（2）操作步骤　和实验 2 操作步骤相似。

Graphs→Bar→Simple，在"Data in Chart Are"选项下选中"Summarizes for groups of cases"→Define，在"Define Simple Bar：Summarizes for groups of cases"视窗中，在"Bars Represents"选项下选择"Other statistic（e.g.，mean）"，将变量"死亡率"选入"Variable"变量框中，将变量"疾病种类"选入"Category Axis"变量框→OK。

	死亡率	疾病种类
1	160.97	1
2	150.84	2
3	129.01	3

图 3-17　数据集 E3.6.sav

（3）结果解读　根据资料特征与分析的要求，对 SPSS 输出结果进行分析与表达。

【实验 7】

统计年鉴显示 2012 年北京城镇和乡村家庭户规模构成情况，请据此绘制百分条图。

（1）建立 SPSS 数据文件　如图 3-18 录入数据，以比重、家庭户规模（赋值 1 表示一人户、2 表示两人户，3 表示三人户，4 表示四人户，5 表示五人及以上户）和城乡（赋值 1 表示城镇，2 表示乡村）为变量名，建立 3 列 10 行的数据集 E3.7.sav。

（2）操作步骤　Graphs→Bar→Stacked，在"Data in Chart Are"选项下选中"Summarizes for groups of cases"→Define，在"Define Stacked Bar：Summarizes for groups of cases"视窗中，在"Bars represents"选项下选择"Other statistic（e.g.，mean）"，将变量"比重"选入"Variable"变量框中，将变量"城乡"选入"Category

	比重	家庭户规模	城乡
1	.224	1	1
2	.308	2	1
3	⋮⋮⋮⋮⋮		
9	.127	4	2
10	.107	5	2

图 3-18　数据集 E3.7.sav

Axis"变量框中，将变量"家庭户规模"选入"Define Clusters by"变量框→OK。

（3）结果解读　根据资料特征与分析的要求，对 SPSS 输出结果进行分析与表达。

【实验 8】

统计年鉴显示 2012 年北京地区三大产业人员构成情况，试据此绘制圆图。

（1）建立 SPSS 数据文件 如图 3-19 录入数据，以比重和人员来源（赋值 1 表示第一产业、2 表示第二产业，3 表示第三产业）为变量名，建立 2 列 3 行的数据集 E3.8.sav。

	比重	人员来源
1	.052	1
2	.192	2
3	.756	3

图 3-19 数据集 E3.8.sav

（2）操作步骤 Graphs→pie，在"Data in Chart Are"选项下选中"Summarizes for groups of cases"→ Define，在"Define Pie：Summarizes for groups of cases"视窗中，在"Slices represents"选项下选择"Sum of variable"。将变量"比重"选入"Variable"变量框中，将变量"人员来源"选入"Define Slices by"变量框→OK。

（3）结果解读 根据资料特征与分析的要求，对 SPSS 输出结果进行分析与表达。

【实验 9】

统计年鉴显示，1990～2010 年我国不同产业贡献率（％），试据此绘制线图。

（1）建立 SPSS 数据文件 如图 3-20 录入数据，以产业贡献率、产业（赋值 1 表示第一产业、2 表示第三产业）和时间（赋值 1 表示 1990 年、2 表示 1995 年，3 表示 2000 年，4 表示 2005 年，5 表示 2010 年）为变量名，建立 3 列 10 行的数据集 E3.9.sav。

	产业贡献率	产业	时间
1	41.6	1	1
2	9.1	1	2
3	： ： ： ：		
9	43.3	2	4
10	39.3	2	5

图 3-20 数据集 E3.9.sav

（2）操作步骤 Graphs → Line → Multiple，在"Data in Chart Are"选项下选中"Summarizes for groups of cases"→ Define，在"Define Multiple lines：Summarizes for groups of cases"视窗中，在"Lines Represent"选项下选择"Other statistic（e.g.，mean）"，将变量"产业贡献率"选入"Variable"变量框中，将变量"时间"选入"Category Axis"变量框中，将变量"产业"选入"Define lines by"变量框→OK。

（3）结果解读 根据资料特征与分析的要求，对 SPSS 输出结果进行分析与表达。

【实验 10】

统计年鉴显示，1990～2010 年我国不同产业贡献率（％），请据此绘制半对数线图。

（1）建立 SPSS 数据文件 与实验 9 相同方法，建立 3 列 20 行的数据集 E3.10.sav。

	产业贡献率	产业	时间
1	41.6	1	1
2	9.1	1	2
3	： ： ： ：		
9	43.3	2	4
10	39.3	2	5

图 3-21 数据集 E3.10.sav

（2）操作步骤 ①建立新变量"对数产业贡献率"：打开 Transform 菜单中的 Compute 窗口，在 Function group 里选择 Arithmetic 模块，运用 Lg10（？）函数对变量"产业贡献率"进行对数转换，建立新变量"对数产业贡献率"。②绘制半对数线图：绘制方法与线图相似。Graphs → Line → Multiple，在"Data in Chart Are"选项下选中"Summarizes for groups of cases"→ Define，在"Define Multiple Line：Summarizes for groups of cases"视窗中，在"Line Represents"选项下选择"Other statistic（e.g.，mean）"，将变量"对数产业贡献率"选入"Variable"变量框中，将变量"时间"选入"Category Axis"变量框中，将变量"产业"选入"Define Lines by"变量框→OK。

（3）结果解读 根据资料特征与分析的要求，对 SPSS 输出结果进行分析与表达。

第四章

概率分布

扫一扫，查阅本章数字资源，含PPT、音视频、图片等

【学习目的】

通过本章的学习，了解随机变量、概率分布、临界值概念，掌握正态分布、二项分布、泊松分布的概念以及概率计算，熟悉由正态分布导出的三大分布临界值的查表方法。

【学习要点】

连续型随机变量概率分布：正态分布、卡方分布、t 分布、F 分布、圆形分布；离散型随机变量概率分布：二项分布、泊松分布。

医学研究和卫生决策中的最终目的，是通过对样本资料的研究来推测总体的特征，并且对统计推断的正确性进行概率性检验，因此统计推断的理论基础是概率分布。本章主要介绍几种常用概率分布。

第一节　正态分布

在医学研究和卫生决策中的指标都可视为一种随机变量（random variable），它是用数值来描述研究结果，它的取值事先不能确定，具有随机性。例如抛掷一枚硬币，其结果就是一个随机变量 X，因为在抛掷之前并不知道出现正面还是反面，若用数值 1 表示正面向上，0 表示反面向上，则 X 可能取 1，也可能取 0。

随机变量按照取值分为离散型和连续型两种类型。取值为有限可数值，称为离散型随机变量（discrete random variable）。取值为一个或多个区间中的任何值，称为连续型随机变量（continuous random variable）。概率分布（probability distribution）是描述随机试验的全部可能结果及各种可能结果发生的概率。

一、正态分布概述

正态分布（normal distribution）又称高斯分布（Gauss distribution），是连续型随机变量的一种重要的分布，最初德国数学家 C. F. Gauss 和法国数学家 P. S. Laplace 分别于 1890 年、1812 年作为描述相对误差与相对频数分布的模型而提出，并建立了误差理论。正态分布的理论有着广泛的应用，如医学参考值范围的确定、三大经典理论分布的推导等。人们将高峰位于中央、两侧逐渐下降并完全对称、两端理论上不与横轴相交的钟形曲线，称为正态曲线（normal curve），表示正态曲线的函数称为正态概率密度函数。在医药卫生领域中有许多指标都可以用正态分布来

描述。

若随机变量 X 服从正态分布，记为 $X \sim N(\mu, \sigma^2)$。不同的 μ 值和不同的 σ 值对应不同的正态分布，其概率密度函数所对应的正态曲线如图 4-1 所示。

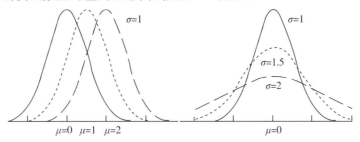

图 4-1 不同的 μ 和 σ 的正态分布曲线

从图 4-1 可以看出，正态曲线是以 $x = \mu$ 为对称轴，正态分布是由 μ 和 σ 确定的。μ 为位置参数，因为它指明了图像的中心位置；σ 为形状参数，决定了曲线的外形，小的 σ 使曲线变得"陡峭"，而大的 σ 使曲线变得"平坦"。

正态曲线下方面积是正态随机变量在特定区间上取值的概率，它的分布有一定的规律，如图 4-2 所示。

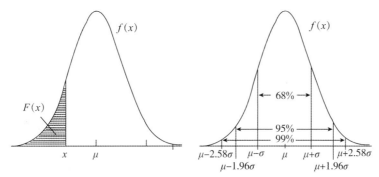

图 4-2 正态分布函数与曲线下的面积分布规律

如图 4-2 左图所示，$F(x)$ 称为分布函数，$F(x) = P(X \leqslant x)$，表示从负无穷大到 x 的曲边梯形面积，是正态随机变量的累积概率。如图 4-2 右图所示，曲线下方面积总和等于 1，$\mu \pm \sigma$ 约占总面积的 68%，$\mu \pm 1.96\sigma$ 约占总面积的 95%，$\mu \pm 2.58\sigma$ 约占总面积的 99%。

二、标准正态分布

正态分布是一个分布簇，对应于不同的参数 μ 和 σ 会产生不同位置和形状的正态分布，为了便于应用，需要将其转换为 $\mu = 0$，$\sigma = 1$ 的标准正态变量。设 X 是平均值 μ、标准差为 σ 的正态随机变量，则有

$$Z = \frac{X - \mu}{\sigma} \tag{4-1}$$

式 4-1 为 Z 转换，其目的就是把正态随机变量 X 转换为 $\mu = 0$，$\sigma = 1$ 的标准正态变量。

图 4-3 中的阴影部分 $\Phi(z)$ 是标准正态分布函数，它是标准正态随机变量的累积概率，是从负无穷大到 z 处的标准正态分布概率密度函数曲线下的曲边梯形的面积。

任何正态随机变量可以进行标准化，能用标准正态累积概

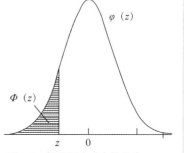

图 4-3 标准正态分布的分布函数示意图

率即分布函数求其概率（正态曲线下的面积），统计学家制定了标准正态分布函数表（附表4），为解决实际问题带来极大的方便。

【例 4-1】 设女性高血压患者的舒张压 $\mu=100$mmHg，$\sigma=16$mmHg，血压 $X\sim N(100，16)$，求：(1) $P(X<90)$；(2) $P(X>124)$；(3) $P(96<X<104)$；(4) 求 x，使$P(X\leqslant x)=0.95$。

解：(1) $Z=\dfrac{X-\mu}{\sigma}=\dfrac{X-100}{16}$，当 $X=90$ 时，$Z=(90-100)/16=-0.625$，查附表 4 得：

$$P(X<90)=P(Z<-0.625)=\Phi(-0.625)\approx 0.2660$$

(2) 当 $X=124$ 时，$Z=(124-100)/16=1.5$，查附表 4，得：

$$P(X>124)=P(Z>1.5)=1-\Phi(1.5)=0.0668$$

(3) $P(96<X<104)=P\left(\dfrac{96-100}{16}<Z<\dfrac{104-100}{16}\right)$

$$=\Phi(0.25)-\Phi(-0.25)$$

$$=(1-0.4013)-0.4013=0.1974$$

(4) 求 x，使 $P(X\leqslant x)=0.95$，首先求 Z 的值使 $P(Z\leqslant z)=0.95$，从附表 4 查得，$Z=1.645$，现用 Z 转换反求 x：

$$Z=1.645=(x-100)/16$$

则 $x=100+1.645（16）=126.32$，大约有 95% 的女性高血压患者舒张压低于 126.32mmHg。

【例 4-2】 已知 $X\sim N(\mu，\sigma)$。求 X 取值在 $\mu\pm 1.96\sigma$ 以及在 $\mu\pm 2.58\sigma$ 上的概率。

解：由 Z 转换式 4-1 得：

$$Z_1=\frac{x_1-\mu}{\sigma}=\frac{(\mu-1.96\sigma)-\mu}{\sigma}=-1.96$$

$$Z_2=\frac{x_2-\mu}{\sigma}=\frac{(\mu+1.96\sigma)-\mu}{\sigma}=1.96$$

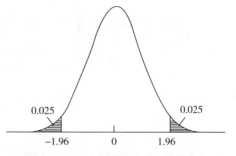

查附表 4，$\Phi(-1.96)=0.025$，$\Phi(1.96)=0.975$，由对称性得到 X 取值在 $\mu\pm 1.96\sigma$ 上的概率为 $1-2\times 0.025=95\%$，即 X 落在 $\mu\pm 1.96\sigma$ 上的概率为 95%。同理可求得 X 取值在 $\mu\pm 2.58\sigma$ 上的概率为 99%。

图 4-4   1.96 在标准正态分布中的意义

第二节　抽样分布

统计学中有些随机变量是为了分析需要而构造出来的，它们的构造都由正态随机变量导出，并且它们的概率分布在统计推断中具有独特的地位和作用。

一、χ^2 分布

χ^2 分布（chi-square distrbution）是由 Abble 在 1863 年首先提出，后由海尔墨特（Helmert）和皮尔逊（Pearson）分别于 1875 年和 1900 年付诸实施。χ^2 分布是一种常用的连续型随机变量的概率分布，用于检验资料的实际频数与理论频数是否相等的问题。如 Z_1，Z_2，…，Z_n 为互相独立的标准正态变量，则称它们平方和构成的变量服从自由度（degree of freedom）$\nu=n$ 的 χ^2 分布，记为 $\chi^2\sim\chi^2_{(n)}$。

$$\chi^2=Z_1^2+Z_2^2+\cdots+Z_n^2 \tag{4-2}$$

在不同自由度下 χ^2 分布如图 4-5 所示:

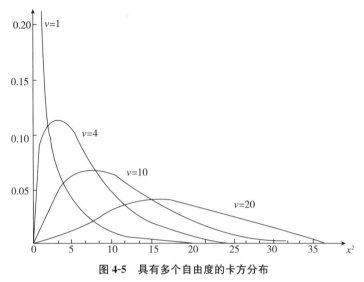

图 4-5　具有多个自由度的卡方分布

从图 4-5 可以看出,随着自由度的增大而逐渐趋于对称,当自由度趋于无穷大时 χ^2 分布逼近正态分布。各种自由度的 χ^2 分布右侧尾部面积为 α 时的临界值记为 $\chi^2_{\alpha(\nu)}$,列在附表 7 中。附表 7 列出自由度从 1 到 50 的卡方分布累积分布函数值,表的上方列出单尾概率从 0.995 到 0.005,表的左边列出不同自由度,根据单尾概率和自由度可查卡方分布的临界值。

二、t 分布

t 分布 (t-distribution) 是由英国统计学家 W. S. Gosset 于 1908 年以"Student"笔名发表论文,又称 Student t 分布 (Student's t-distribution)。t 分布是一种常用的连续型的随机变量分布,开创了小样本研究的新纪元。主要用于检验样本均数与总体均数之间的差异、两样本均数之间的差异是否具有显著性意义以及对总体均数进行区间估计等。若 $Z \sim N(0,1)$,$\chi^2 \sim \chi^2_{(n)}$ 且 Z、χ^2 独立,则称变量服从自由度为 n 的 t 分布,记为 $t \sim t_{(n)}$。

$$t = \frac{Z}{\sqrt{\chi^2/n}}$$

(4-3)

在不同自由度下 t 分布如图 4-6 所示:

从图中可看出,t 分布是一种类似标准正态分布的对称分布,通常要比标准正态分布平坦和分散。决定 t 分布形态的参数是自由度,随着自由度的增大,t 分布也逐渐趋于标准正态分布。同样附表 5 列出了自由度从 1 到 50,另外还给出 100 和 ∞ 的自由度,该表给出了单尾面积(即单尾概率)的范围从 0.25 到 0.00005,双尾面积(即双尾概率)是从 0.5 到 0.0001。本书把与单尾面积相对应的 t 临界值用 $t_{\alpha(\nu)}$ 表示,把与双尾面积相对应的 t 临界值用 $t_{\alpha/2(\nu)}$ 表示。

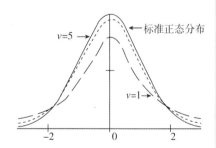

图 4-6　t 分布和标准正态分布比较

三、F 分布

F 分布 (F-distribution) 是一种连续型的随机变量的概率分布,由著名统计学 R. A. Fisher 费歇尔于 1924 年提出,并由斯奈迪格(Snedecor)于 1934

年完善。主要用于方差的齐性检验和方差分析等。

若 $\chi_1^2 \sim \chi_{(n_1)}^2$，$\chi_2^2 \sim \chi_{(n_2)}^2$，且 χ_1^2、χ_2^2 互相独立，则称它们构成的变量：

$$F = \frac{\chi_1^2 / n_1}{\chi_2^2 / n_2} \tag{4-4}$$

服从第 1 自由度 $\nu_1 = n_1$、第 2 自由度 $\nu_2 = n_2$ 的 F 分布，记为 $F \sim F_{(n_1, n_2)}$。

在不同自由度下 F 分布如图 4-7 所示。从图中可看出 F 分布密度曲线偏向左侧，随着 n_1、n_2 同时增大，均数趋近于 1。同样附表 6 列出了不同自由度下 F 的单尾面积（即单尾概率）和双尾面积（即双尾概率）0.01 和 0.05 的 F 临界值。F 分布的单侧界值表示 $F_{\alpha(\nu_1, \nu_2)}$ 右边的曲线下面积为 α，双侧界值表示 $F_{\alpha/2(\nu_1, \nu_2)}$ 右边或 $F_{1-\alpha/2(\nu_1, \nu_2)}$ 左边的曲线下面积各为 $\alpha/2$。

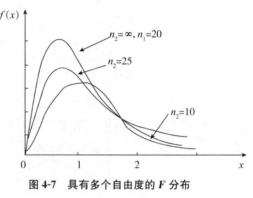

图 4-7 具有多个自由度的 F 分布

第三节 二项分布和泊松分布

离散型随机变量的特点取值是有限个可能值，而且是以确定的概率取这些值，因此，可以列出所有取值与相应的概率用表格形式表现它们的概率分布。如果一个离散型随机变量的概率分布能用一定的公式表达，就可以根据这一分布计算出随机变量任意值的概率。常用的离散型概率分布有二项分布（binomial distribution）和泊松分布（Poisson distribution）。

一、二项分布

二项分布是基于贝努里（Bernoulli）试验的分布。贝努里试验是一种重要的概率模型，是历史上最早研究的概率论模型之一，常用于率的抽样研究。有下面两个特点的试验称为贝努里试验，即：①对立性：每次试验的结果只可能是 A 或 $\overline{A}$。②独立重复性：每次试验的结果互不影响，且

$$P(A) = p, \ P(\overline{A}) = 1 - p = q \tag{4-5}$$

掷币（掷正与掷反）、射击（击中与不中）、动物试验（存活与死亡）、药物疗效（有效与无效）、化验结果（阳性与阴性）等，都是在重复进行贝努里试验。

【例 4-3】 某药治某病的治愈率为 p，求治 5 例愈 3 例的概率。

解： 设 $A = \{治愈\}$，$B = \{治 5 例愈 3 例\}$。由于 $P(A) = p$、$P(\overline{A}) = 1 - p = q$，可以得到：

$$P(B) = P(\overline{A}\overline{A}AAA + \overline{A}A\overline{A}AA + \cdots + AAA\overline{A}\overline{A})$$
$$= P(\overline{A}\overline{A}AAA) + P(\overline{A}A\overline{A}AA) + \cdots + P(AAA\overline{A}\overline{A})$$
$$= C_5^3 [P(A)]^3 [P(\overline{A})]^2 = C_5^3 p^3 q^2$$

一般地，若贝努里概率模型中 $P(A) = p$，则事件 A 在 n 次试验出现 k 次的概率函数为：

$$p(k) = P(X = k) = C_n^k p^k q^{n-k}, \ (k = 0, \ 1, \ \cdots, \ n) \tag{4-6}$$

则称 X 服从参数为 n、p 的二项分布，记为 $X \sim B(n, \ p)$ 或 $X \sim B(k; \ n, \ p)$。

二项分布的均数和方差分别为：$\overline{X} = np$，$S^2 = npq$。 $\tag{4-7}$

实际问题中，常根据贝努里概率模型判定二项总体，若 $P(A) = p$，则事件 A 在 n 次试验的

出现次数 $X \sim B(k; n, p)$，概率函数 $C_n^k p^k q^{n-k}$ 是 $(p+q)^n$ 二项展开式的第 $k+1$ 项。

在 $p=0.5$ 时，$p(k)=C_n^k \times 0.5^k \times (1-0.5)^{n-k}=C_n^k 0.5^n$，二项分布的概率函数图是对称的。

同正态分布一样，二项分布也有分布函数 $F(k)$，其意义是随机变量累积概率，附表8 二项分布函数表列出了在 $n \leq 20$ 时的累积概率。直接查附表8，概率函数 $p(k)$ 化为 $F(k)$ 计算，即

$$p(k)=F(k)-F(k-1) \tag{4-8}$$

【例 4-4】据报道，10％的人对某药有肠道反应。为考察此药质量，任选 5 人服用此药。(1) 若报道属实，求无肠道反应的人的概率；(2) 若试验结果有多于 2 人出现肠道反应，试说明此药质量。

解：设 $A=\{$有肠道反应$\}$。若报道属实，则 $P(A)=0.1$，5 人服药有肠道反应的人数 $X \sim B(k; 5, 0.1)$，查附表8得到：

(1) $P(X=0)=F(0)=0.5905$

(2) $P(X>2)=1-F(2)=1-0.9914=0.0086$

概率 0.0086 很小，说明事件 $\{X>2\}$ 出现的可能性很小。但现在事件 $\{X>2\}$ 出现，则可以认为 10％的人有肠道反应的报道是值得怀疑的。

二、泊松分布

法国数学家泊松（S. D. Poisson，1781－1840 年）在 1837 年提出的一种离散型随机变量的概率分布，它用于描述"一定时间或空间区域或其他特定单位内某一事件出现的次数"，也称稀有事件的频数分布。如生三胞胎次数、患癌症人数、自然死亡人数、水中的大肠杆菌数、大气粉尘数、显微镜下微粒个数、放射粒子个数、大量产品中的次品数、摇奖中的一等奖等。泊松分布的前提条件是：①事件的发生是独立的。②事件发生的概率是稳定的。③事件发生的概率是很小的。

若随机变量 X 的概率函数为：

$$p(k)=P(X=k)=\frac{\lambda^k}{k!}e^{-\lambda}, \quad (\lambda>0, k=0, 1, 2, \cdots) \tag{4-9}$$

则称 X 服从参数为 λ 的泊松分布，记为 $X \sim P(\lambda)$ 或 $X \sim P(k, \lambda)$。

实际问题中，贝努里试验在 $n \geq 50$，$p \leq 0.1$ 时，可认为是泊松总体，事件 A 出现的次数 $X \sim P(k, \lambda)$。在 n、p 已知时取 $\lambda=np$，在 n、p 不全知时取 $\lambda=$平均数/单元。

泊松分布的均数和方差相等是 λ。

附表9 给出了泊松分布函数表，其意义也表示随机变量累积概率，概率函数 $p(k)$ 化为 $F(k)$ 计算，即 $p(k)=F(k)-F(k-1)$

【例 4-5】假如新生儿发生生理缺陷的概率是 1‰，如果某产院接生 500 名新生儿，求：(1) 至少有 1 名新生儿有生理缺陷的概率是多少？(2) 不多于 2 名新生儿有生理缺陷的概率是多少？

解：设新生儿有生理缺陷的人数为 X，$\lambda=n\pi=500 \times 1‰=0.5$，$X \sim P(0.5)$，查附表9得：

(1) 至少有 1 名新生儿有缺陷的概率是：

$$P(X \geq 1)=1-F(0)=1-0.6065=0.3935$$

(2) 不多于 2 名新生儿有缺陷的概率是：

$$P(X \leq 2)=F(2)=0.9856$$

第四节　圆形分布

一、概念与特点

圆形分布（circular distribution）是一种特殊的连续型分布，用于描述以方向、位置、周期性时间、角度等为测度单位的数字特征规律的统计方法。圆形分布中最常用的圆形正态分布，是由 Von Mises 于 1918 年提出的。

圆形分布资料，常见的有：昼时性资料、角度资料、季节性资料、方向性资料、圆周上位置资料、定时测定资料等。

圆形分布资料的数据可化成角度（圆心角），具有周而复始（360°即 0°）、起始点及递增方向人为设定等特点。

圆形分布的数字特征，常有平均角（mean angle）、极距、角离差（angular deviation）等。

平均角，也称角均数，用于描述圆形分布资料集中于某个角度或方向、时间中发生的倾向。n 个以角度表示的数据 α_i（$i=1, 2, \cdots, n$），f_i 为分组频率，定义横、纵坐标均数为：

$$\overline{X} = \sum f \cos\alpha \tag{4-10}$$

$$\overline{Y} = \sum f \sin\alpha \tag{4-11}$$

平均角 $\overline{\alpha}$ 可以计算为：

$$\overline{\alpha} = \begin{cases} \arctan(\overline{Y}/\overline{X})，其中（\overline{X}>0, \overline{Y}>0） \\ 360°+\arctan(\overline{Y}/\overline{X})，其中（\overline{X}>0, \overline{Y}<0） \\ 180°+\arctan(\overline{Y}/\overline{X})，其中（\overline{X}<0） \\ 90°，其中（\overline{X}=0） \\ 270°，其中（\overline{X}=0, \overline{Y}<0） \end{cases} \tag{4-12}$$

极距（平均向量长度），表示圆形分布资料的集中性，极距 r 公式为：

$$r = \sqrt{\overline{X}^2 + \overline{Y}^2} \tag{4-13}$$

角离差是平均角离差的简称，也称角标准差或圆标准差，表示圆形分布资料的离散性。角离差 S 及分组校正 S_C 公式为：

$$S = \sqrt{-2\ln r} \times \frac{180°}{\pi} \tag{4-14}$$

$$S_C = \sqrt{2 - \ln r_C} \times \frac{180°}{\pi} \tag{4-15}$$

r_C 为分组校正极距，具体计算公式参见式 4-19。

二、应用

圆形分布的应用条件是资料呈单峰分布，角度数据要准确到度，昼夜时间要准确到时、分。昼夜时间与角度的换算，1 小时换为 15°、1 分钟换为 0.25°，即

$$1 \text{ 小时} = 360°/24 = 15° \tag{4-16}$$

$$1 \text{ 分钟} = 15°/60 = 0.25° \tag{4-17}$$

【例 4-6】20 名足月妊娠妇女的分娩时间如表 4-1 所示，计算平均分娩时间及标准差。

表 4-1　20 名足月妊娠妇女的分娩时间

3：50	23：00	1：40	2：45	2：40	5：40	3：00	4：20	5：00	5：50
4：15	9：25	6：50	3：00	3：30	1：30	20：20	19：30	3：15	1：00

解： 这是单组昼夜时间资料。把分娩时间换成角度，计算每一角度的正弦值、余弦值，如表 4-2 所示。

表 4-2　20 名足月妊娠妇女的平均分娩时间计算表

	3：50	23：00	1：40	2：45	2：40	5：40	3：00	4：20	5：00	5：50
角度 α°	57.5	345	25	41.25	40	85	45	65	75	87.5
$\sin\alpha$	0.8434	−0.2588	0.4226	0.6593	0.6428	0.9962	0.7071	0.9063	0.9659	0.9990
$\cos\alpha$	0.5373	0.9659	0.9063	0.7518	0.7660	0.0872	0.7071	0.4226	0.2588	0.0436
	4：15	9：25	6：50	3：00	3：30	1：30	20：20	19：30	3：15	1：00
角度 α°	63.75	141.25	102.5	45	52.5	22.5	305	292.5	48.75	15
$\sin\alpha$	0.8969	0.6259	0.9763	0.7071	0.7934	0.3827	−0.8192	−0.9239	0.7518	0.2588
$\cos\alpha$	0.4423	−0.7799	−0.2164	0.7071	0.6088	0.9239	0.5736	0.3827	0.6593	0.9659

计算得到：

$$\overline{X} = \sum f\cos\alpha = \frac{9.7140}{20} = 0.4857 > 0$$

$$\overline{Y} = \sum f\sin\alpha \frac{10.5338}{20} = 0.5267 > 0$$

$$\bar{\alpha} = \arctan(\overline{Y}/\overline{X}) = \arctan(0.5267/0.4857) = 47.3187^\circ$$

$$r = \sqrt{\overline{X}^2 + \overline{Y}^2} = \sqrt{0.4857^2 + 0.5267^2} = 0.7165$$

$$S = \sqrt{-2\ln r} \times 180^\circ/\pi = \sqrt{-2\ln 0.7165} \times 180^\circ/\pi = 46.7895^\circ$$

换为时间，得到：

$$47.3187^\circ/15^\circ = 3.1546 \text{ 小时} = 3 \text{ 小时} + 0.1546 \times 60 \text{ 分} = 3 \text{ 小时 } 9 \text{ 分钟}$$

$$46.7895^\circ/15^\circ = 3.1193 \text{ 小时} = 3 \text{ 小时} + 0.1193 \times 60 \text{ 分} = 3 \text{ 小时 } 7 \text{ 分钟}$$

平均分娩时间 $\bar{\alpha} = 3$ 小时 9 分钟，标准差 $S = 3$ 小时 7 分钟。

圆形分布的季节资料，要准确到月、日。1～12 月份，分别计为 31、28、31、30、31、30、31、31、30、31、30、31 天。1 年 365 天按 360°计算，以元旦零时为起点，1 天相当于：

$$1 \text{ 天} = 360^\circ/365 = 0.9863^\circ \tag{4-18}$$

频数资料为分组资料，季节为 12 组、昼夜为 24 组。大样本时，分组校正极距 r_C 公式为：

$$r_C = C \times r \tag{4-19}$$

其中，C 为极距校正因子，其值可以根据组数 k 查表 4-3 得到。

表 4-3　圆形分布极距分组校正因子 C 值

k	C	k	C	k	C	k	C
4	1.1107	9	1.0206	18	1.0051	36	1.0013
5	1.0690	10	1.0166	20	1.0041	40	1.0010
6	1.0472	12	1.0115	24	1.0029	45	1.0008
8	1.0262	15	1.0073	30	1.0018	50	1.0005

【例 4-7】 曲阜市疾病症监测点 1994～1998 年累计监测农村人口 634950 人，意外死亡 529 人，死亡月份分布如表 4-4 所示。计算 5 年的平均死亡时间及标准差。

表 4-4　1994～1998 年农村意外死亡数月份分布

年度	1 月	2 月	3 月	4 月	5 月	6 月	7 月	8 月	9 月	10 月	11 月	12 月
1994	4	5	7	11	13	14	12	10	8	6	7	5
1995	6	5	7	7	15	14	6	8	7	5	5	5
1996	5	6	10	11	11	15	10	9	8	5	6	6
1997	5	8	7	9	12	17	12	11	6	6	6	3
1998	4	6	10	11	22	18	20	18	11	5	4	4

解： 这是多组季节资料。以元旦零时为起点，求各月份的组中值，填入表 4-5 的①列。如：1 月份 31 天，月中点距 0 为 15.5；2 月份 28 天，月中点距 0 为 31＋14＝45 天。

计算 5 年每月的意外死亡合计人数，填入表 4-5 的②列。将月中值折算成角度，填入表 4-5 的③列。一年 365 天，如，1 月中点为 15.5×360°/365＝15.2877°。

求出每个角度的正弦、余弦值，填入表 4-5 的④、⑤列。按⑥＝②×④及⑦＝②×⑤计算，求②、⑥、⑦列的和得到：

$$\overline{X} = \sum f\cos\alpha = \frac{-140.8591}{529} = -0.2663 < 0$$

$$\overline{Y} = \sum f\sin\alpha = \frac{44.7831}{529} = 0.0847$$

$$\overline{\alpha} = 180° + \arctan(\overline{Y}/\overline{X}) = 180° - \arctan(0.0847/0.2663) = 162.3631°$$

表 4-5　5 年农村意外死亡数平均死亡时间计算表

月份	天数①	频数②	角度③	sinα④	cosα⑤	⑥＝②×④	⑦＝②×⑤
1 月	15.5	24	15.2877	0.2637	0.9646	6.3280	23.1507
2 月	45	30	44.3836	0.6995	0.7147	20.9837	21.4402
3 月	74.5	41	73.4795	0.9587	0.2844	39.3074	11.6587
4 月	105	49	103.562	0.9721	−0.2345	47.6338	−11.4901
5 月	135.5	73	133.644	0.7236	−0.6902	52.8260	−50.3827
6 月	166	78	163.726	0.2802	−0.9599	21.8580	−74.8747
7 月	196.5	60	193.808	−0.2387	−0.9711	−14.3204	−58.2660
8 月	227.5	56	224.384	−0.6995	−0.7147	−39.1697	−40.0217
9 月	258	40	254.466	−0.9635	−0.2678	−38.5388	−10.7126
10 月	288.5	27	284.548	−0.9679	0.2512	−26.1343	6.7821
11 月	319	28	314.63	−0.7117	0.7025	−19.9264	19.6708
12 月	349.5	23	344.712	−0.2637	0.9646	−6.0643	22.1861

$$r = \sqrt{\overline{X}^2 + \overline{Y}^2} = \sqrt{0.2663^2 + 0.0847^2} = 0.2794$$

查表 4-3，组数 $k=12$ 时，极距校正因子 $C=1.0115$，得到校正极距：

$$r_c = 1.0115 \times 0.2794 = 0.2826$$

$$S = \sqrt{-2\ln r} \times 180°/\pi = \sqrt{-2 \times \ln 0.2826} \times 180°/\pi = 91.0858°$$

换为时间，得到：

162.3631°×365 天/360°＝164.6181 天

164.6181 天－31 天－28 天－31 天－30 天－31 天＝13.6181 天

91.0858°×365 天/360°＝92.3509 天

平均死亡时间 $\bar{\alpha}$＝6 个月 14 天，标准差 S＝92.3509 天。

思考题

1. 在 100 支针剂中有 10 支次品，任取 5 支，计算全是次品的概率以及有 2 支次品的概率。

2. 某种疾病自然痊愈率为 0.3，现有 20 个患者服用一种新药，若其中半数以上人痊愈，试说明可否认为这种药有效？

3. 若 200mL 当归浸泡液含某种颗粒 300 个，分别计算 1mL 浸液含 2 个、超过 2 个颗粒的概率。

第二篇
数值型变量资料统计分析

扫一扫，查阅本章数字资源，含PPT、音视频、图片等

【学习目的】

通过本章的学习，能掌握描述数值型资料集中趋势和离散程度的各指标的概念、计算方法和适用条件。

【学习要点】

数值型变量资料统计描述指标的意义和用途、频数分布的类型和特征、频数分布表的应用、、频数分布表与分布图的制作、医学参考值范围的制定方法。

数值型资料集中趋势和离散程度描述的各指标的概念、计算方法和适用条件可以参考表 5-1 和表 5-2。

表 5-1　数值型资料集中趋势描述基本统计量

统计量	符号	定义	计算公式	应用条件
算术均数	$\overline{X}$	一组观测值之和与观测值个数之商	$\overline{X} = \dfrac{\sum X}{n}$	对称分布，尤其正态分布资料
几何均数	G	n 个数值连乘积的 n 次方根	$G = \sqrt[n]{X_1 X_2 \cdots X_n}$	对数正态分布资料或等比级数资料
中 位 数	M_e	将一组观测值按大小顺序排列，位次居中的数值	$M_e = L + \dfrac{i}{fm}\left(\dfrac{\sum f}{2} - \sum fL\right)$	不拘分布或分布类型不明资料
众数	M_o	是一组数据中出现次数最多的数值	—	数值或被观察者没有明显次序

表 5-2　数值型资料离散趋势描述基本统计量

统计量	符号	定义	计算公式	应用条件
极差	R	最大值与最小值之差	$R = X_{\max} - X_{\min}$	不拘分布或分布类型不明的资料
四分位数间距	Q	上四分位数与下四分位数之差	$Q_R = Q_U - Q_L$ $= P_{75} - P_{25}$	不拘分布或分布类型不明的资料
方差	S^2	离均差平方和的均值	$S^2 = \dfrac{\sum (X - \overline{X})^2}{n-1}$	对称分布，尤其正态分布资料
标准差	S	方差的平方根	$S = \sqrt{\dfrac{\sum (X - \overline{X})^2}{n-1}}$	对称分布，尤其正态分布资料
变异系数	CV	一组观测值的标准差与均数的百分比	$CV = (S/\overline{X})\,100\%$	度量单位不同或度量单位相同均数相差悬殊的资料

统计描述（statistical description）是统计分析的主要内容之一，是指利用统计指标、统计表、统计图等方法，对资料的数量特征及分布规律进行测定和描述，从而把数据资料的特征准确地展现出来。

第一节　频数分布

频数分布（frequency distribution）即观测值按大小分组，各个组段内观测值个数（频数）的分布，它是了解数据分布形态特征与规律的基础。医疗卫生研究中得到的原始数据资料往往都是庞杂无序的，可以通过分组整理，制作频数分布表或频数分布图（见第三章），以显示数据的分布规律，以便对资料进一步进行统计分析。

一、频数分布特征

随机变量的频数分布具备两个基本特征——集中趋势（central tendency）与离散趋势（tendency of dispersion）。集中趋势和离散趋势同时存在，它们是揭示数据分布的类型和正确进行统计描述与统计推断的前提，是描述随机变量频数分布特征的两类重要指标体系。

集中趋势指一组变量值的集中倾向或中心位置，如例 3-3 所述，某地 2012 年抽样调查 120 名健康成人血清铜含量（μmol/L）数据，表现为变量值集中在某个中心值周围，如图 5-1 所示，以组段"14.00～"为中心，距离该组段越近则组段的频数和频率越大，组段"14.00～"的频数和频率最大，此即频数分布的集中趋势。

由于同一总体中的个体或观测单位不可避免地存在各种差别，因此，该人群的血清铜含量不会是同一个数值，而是向中心值左右两侧分散，此即频数分布的离散趋势。

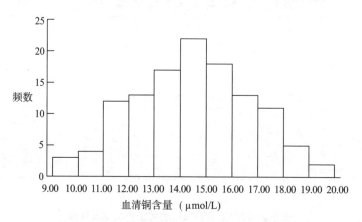

图 5-1　某地 120 名健康成年人血清铜含量频数分布

二、频数分布类型

频数分布可分为对称分布（symmetric distribution）和非对称分布（skew distribution）两种类型。

1. 对称分布　指集中位置居中、左右两侧的频数分布基本对称的频数分布。如图 5-1 所示，120 名正常成年人血清铜含量分布基本为对称分布。对称分布又分为正态分布（normal distribution）和非正态分布（non-normal distribution）两种类型。正态分布是以集中性、对称性和均匀变动性为特征的分布，偏度和峰度是其两个特征，医药研究中所得资料，绝大多数是近似于正态分布的。若分布的峰态尖峭而尾部伸展，两尾部曲线在正态曲线之下，称为尖峭峰；如果峰顶平阔而尾部短促，两尾部曲线在正态曲线之上，则称平阔峰。无论峰态尖峭或平阔，均为非正态分布。

2. 非对称分布　指集中位置偏倚、两侧频数不对称的频数分布，亦称偏态分布（skew distribution）。偏态分布又可分为正偏态（positive skewness）和负偏态（negative skewness）。正偏态分布也称为右偏态分布（skewed to the right distribution），特点是峰偏左（偏向观察值小的一侧），尾部向数轴右侧（观测值较大一端）伸延的频数分布，如图 5-2 所示；负偏态分布也称为左偏态分布（skewed to the left distribution），特点为峰偏右（偏向观察值大的一侧），长尾数轴向左侧（即观测值较小一端）伸延的频数分布，如图 5-3 所示。

此外，分布只有一个峰者称为单峰分布，出现两个或多个高峰者称为双峰或多峰分布。

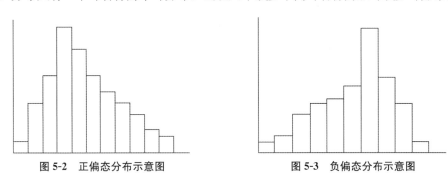

图 5-2　正偏态分布示意图　　　　　图 5-3　负偏态分布示意图

第二节　集中趋势描述指标

统计学用平均数（average）这一指标体系来描述一组变量值的集中位置或平均水平。主要作用为：①作为一组观测值的代表值，表明该组观测值集中趋势的特征。②便于对同类研究对象进行对比分析。卫生管理研究中常用的平均数有算数均数、几何均数和中位数。

一、算术均数

算术均数（arithmetic mean）简称均数（mean），表示一组性质相同的观察值在数量上的平均水平。总体均数的符号为 μ，样本均数的符号为 $\overline{X}$。

（一）算术均数的计算

1. 直接法　算术均数直接法计算公式如下：

$$\overline{X} = \frac{X_1 + X_2 + \cdots + X_n}{n} = \frac{\sum X}{n} \tag{5-1}$$

式中：X_1，X_2，$\cdots$，X_n 为样本观察值，n 为样本含量，$\sum$（希腊字母，读 sigma）为求和符号。

利用例 3-3 的数据，计算算术均数：

$$\overline{X} = \frac{19.84 + 19.04 + 18.82 + \cdots + 9.23}{120} = 14.42$$

2. 加权法　算术均数加权法计算公式见式 5-2。

对于频数分布表资料，计算算术均数时要考虑各组的权重（频数），即计算加权算术平均数。

$$\overline{X} = \frac{m_1 f_1 + m_2 f_2 + \cdots + m_n f_n}{\sum f} = \frac{\sum mf}{\sum f} \qquad (5\text{-}2)$$

式中：m_1，m_2，$\cdots$，m_n 为所有观察组段的组中值，f_1，f_2，$\cdots$，f_n 为对应组段的频数。

根据例 3-3 的数据，计算 120 名正常成年人血清铜平均含量：

$$\overline{X} = \frac{9.5 \times 3 + 10.5 \times 4 + \cdots + 19.5 \times 2}{120} = 14.46$$

（二）算术均数的应用

对于对称分布资料，特别是正态分布或近似正态分布资料，均数最能反映分布的集中趋势，并位于分布的中心。因此，均数常用于这类数据资料集中趋势的描述。对于偏态分布资料，均数则不能较好地描述分布的集中趋势，这时需要利用几何均数或中位数来描述。

二、几何均数

几何均数（geometric mean）是 n 个变量值乘积的 n 次方根，记为 G。适用于各观察值之间呈倍比关系的偏态分布资料或对数正态分布的资料，如抗体滴度资料、细胞计数等，这种情况下，几何均数可以较好地反映它们变化的集中趋势或平均水平。

（一）几何均数的计算

几何均数的计算公式如下：

$$G = \sqrt[n]{X_1 X_2 \cdots X_n} \quad \text{或} \quad G = \log_a^{-1}\left[\frac{\sum \log_a X}{n}\right] \qquad (5\text{-}3)$$

【例 5-1】 在某医院传染科病人中随机抽样获得 10 例慢性乙型肝炎患者，测得其血清相关抗原滴度分别为 1:8、1:16、1:32、1:32、1:64、1:64、1:128、1:512、1:512、1:1024。求平均抗原滴度。

$$G = \sqrt[10]{8 \times 16 \times 32 \times 32 \times 64 \times 64 \times 128 \times 512 \times 512 \times 1024} = 119.428$$

故该 10 例慢性乙型肝炎患者的血清相关抗原平均滴度为 1:119。

（二）几何均数的应用

变量值呈倍数关系或呈对数正态分布（正偏态分布），如抗体效价及抗体滴度，某些传染病的潜伏期、细菌计数，投资风险、回报率等，宜采用几何均数表示其平均水平。

（三）应用几何均数的注意事项

1. 观察值不能有 0，因为 0 不能取对数，不能与任何其他数呈倍比关系。

2. 观察值不能同时有正有负，因为同时有正有负，相乘后，积可能为负，负数不能开 n 次方。

3. 观察值若同为负数，计算时，可以先舍去负号计算，得到结果后再加上负号。

三、中位数和百分位数

中位数（median）指将 n 个数据从小至大按顺序排列，位次居中的观察值或位次居中两个观察值的均数，记为 M_e。中位数是一位置指标，在全部观察值中大于和小于 M_e 的观察值的个数相等，它反映了一批观察值在位次上的平均水平。百分位数（percentile）也是一位置指标，用符号 P_x 表示，读为第 X 百分位数，意指将 n 个观察值从小到大依次排列，再分成 100 等份，对应于 $X\%$ 位的数值。P_x 将全部观察值分为两部分，理论上有 $X\%$ 的观察值比它小，有 $(100-X)\%$ 的观察值比它大，其中，P_{50} 为第 50 百分位数即 M_e，可通过求 P_{50} 得到中位数，适用于观察值较多的频数分布资料。

（一）计算

1. 直接计算法 先排序，再找出位次居中的观察值或计算出位次居中两个观察值的均数即可。

2. 百分位数法 P_x 的计算步骤如下。

（1）编频数分布表，并计算各组段累计频数和累计频率。

（2）确定 P_x 所在的组段：为累计频率略大于 $X\%$ 的那一组段。

（3）按公式 5-4 计算 M_e 或其他 P_x。

$$P_x = L + \frac{i}{f_x}(n \cdot X\% - \sum f_L) \tag{5-4}$$

式中：L 为欲求的 P_x 所在组段的下限，i 为该组段的组距，f_x 为该组段的频数，n 为总频数，$\sum f_L$ 为该组段之前的累计频数。

【例 5-2】某市 120 名肺癌患者中西医结合治疗后的生存期资料如表 5-3，试求平均生存时间（月份）。

表 5-3 某市 120 名肝癌患者中西医结合治疗后的生存月数

生存期（月）	频数	累计频数	累计频率（%）
2～	10	10	8.3
4～	15	25	20.8
6～	22	47	39.2
8～	35	82	68.3
10～	28	110	91.7
12～	4	114	95.0
14～	2	116	96.7
16～	2	118	98.3
18～	1	119	99.2
20～22	1	120	100.0

据表可知，第四组段累计频率为 68.3%，略大于 50%，因此，该组段即为 P_{50} 所在组段，按公式 5-4 求解如下：

$$P_{50} = 8 + \frac{2}{35}(120 \times 50\% - 47) = 8.74$$

某市 120 名肺癌患者中西医结合治疗后的平均生存期为 8.7 个月。

（二）应用

中位数可用于各种分布的定量资料，但对于正态或近似正态分布资料以及适合几何均数的资料，更适宜采用算术均数和几何均数描述集中趋势（如例 5-1）。因此，实际工作中，中位数常用于描述偏态分布资料的集中趋势（如例 5-2），反映位次居中的观察值的水平。此外，中位数还用于"开口资料"以及分布不明资料的集中趋势的描述。

四、众数

众数（mode）是一组数据中出现次数最多的数值，也就是一组数据中占比例最多的那个数，用 M_o 表示。

（一）众数的计算

1. 众数简单而言，就是一组数据中出现次数最多的数值。

例如：1，2，3，3，4 的众数是 3。

2. 有时一组数据中的众数不止一个，甚至有好几个。如果有两个或两个以上的数出现次数都是最多的，那么这几个数都是这组数据的众数。

例如：1，2，2，3，3，4 的众数是 2 和 3。

3. 如果所有数据出现的次数都一样，那么这组数据没有众数。

例如：1，2，3，4，5 就没有众数。

（二）众数应用的注意事项

1. 用众数代表一组数据，可靠性较差，不过，众数不受极端数据的影响，并且求法简便。在一组数据中，如果个别数据有很大的变动，选择中位数表示这组数据的"集中趋势"就比较适合。

2. 当数值或被观察者没有明显次序（常发生于非数值型资料）时，由于可能无法计算算术平均数和中位数，则适于用众数来表达其集中趋势。如：鸡、鸭、鱼、鱼、鸡、鱼的众数是鱼。

第三节　离散趋势描述指标

对数值型资料特征的描述，除了描述集中趋势外，还必须描述离散趋势（dispersion）。离散趋势指标亦称变异性指标，是描述一组同质观测值变异程度大小的综合指标。它们不但反映研究指标数值的稳定性和均匀性，而且反映集中性指标的代表性。常用的离散趋势指标有极差（range）、四分位数间距（quartile range）、方差（variance）、标准差（standard deviation）以及变异系数（coefficient of variation）。

一、极差

极差反映了全部数据的变化范围，记为 R，$R = X_{max} - X_{min}$。一般来讲，样本量相近的同类资料比较，极差越大，意味着数据间变异越大；反之，说明变异度小。极差反映离散趋势的大小，简单明了。但其缺陷：①除最大值与最小值外，不能反映其他观察值的变异。②受样本量 n 大小的影响，一般来说，样本量 n 越大，抽到较大或较小的观察值的可能性越大，极差就有可能越大。③即使样本量 n 不变，极差的抽样误差也较大，即用极差反映离散趋势不稳定。

二、四分位数间距

四分位数（quartile）是指百分位数 P_{75} 与 P_{25}。对 P_{75} 而言，有 25%（即四分之一）的观察

值比它大，故称为上四分位数；对于 P_{25} 而言，有 25%（即四分之一）的观察值比它小，故称为下四分位数。四分位数间距指上四分位数与下四分位数之差，即中间一半观察值的分布范围，符号为 Q（式 5-5）。其作用与极差相似，数值大，说明变异度大；反之，说明变异度小。

$$Q = P_{75} - P_{25} \tag{5-5}$$

【**例 5-3**】利用例 5-2 数据计算四分位数间距。

按百分位数的计算步骤求解，分别求 P_{75} 与 P_{25}，则有：

$$P_{75} = 10 + \frac{2}{28} \times (120 \times 75\% - 82) = 10.57$$

$$P_{25} = 6 + \frac{2}{22} \times (120 \times 25\% - 25) = 6.45$$

$$Q = P_{75} - P_{25} = 10.57 - 6.45 = 4.12$$

四分位数间距反映离散程度的大小，受极端值的影响相对小，因此比极差稳定，但它仍没有利用所有数据的信息。实际工作中，四分位数间距和前面所述的中位数一样，常用于大样本偏态分布的资料、两端有不确定数值的开口资料及分布不明的资料的离散趋势描述，但不适合正态或近似正态分布资料离散趋势的描述。通常，四分位数间距和中位数配套来使用。

三、方差

极差和四分位数间距由于没有充分利用所有观察值的信息，在应用时，可能会出现尽管两组数据的极差或四分位数间距相同，但它们的分布却不一样的情况。因此，描述对称分布，尤其正态分布资料的离散趋势时，需要利用所有观察值的信息来考察其离散度。对总体而言，即考察总体中每一观察值 X 与总体均数 μ 的离散度，可用 $X - \mu$ 表示，称离均差。但是，$X - \mu$ 有正有负，对于对称分布资料来说，其和 $\sum(X - \mu)$ 恒为 0，不能真正反映一批数据的离散度。为此，将 $X - \mu$ 平方后再相加，得 $\sum(X - \mu)^2$，即离均差平方和，以全面反映一组数据的离散度。但 $\sum(X - \mu)^2$ 的大小除与变异度大小有关外，还受观察例数 N 大小的影响，N 越大，$\sum(X - \mu)^2$ 就会越大，为消除这一影响，进一步将 $\sum(X - \mu)^2$ 除以 N 得总体方差，用符号 σ^2 表示。

$$\sigma^2 = \frac{\sum(X - \mu)^2}{N} \tag{5-6}$$

式中，μ 为总体均数，常常是未知的，需用样本量为 n 的样本均数 $\overline{X}$ 代替，N 以样本含量 n 代替，这样计算的方差为样本方差。

数理统计证明，以 n 代替 N 计算的样本方差总比实际的 σ^2 小，以此样本方差估计总体方差总是有偏估计。后来，英国统计学家 W. S. Gosset 证明用 $(n-1)$ 代替 n 来校正，算得的样本方差估计总体方差即为无偏估计，因此，样本方差的分母是 $n-1$ 而不是 n。样本方差用符号 S^2 表示，即

$$S^2 = \frac{\sum(X - \overline{X})^2}{n - 1} \tag{5-7}$$

式中，$n-1$ 是自由度（degree of freedom，df），记为 ν。

如果是分组数据，计算方差时需要用组中值 m_i 代替原始数值，并且要考虑每一组的频数。

$$S^2 = \frac{\sum (m_i - \overline{X})^2 \times f_i}{n-1} \tag{5-8}$$

四、标准差

方差的度量单位是原度量单位的平方，给实际应用带来不便。为此，将方差开平方得标准差。总体标准差用 σ 表示，样本标准差用 S 表示。

$$\sigma = \sqrt{\frac{\sum (X - \mu)^2}{N}} \tag{5-9}$$

$$S = \sqrt{\frac{\sum (X - \overline{X})^2}{n-1}} \tag{5-10}$$

同样，如果是分组数据，计算标准差也要考虑组中值和频数。

$$S = \sqrt{\frac{\sum (m_i - \overline{X})^2 \times f_i}{n-1}} \tag{5-11}$$

标准差是统计学中应用最广泛的一个离散度指标，除了可以反映一组数据的变异度外，还可用于：①说明均数的代表性，标准差大，说明均数的代表性较差，反之，说明均数的代表性较好。②和均数一起制定医学参考值范围。③计算 t 值和变异系数等。标准差及方差也有其适用的资料类型，为对称分布资料，尤其是正态分布或近似正态分布资料。通常将 S 和 $\overline{X}$ 配套来使用，分别描述上述数据资料的离散趋势与集中趋势。

五、变异系数

变异系数也称离散系数，是一组数据的标准差与其平均数之比，是对数据离散程度的相对度量代表值。前述的极差、四分位数间距及标准差都是有单位的，这不利于不同度量单位的资料之间离散度的比较。另外，方差和标准差都是反映数据分散程度的绝对值，因为离散程度受到数值本身水平高低（平均数）的影响，当比较两组或两组以上均数相差悬殊资料之间离散度时，方差或标准差就不能完全反映离散程度，变异系数则可克服这一缺点，它是一相对离散度指标，主要用于：①度量单位不同资料之间离散度的比较。②均数相差悬殊的资料之间离散度的比较。

变异系数记为 CV，是标准差与均数之比，常用百分数表示，计算公式为：

$$CV = \frac{S}{\overline{X}} \times 100\% \tag{5-12}$$

【例5-4】某研究收集了100例7岁男孩的身高和体重的资料，身高均数为123.10cm，标准差为4.71cm，体重均数为22.29kg，标准差为2.26kg，比较这100例7岁男孩的身高和体重的变异度。

身高 $CV = \dfrac{4.71}{123.10} \times 100\% = 3.83\%$

体重 $CV = \dfrac{2.26}{22.29} \times 100\% = 10.14\%$

可见，这100例7岁男孩的身高的变异度小于体重的变异度。

第四节　医学参考值范围的制定

医学参考值范围（medical reference range）是指包括绝大多数正常人的人体形态、功能和代

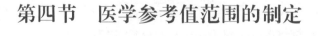

谢产物等各种解剖、生理、生化、免疫、组织或排泄物中各种成分等生物医学指标观测值分布范围，常简称为参考值范围，也称正常值范围（normal range，NR）。医学上常用之作为判定正常和异常的参考标准。在使用医学参考值范围时，常涉及采用单侧界值还是双侧界值的问题，这通常依据医学专业知识而定。例如，血压值无论过高或过低均属异常，应采用双侧参考值；血清转氨酶过高而肺活量过低被认为异常，则采用单侧参考值范围。医学参考值范围可取 90%、95%、99% 等，最常用为 95% 预测区间。制定医学参考值范围的步骤如下：

（1）确定一批样本含量足够大的"正常人"　一般要求大于 100 例，可以通过抽样的方法获得，抽取人群之前，须制定纳入标准和排除标准，以保证研究对象的同质性。

（2）测量样本人群相应指标的值　测量的过程中要严格控制各种误差。

（3）根据指标特点决定单双侧　通常根据专业知识和实际用途决定。若某指标过高或过低均为异常，则相应的参考值范围既有上限又有下限，即取双侧界值，如血糖值；若某指标仅过高属异常，应采用单侧参考值范围制定上侧界值，即上限，如血压、发汞等指标，反之，若某指标仅过低为异常，则应对此指标制定单侧下限，作为参考值范围，如肺活量。因此单双侧的选取，取决于专业知识和专业需要。

（4）选择适宜的百分界值　一般以 95% 参考值范围为最常用，也可根据需要确定 90% 或99% 为百分界值。

（5）根据资料的分布类型选择适宜的方法进行参考值估计　常用的方法有正态分布法和百分位数法。

一、正态分布法

正态分布法适用于正态或近似正态分布的资料。采用此方法前一般要对资料进行正态性检验，且要求样本含量足够大（如 $n \geq 100$），计算公式如下：

$$双侧 1-\alpha 参考值范围：\overline{X}-Z_{\alpha/2}S \sim \overline{X}+Z_{\alpha/2}S \tag{5-13}$$

$$单侧 1-\alpha 参考值范围：>\overline{X}-Z_{\alpha}S 或 <\overline{X}+Z_{\alpha}S \tag{5-14}$$

式中，$\overline{X}$ 为均数，S 为标准差，Z 值可查表。

卫生管理领域很多数据服从或近似服从正态分布，如同性别健康成人的红细胞数，同性别同年龄儿童的身高、体重等；当有些资料虽然呈偏态分布，但如果能通过适当变量变换转化成正态分布，亦可采用正态分布法制定参考值范围。

二、百分位数法

对于偏态分布以及资料中一端或两端无确切数值的资料，制定医学参考值范围通常采用百分位数法，其所要求的样本含量比正态分布法要多（不低于 100），计算公式如下。

$$双侧 1-\alpha 参考值范围：P_{100 \times \alpha/2} \sim P_{(100-100 \times \alpha/2)} \tag{5-15}$$

$$单侧 1-\alpha 参考值范围：P_{100 \times \alpha} 或 P_{(100-100 \times \alpha)} \tag{5-16}$$

表 5-4　医学参考值范围的制定

参考值范围（%）	正态分布法			百分位数法		
	双侧	单侧		双侧	单侧	
		下限	上限		下限	上限
90	$\overline{X} \pm 1.64S$	$\overline{X}-1.28S$	$\overline{X}+1.28S$	$P_5 \sim P_{95}$	P_{10}	P_{90}
95	$\overline{X} \pm 1.96S$	$\overline{X}-1.64S$	$\overline{X}+1.64S$	$P_{2.5} \sim P_{97.5}$	P_5	P_{95}
99	$\overline{X} \pm 2.58S$	$\overline{X}-2.33S$	$\overline{X}+2.33S$	$P_{0.5} \sim P_{99.5}$	P_1	P_{99}

对于服从正态分布的指标适宜采用正态分布法计算，若指标不服从正态分布，首先考虑进行数学变换，如对数变换，变换后如果服从正态分布，按变换后的新指标计算参考值范围，然后再用反对数返回原变量值；若经变换后也不呈正态分布，可以采用百分位数法。要注意，百位数法利用样本信息是不充分的。

【例5-5】某地调查了120名发育正常的8岁女童身高，得均数为120cm，标准差为4.5cm，试估计该地8岁女童身高的95%参考值范围。

一般而来说，8岁女童身高过矮和过高都认为异常，故此参考值范围取双侧范围。又因为该指标近似服从正态分布，可采用正态分布法求其95%参考值范围。

$$下限：\overline{X}-1.96S=120-1.96\times4.5=111.18（cm）$$
$$上限：\overline{X}+1.96S=120+1.96\times4.5=128.82（cm）$$

即该地8岁女童身高的95%参考值范围为111.18~128.82（cm）。

思考题

1. 数值资料频数分布表的主要用途有哪些？
2. 变异系数在什么条件下适用？

实验二　数值型资料统计描述的 SPSS 案例分析

SPSS 实现数值型资料描述性指标的计算可通过 means、summary、univariate 和 tabulate 四个不同的过程来实现。它们在功能范围和具体的操作方法上存在异同点。

1. 相同点　均可计算出均数、标准差、方差、标准误、总和、加权值的总和、最大值、最小值、全距、校正的和未校正的离差平方和、变异系数、样本分布位置的 t 检验统计量、缺失数据和有效数据个数等，均可应用 by 语句将样本分割为若干个更小的样本，以便分别进行分析。

2. 不同点　①means、summary 和 univariate 三个过程可以计算样本的偏度（skewness）和峰度（kurtosis），而 tabulate 过程不计算这些统计量。②univariate 过程可以计算出样本的众数，其他三个过程不计算众数。③summary 过程执行后不会自动给出分析的结果，须引用 output 语句和 print 过程来显示分析结果，而其他三个过程则会自动显示分析的结果。④univariate 过程具有统计制图的功能，其他三个过程则没有。⑤tabulate 过程不产生输出资料文件（存储各种输出数据的文件），其他三个均产生输出资料文件。

掌握了各种过程的异同点，就可以根据具体需要选择最佳的过程进行统计描述。

【实验1】

某地抽样调查了101名正常成年女子的血清总胆固醇含量（mmol/L）情况，其结果见表5-5，请对资料进行分析：描述其分布、集中趋势、离散趋势、输出图表和正态曲线。

表5-5　某地101名正常成年女子的血清总胆固醇含量（mmol/L）

2.35	4.84	2.70	3.18	4.12	4.06	4.50	3.87	3.78	3.86
4.21	4.41	4.61	3.68	3.95	3.07	3.27	5.71	3.99	3.02
3.32	4.78	4.75	4.83	5.08	3.55	4.52	3.30	4.48	3.70
5.35	3.95	2.91	3.87	4.53	4.23	3.19	4.73	4.28	4.33
4.17	3.92	3.91	3.95	3.92	3.57	4.59	4.17	4.06	3.29

续表

4.13	3.58	4.59	3.91	3.58	4.83	3.75	5.13	5.26	3.25
2.78	3.66	4.19	4.15	5.35	3.52	3.98	3.78	5.25	4.15
4.26	4.28	2.68	4.55	3.84	3.84	4.13	4.57	3.98	4.36
3.58	3.26	4.52	4.80	3.60	4.50	4.26	3.80	5.03	4.95
4.34	3.50	4.91	3.41	3.51	3.96	3.63	3.93	3.51	3.00
3.26									

SPSS 操作与分析方法如下。

（1）建立数据文件　打开 SPSS 软件，在新数据库页面的左下角点击"Variable View"，建立变量"血清总胆固醇含量"，其他选项默认；再点击左下角的"Data View"，录入所有数据，数据录入见图 5-4 第 1 列。

（2）操作步骤　①Transform→Recode into Different Varibales →在 Recode into Different Varibales 视窗中将变量"血清总胆固醇含量"选中→移至右框中→Output Variable 下的 Name 框中键入"组段"→单击 Change 按钮→单击 Old and New Values 按钮→选中 Old Value 栏内的 Range 选项→在 through 的前框中输入"2"、后框中输入"2.4"→在 New Value 栏内 Value 框中输入"2"→单

	血清总胆固醇含量	组段
1	2.35	2.00
2	4.21	4.00
3	⋮	⋮
100	3.00	2.80
101	3.26	3.20

图 5-4　数据集 E5.1sav

击 Add 按钮，同样方式设置其他组段直到"5.6 thru 6－5.6"为止→Continue → OK；②Analyze→Descriptive Statistics→Frequencies→将变量"血清总胆固醇含量"选中→到右框中→单击视窗下方 Statistics 按钮→点击相应描述指标→Continue→OK；③重复②的步骤→在 Frequencies 视窗中将变量"血清总胆固醇含量"从右框移至左边源变量框→将左边源变量框中的变量"组段"移至右框中→勾选下方的 Display frequency tables→点 Charts 按钮→选中 Histograms→勾选 With normal curve→Continue→OK，即可分别得到频数表和频数分布直方图及正态曲线。

（3）结果解读　根据资料特征与分析的要求，对 SPSS 输出结果进行分析与表达。

【实验 2】

某地在进行职业性有害因素调查中随机抽查了 200 名正常成人的血铅含量（μg/100g），其结果见表 5-6，请对资料进行分析：描述其分布、集中趋势、离散趋势、输出图表和正态曲线。

表 5-6　某地 200 名正常成人的血铅含量（μg/100g）

3	6	8	10	13	15	17	20	24	32
4	6	8	10	13	15	17	21	25	32
4	6	8	10	13	15	18	21	25	32
4	7	8	11	13	16	18	21	26	32
4	7	8	11	13	16	18	21	26	32
4	7	8	11	13	16	18	21	26	32
5	7	8	11	14	16	18	22	26	33
5	7	9	11	14	16	19	22	26	33
5	7	9	12	14	16	19	22	27	36
5	7	9	12	14	17	19	22	27	38

续表

5	7	9	12	14	17	19	22	28	38
5	7	9	12	14	17	19	22	28	39
5	7	9	12	14	17	19	23	29	40
5	7	9	12	14	17	20	23	29	41
5	7	10	12	14	17	20	23	30	41
5	7	10	13	14	17	20	24	30	43
6	8	10	13	14	17	20	24	31	47
6	8	10	13	15	17	20	24	31	50
6	8	10	13	15	17	20	24	31	53
6	8	10	13	15	17	20	24	31	60

SPSS 操作与分析方法如下。

（1）建立数据文件　打开 SPSS 软件，在新数据库页面的左下角点击"Variable View"，建立变量"血铅含量"，Decimals 设置为 0，其他选项默认；再点击左下角的"Data View"，录入所有数据，数据录入图 5-5 第 1 列。

（2）操作步骤　①对数转换：Transform→Compute→Target Variable 中输入变量"Lg（血铅）"→右侧 Numeric Expression 框中→点击右下框 Function group 中的 All→在下方 Function and Specail Variables 框中找到 Lg10 并双击可见 Numeric Expression 框中出现 Lg10（?）→将左边源变量框中的"血铅含量"添加至右侧取代 Lg10（?）中的"?"→OK。②Transform→Recode into Different Varibales→将变量"Lg（血铅）"选中→移至右框中→在右侧 Output Variable 下的 Name 框中键入"组段"→单击 Change 按钮→单击 Old and New Values 按钮→选中 Old Value 栏内的 Range 选项→在 through 的前框中输入"0.4"、后框中输入"0.55"→在 New Value 栏内，选中 Value 框中输入"0.4"→单击 Add 按钮，以同样方式设置其他组段直到"1.75 thru 1.9 － 1.75"为止→Continue→OK。③Analyze→Descriptive Statistics→Frequencies→将变量"Lg（血铅）"选中→到右框中→单击视窗下方 Statistics 按钮→点击相应描述指标→Continue→OK。④重复③的步骤→在 Frequencies 视窗中将变量"Lg（血铅）"从右框移至左边源变量框→将左边源变量框中的变量"组段"选中移至右框中→勾选下方的 Display frequency tables→点 Charts 按钮→选中 Histograms→勾选 With normal curve→Continue→OK，即可分别得到频数表和频数分布直方图及正态曲线。

	血铅含量	Lg（血铅）	组段
1	3	.48	.40
2	4	.60	.55
3	⋮	⋮	⋮
199	53	1.72	1.60
200	60	1.78	1.75

图 5-5　数据集 E5.2.sav

（3）结果解读　根据资料特征与分析的要求，对 SPSS 输出结果进行分析与表达。

总体均数估计与假设检验

【学习目的】

通过本章的学习，掌握区间估计的方法、方差齐性检验的方法。

【学习要点】

抽样误差、标准误、区间估计、假设检验、正态性检验与方差齐性检验。

总体均数估计与假设检验，可以参考图 6-1 所示的基本分析思路。

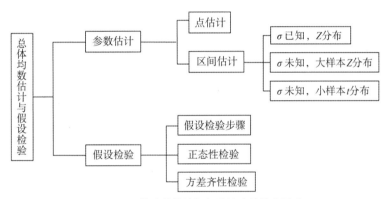

图 6-1　总体均数估计与假设检验的基本思路

第一节　抽样误差与标准误

一、抽样误差

1. 抽样误差的概念　由于存在个体差异，即使从同一总体用同样方法随机抽取例数相同的一些样本，各样本算得的某种指标，如平均数（或率），通常也存在一定的差异。如某医生从某地抽取 120 名 12 岁男孩，测量其身高，计算出均数为 143.10cm，若再从该地另抽 120 名 12 岁男孩，其平均身高未必仍等于 143.10cm，也不一定恰好等于某市 12 岁男孩身高的总体均数，这种差异，是由于抽样而带来的样本指标与总体指标之间的误差，统计上叫抽样误差或抽样波动。

抽样误差小就表示从样本算得的平均数或率与总体的较接近，由样本推断总体特征的可靠性就大。但是，由于总体均数或总体率我们通常并不知道，所以抽样误差的数量大小，不能直观地加以说明，只能通过抽样实验来了解抽样误差的规律性。

2. 影响抽样误差的因素 ①抽样单位的数目：数目越大，越接近总体。②总体被研究标志的变异程度：抽样误差和总体标志的变异程度成正比变化。③抽样方法的选择：不重复抽样比重复抽样的抽样误差小。④抽样组织方式不同：不同的抽样组织所抽中的样本，对于总体的代表性也不同。

3. 抽样误差的种类 抽样误差有抽样实际误差和抽样平均误差两种。抽样实际误差是指某一次抽样结果所得到的样本指标与总体指标数值之差。

抽样实际误差不能用来概括一系列抽样结果可能产生的所有误差，因此为了用样本指标去推算总体指标，需要计算这些误差的平均数，即抽样平均误差，用它来反映抽样误差的平均水平。

抽样平均误差是指所有可能出现的样本均数的标准差。我们把抽样平均误差简称为抽样误差。

二、标准误

（一）标准误的概念

为了表示个体差异或某一变量变异程度的大小，可用计算标准差等变异指标来说明。如要知道从同一总体抽取类似的许多样本，各样本均数（或各率）之间的变异程度如何，也可用变异指标来说明，即样本均数的标准差，称为标准误，是描述抽样分布的离散程度及衡量抽样误差大小的尺度。

（二）标准误的种类

1. 均数的标准误 为了表示均数的抽样误差大小如何，用的一种指标称为均数的标准误，以区别于通常所说的标准差。标准差表示个体值的散布情形，而标准误则说明样本均数的参差情况，两者不能混淆。

当总体标准差已知时，可计算理论的标准误 σ_x，计算公式为：

$$\sigma_x = \frac{\sigma}{\sqrt{n}} \tag{6-1}$$

在实际工作中，总体标准差往往并不知道，只能以样本标准差 S 作为总体标准差 σ 的估计值，计算样本的标准误 S_X：

$$S_X = \frac{S}{\sqrt{n}} \tag{6-2}$$

若标准差小或样本含量大时，求出的标准误就小（标准误小表示样本均数与总体均数较接近），$\overline{X}$ 代表 μ 较可靠，所以假若手头资料中观察值的变异程度较大时，为了保证样本代表总体比较可靠，就得适当增大样本含量（n）。

2. 率的标准误 若总体包括某事件的发生数与未发生数两类，其总体发生率为 π，未发生率为 $1-\pi$。从总体中随机抽取许多样本（n 相等），算出各个样本率（用 p 表示），会是随机波动的。为了表示样本率之间或样本率与总体率之间的差异程度，当总体率 π 已知时，可计算理论的标准误 σ_p，其计算公式为：

$$\sigma_p = \sqrt{\frac{\pi(1-\pi)}{n}} \tag{6-3}$$

实际工作中往往不知道总体率 π，这时只能以样本率 p 作为总体率 π 的估计值，求得率的标准误，并用 S_p 表示，计算公式为：

$$S_p = \sqrt{\frac{p\,(1-p)}{n}} \tag{6-4}$$

【例 6-1】某医生检测了 110 名成年健康人的尿紫质，发现阳性者 11 人，阴性者 99 人，于是算得阳性率 p 及率的标准误 S_p 如下：

$$p = 11/110 \times 100\% = 10\% \quad （用小数表示为 0.10）$$

$$S_p = \sqrt{\frac{p\,(1-p)}{n}} = \sqrt{\frac{0.10\,(1-0.10)}{110}} = 0.0286$$

若要进一步增强样本率估计总体率的可靠性，可加大样本含量。

第二节　总体均数估计

一、点估计

当总体参数不清楚时，一般常用样本统计量来进行估计，由于统计量为数轴上某一点值，所以称为点估计。例如对总体平均数 μ 的估计，用样本均数 $\overline{X}$；对总体参数 σ^2 的估计，常用样本方差 S^2。

用样本统计量，作为总体参数的估计值，总是有一定的偏差，一个好的估计量应具备以下一些特性。

1. 无偏性　用统计量估计总体参数一定会有误差，不可能恰恰相同。这里所说的无偏性是指如果用多个样本的统计量作为总体参数的估计值时，有的偏大，有的偏小，而偏差的平均数为 0，这时，这个统计量就是无偏估计量。如果用某个统计量估计总体的误差平均数大于 0 或小于 0，这个统计量就是有偏统计量。总体参数的良好估计值，应具备无偏性。

2. 一致性　所谓一致性是指当样本容量无限增大时，估计值应能越来越接近它所估计的总体参数，即当 $n \to \infty$ 时，$\overline{X} \to \mu$，$S^2_{(n-1)} \to \sigma^2$。

3. 有效性　是指当总体参数的无偏估计不止一个统计量时，无偏估计变异性小者有效性高，变异大者有效性低。例如作为估计值 M_o（众数）、M_e（中位数）、$\overline{X}$（均数）等都是无偏估计，但是只有 $\overline{X}$ 的变异最小，即 $\overline{X}$ 的方差最小，故平均数这一统计量作为总体参数 μ 的估计值最有效，由此也可明白为什么在统计分析时，M_o、M_e 不常应用。

4. 充分性　是指一个容量为 n 的样本统计量，是否充分反映了全部 n 个数据所反映总体的信息，这就是充分性。例如 $\overline{X}$ 能反映所有数据所反映的总体信息，故 $\overline{X}$ 的充分性高，而 M_o、M_e 只反映了部分数据所反映的总体信息，故它们的充分性低，同样 $S^2_{(n-1)}$ 比 AD^2（平均差）及 Q^2（四分差）更具有充分性。

一个好的点估计，应能满足上述 4 个条件。但无论如何，点估计总是以误差的存在为前提，而又不能提供正确估计的概率。因而点估计有不足之处，例如我们只能大体上知道样本容量比较大时多数的 $\overline{X}$ 靠近 μ，但大到什么程度，"多数""靠近"到什么程度，还是不清楚，而区间估计则可弥补这一缺陷。

二、区间估计

1. 概念　区间估计是用数轴上的一段距离表示未知参数可能落入的范围，它虽不能具体指出总体参数等于什么，但能指出总体的未知参数落入某一区间的概率有多大。

设总体 X 含有未知参数 θ，对样本确定的统计量 $\hat{\theta}_1$ 及 $\hat{\theta}_2$ 有：

$$P\ (\hat{\theta}_1<\theta<\hat{\theta}_2)\ =1-\alpha$$

则称随机区间 $(\hat{\theta}_1,\ \hat{\theta}_2)$ 是 θ 的置信区间或可信区间（confidence interval），$1-\alpha$ 为置信度或可信度，α 为显著水平（significance level），$\hat{\theta}_1$ 及 $\hat{\theta}_2$ 为置信下限及置信上限。

区间估计涵盖两个方面：成功估计概率大小及估计范围大小。人们在解决实际问题时，总希望估计值的范围小一点，成功的概率大一些。但在样本容量一定的情况下，二者不可兼得。如果使估计正确的概率加大些，势必要将置信区间加长，若使正确估计的概率为 1.00，即完全估计正确，则置信区间就会很宽，估计精度和实用价值大为降低。这就像在百分制的测验中你估计一个人的得分可能为 0 至 100 分之间一样；反之，如果要使估计的区间变小，那就势必会使正确估计的概率降低。

统计分析中一般规定：正确估计的概率，也即置信水平为 0.95 或 0.99，那么显著性水平则为 0.05 或 0.01，这是依据 0.05 或 0.01 属于小概率事件，而小概率事件在一次抽样中是不可能出现的。

置信区间是总体参数的估计范围，判断置信区间包含总体参数，有把握的概率为置信度 $1-\alpha$，犯错误的概率为显著水平 α。统计中，显著水平常用 $\alpha=0.05$、$\alpha=0.01$，实际工作中也可用 $\alpha=0.1$ 等。当置信度为 $1-\alpha=0.95$ 时，从统计学意义看，表明在总体中独立地抽取 100 个样本，那么就会有 100 个常数区间 $(\hat{\theta}_1,\ \hat{\theta}_2)$，其中大约有 95 个区间包含待估计的参数 θ，可靠性为 95%。

2. 原理 区间估计是根据样本分布的理论，用样本分布的标准误计算区间长度，解释总体参数落入某置信区间可能的概率。

区间估计的原理是样本分布理论。即在进行区间估计值的计算及估计正确概率的解释上，是依据该样本统计量的分布规律和样本分布的标准误（σ_x）。也就是说，只有知道了样本统计量的分布规律和样本统计量分布的标准误才能计算总体参数可能落入的区间长度，才能对区间估计的概率进行解释，可见标准误及样本分布对于总体参数的区间估计是十分重要的。只要符合正态分布，$\overline{X}$ 的分布遵循按正态分布理论所计算出的概率。根据前述的正态分布规律，可以计算出 $\overline{X}$ 分布的概率，如图 6-2 所示。

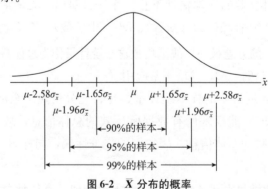

图 6-2 $\overline{X}$ 分布的概率

3. 总体均数的区间估计 总体均数 μ 的估计常用 Z 值法（附表 4）与 t 值法（附表 5）。

（1）Z 值法 设总体 $\overline{X}\sim N\ (\mu,\ \sigma^2)$，$E\ (\overline{X})\ =\mu$、$D\ (\overline{X})\ =\sigma^2/n$，则

$$\overline{X}\sim N\ (\mu,\ \sigma/\sqrt{n})$$

$$Z=\frac{\overline{X}-\mu}{\sigma/\sqrt{n}}\sim N\ (0,\ 1) \tag{6-5}$$

在 σ 已知时，μ 的置信度 $1-\alpha$ 的置信区间通常写为：

$$\overline{X} \mp Z_{\alpha/2} \cdot \frac{\sigma}{\sqrt{n}} \tag{6-6}$$

【例 6-2】在《伤寒论》使用桂枝的 39 张处方中，桂枝的用量服从 σ 为 3g 的正态分布，根据样本均数 $\overline{X}=8.14g$、显著水平 $\alpha=0.05$，估计桂枝用量 μ 的置信区间。

解： μ 的置信度 0.95 的置信区间为：

$$8.14 \pm 1.9600 \times 3/\sqrt{39} = (7.1984, 9.0816)$$

（2）t **值法** 当总体 σ 未知时，μ 的置信区间要使用 t 值法估计。

设 X_1，X_2，$\cdots$，X_n 为正态总体 $X \sim N(\mu, \sigma^2)$ 的简单随机样本，则

$$\frac{\overline{X}-\mu}{S/\sqrt{n}} \sim t_{x/2,(n-1)} \tag{6-7}$$

μ 的置信度 $1-\alpha$ 的置信区间为：

$$\overline{X} \pm t_{\alpha/2,(n-1)} \cdot \frac{S}{\sqrt{n}}, \quad \nu=n-1 \tag{6-8}$$

【例 6-3】逍遥丸崩解时间服从正态分布，在同一批号中随机抽取 5 丸，测得崩解时间（分钟）为：21、18、20、16、15。求该批药丸崩解时间总体均数置信度为 0.99 的置信区间。

解： 计算得 $n=5$，$\overline{X}=18$，$S=2.5495$，$\nu=4$，查附表 5，$t_{0.01/2(4)}=4.6041$，该批药丸崩解时间总体均数置信度为 0.99 的置信区间为：

$$18 \pm 4.6041 \times 2.5495/\sqrt{5} = (12.7506, 23.2495)$$

置信区间的上限 23.2495 低于药典规定的 60 分钟，可认为该批药丸崩解时间合格。

第三节 假设检验

参数的区间估计解决了对总体参数的估计问题，而在实际问题中常常要对总体的分布及参数进行检验。如检验总体的分布是否符合某已知的分布，检验总体的参数间的关系，这些属于假设检验的范畴。

一、基本思想

1. 问题的提出 以下通过举例说明假设检验所要解决的基本问题。

【例 6-4】某中药厂机器生产的六味地黄丸，额定标准为每丸重为 8.9g，假设丸重服从正态分布且标准差 $\sigma=0.1182g$，从机器所生产的产品中随机抽取 9 丸，其重量为：9.2，8.8，9.3，9.3，8.9，8.6，9.6，8.5，8.9。问中药厂机器生产的六味地黄丸的丸重是否符合标准？

此题是要检验药丸的重量这一随机变量的均数是否等于 8.9g，可做这样的假设：

原假设 H_0：$\mu=\mu_0=8.9g$

备择假设 H_1：$\mu \neq 8.9g$

【例 6-5】某医生测量了 20 名从事铅作业男性工人的血红蛋白含量，得其 $\overline{X}=130.83g/L$，$S=25.7g/L$。假定血红蛋白含量服从正态分布，试问从事铅作业工人的血红蛋白含量是否低于正常成年男性的平均值 140g/L？

此题是要检验血红蛋白含量这一随机变量的均数是否低于 140g/L。可做这样的假设：

原假设：H_0：$\mu=140$

备择假设：H_1：$\mu < 140$

两个问题有共同特点：研究对象是随机变量，要解决上述问题，先对总体的参数作出某种假设，然后根据样本信息，运用统计推断确定是否接受假设。根据样本所提供的信息对假设进行检验，作出拒绝还是接受这一假设的决策，称为参数的假设性检验或显著性检验。

2. 小概率事件原理   在统计学中，人们通常把 $P \leqslant 0.05$ 或 $P \leqslant 0.01$ 的随机事件称为小概率事件。假设检验的依据是"小概率事件原理"：小概率事件在一次试验中认为是不可能发生的。统计上就是根据这一原理作出是否接受原假设的。如果预先的假设使得小概率事件发生了，类似于数学中传统推理的反证法出现逻辑矛盾，那么，就认为出现了不合理现象，从而拒绝原假设。一般用 α 表示小概率，α 多取 0.05 或 0.01 等较小值，α 也称为显著性水平。

3. 假设检验的基本思想   对于例 6-4 中的问题，样本的均数 $\bar{X} = 9.0111\text{g}$ 与总体均数 $\mu = 8.9\text{g}$ 之间的差异有两种原因造成：一种是机器工作不正常造成的，也称为本质原因，$\bar{X}$ 与 μ 有实质性差异；另一种机器工作正常，$\bar{X}$ 与 μ 没有实质性差异，差异是由随机误差所造成的。统计上就是要根据样本的信息去推断究竟是哪种原因造成的。

先假设 H_0：$\mu = \mu_0 = 8.9\text{g}$，判断其是否成立？从而判断机器工作是否正常。根据抽样分布的理论，在此假设条件下，根据式 6-5 得：

$$t_{\sigma/2,8} = \frac{9.0111 - 8.9}{0.1182/\sqrt{9}} = 2.8201$$

查附表 5 可知，$P < 0.05$，从而拒绝原假设，可以认为中药厂机器生产的六味地黄丸的丸重不符合标准。

二、一般步骤

1. 建立统计假设   根据具体的实际问题，提出统计假设。一般包括原假设和备择假设。

2. 计算统计量   由样本的信息和假设的情况，构造一个分布已知的统计量并计算出具体值。

3. 确定拒绝域   如例 6-4 对于给定的显著水平 α，通过查书后相应的附表，找出满足 $P(|Z| \geqslant Z_{\alpha/2}) = \alpha$ 条件的临界值 $Z_{\alpha/2}$。

4. 作出统计推断   如例 6-4 把具体的统计量 u 值与查出的临界值 $Z_{\alpha/2}$ 作比较，得出统计结论。如果 $|Z| \geqslant Z_{\alpha/2}$，拒绝原假设 H_0；如果 $|Z| < Z_{\alpha/2}$，不拒绝原假设 H_0。

三、两类错误

假设检验是由样本推断总体，由局部去认识总体，因此所得出的结论并不是绝对正确的；另外，假设性检验的依据是"小概率事件原理"，其本身就存在不足，并不是百分之百正确，小概率事件在一次试验中认为是不可能发生的，但还有 α 可能性在一次试验中随机发生。小概率事件原理是我们进行假设检验的唯一依据，这就决定了假设检验结论只是概率性质的，有其犯错误的可能性。

统计上约定，如果 H_0 实际为真，而判断 H_0 为假，这类"弃真"错误称为第一类错误，犯错误的概率就是显著水平 α。如果 H_0 实际不真，而接受 H_0，这类"取伪"错误称为第二类错误，犯错误的概率为 β，α 与 β 的关系如图 6-3 所示。

图 6-3 α 与 β 的关系示意图

四、注意事项

1. 假设检验应注意资料的可比性　保证比较组间的可比性是假设检验的前提。为了保证资料的可比性，必须要有严密的抽样设计。

2. 要注意选用的假设检验方法的应用条件　资料性质不同，设计类型不同，样本含量大小不同，检验方法也不同。

3. 结论不能绝对化　由于假设检验是根据抽得的样本资料对总体的某种特征作出判断，而样本只反映总体的部分特征，由它来推断总体的特征就不能有百分之百的把握，因此假设检验作出的判断有可能是错误的。

4. 正确区分统计意义与专业上的实际意义　差别有统计意义只说明相应的总体均数有差别，并不一定说明差别的大小，即专业上的实际意义的大小，其判断方法要参考图 6-4。

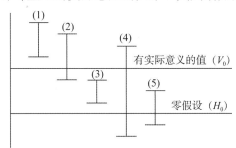

图 6-4　统计意义与实际意义的判断

五、常用方法与方式

（一）常用的假设检验方法

统计学中常用的假设检验方法可分为参数检验（parametric test）和非参数检验（nonparametric test）两大类别，具体应用详见有关章节。

参数检验是假定随机样本来自某种已知分布（如正态总体）和该总体分布依赖于若干参数的检验方法。参数检验法主要有：单个平均数的 Z 检验、t 检验；配对 t 检验；成组 Z 检验、t 检验、t' 检验；方差齐性 F 检验；单个率 Z 检验；两个率 Z 检验等。

非参数检验相对于参数检验而言，是对总体分布不作严格假定，亦称任意分布检验，此时比较的是分布而不是参数，故称为"非参数检验"。主要适用于以下资料：总体分布类型不清的资料；不满足正态分布或方差齐性条件的资料；分布的一端或两端无确定数据（如<0.5，>0.5 等）的资料；对于等级资料，非参数检验可推断等级强度差别。非参数检验法主要有：Wilcoxon 符号秩和检验、Wilcoxon 秩和检验、Mann-Whitney U 检验、Kruskal-Wallis H 检验、Friedman M 检验、χ^2 检验、Fisher 确切概率检验、Ridit 分析等。

（二）假设检验的常用方式

假设检验的方式主要有临界值法、P 值法和置信区间法等。

1. 临界值法　临界值是确定检验统计量的值是否小到拒绝原假设的基准。传统的统计假设检验方法，一般都是先计算出统计量，根据统计工具表查出临界值，然后把它们相比较，以确定所建立的检验假设是否属于小概率事件，从而做出是否拒绝结论检验假设，这种方法一般叫临界值法。受统计上传统习惯和计算上的影响，目前这种方法在现行的统计教材中用得较多。

2. P 值法 又称真值概率法，对于计算得到的统计量值，构造小概率事件，直接求其所对应的概率值 P。只要 $P < \alpha$ 就拒绝原假设 H_0。P 值的计算，由于很复杂，通常是通过查表或计算机来完成。目前，随着统计软件的普遍应用，这种方法所提供的具体 P 值便于读者自己去判断，因此，得到了普遍的认同。

3. 置信区间法 以单个正态总体方差已知的情况下的均数检验来说明这个问题。在临界值法中，根据如下公式

$$P\left(\left|\frac{\overline{X}-Z}{\sigma/\sqrt{n}}\right| > Z_{\alpha/2}\right) = \alpha \tag{6-9}$$

从而有

$$P\left(\left|\frac{\overline{X}-Z}{\sigma/\sqrt{n}}\right| < Z_{\alpha/2}\right) = 1-\alpha \tag{6-10}$$

整理得

$$P\left(\overline{X}-Z_{\alpha/2}\sigma/\sqrt{n} < Z < \overline{X}+Z_{\alpha/2}\sigma/\sqrt{n}\right) = 1-\alpha \tag{6-11}$$

由于式 6-9 与式 6-10 是对立事件，所以 $|Z| > Z_{\alpha/2}$ 拒绝 H_0，等价于 μ_0 在 μ 的置信区间 $\left(\overline{X}-Z_{\alpha/2}\sigma/\sqrt{n},\ \overline{X}+Z_{\alpha/2}\sigma/\sqrt{n}\right)$ 内接受 H_0。

由例 6-4 可知，$\overline{x} = 9.0111$，$\mu_0 = 8.9$，$\sigma = 0.1182$，$n = 9$

则区间为 $(9.0111 - 1.96 \times 0.1182/\sqrt{9},\ 9.0111 + 1.96 \times 0.1182/\sqrt{9})$

即 $(8.9339,\ 9.0883)$

由于 $\mu_0 = 8.9$ 在区间外，所以拒绝原假设 H_0，结论与临界值法相同。

对于两组之间相互比较，如果其置信区间相互重叠，则不拒绝原假设 H_0；如果其置信区间互不重叠，则可拒绝原假设 H_0。

第四节　正态性检验与变量变换

一、正态性检验

正态分布是许多检验的基础，比如 F 检验，t 检验，卡方检验等在总体不是正态分布是没有任何意义的。因此，对一个样本是否来自正态总体的检验是至关重要的。当然，我们无法证明某个数据的确来自正态总体，但如果使用效率高的检验还无法否认总体是正态的检验，我们就没有理由否认那些和正态分布有关的检验有意义，下面我就对正态性检验方法进行简单的归纳和比较。

（一）图示法

1. P-P 图 以样本的累计频率作为横坐标，以按照正态分布计算的相应累计概率作为纵坐标，以样本值表现为直角坐标系的散点。如果数据服从正态分布，则样本点应围绕第一象限的对角线分布。

2. Q-Q 图 以样本的分位数作为横坐标，以按照正态分布计算的相应分位点作为纵坐标，把样本表现为直角坐标系的散点。如果数据服从正态分布，则样本点应围绕第一象限的对角线分

布。Q-Q 图的效率高于 P-P 图。

3. 直方图　以是否符合钟形分布来判断，可以同时选择输出正态性曲线。

4. 箱线图　观察矩形位置和中位数，若矩形位于中间位置且中位数位于矩形的中间位置，则分布较为对称，否则是偏态分布。

5. 茎叶图　判观察图形的分布状态，是否是对称分布。

（二）偏度与峰度检验法

1. 偏度系数与峰度系数　样本偏度系数用 S 表示，峰度系数用 K 来表示，其计算方法如下：

$$样本偏度系数 \, S = \frac{B_3}{(B_2)^{\frac{3}{2}}} \tag{6-12}$$

该系数用于检验对称性，$S>0$ 时，分布呈正偏态，$S<0$ 时，分布呈负偏态。

$$样本峰度系数 \, K = \frac{B_4}{(B_2)^2} - 3 \tag{6-13}$$

该系数用于检验峰态，$K>0$ 时为尖峰分布，$K<0$ 时为扁平分布；当 $S=0$，$K=0$ 时分布呈正态分布。

2. Jarque-Bera 检验　偏度和峰度的联合分布检验法，检验统计量为：

$$JB = \frac{n-k}{6}\left(S^2 + \frac{1}{4}K^2\right) \sim \chi^2_{(2)} \tag{6-14}$$

JB 过大或过小时，拒绝原假设。

（三）非参数检验方法

1. Kolmogorov-Smirnov 正态性检验　为基于经验分布函数（ECDF）的检验。

$$D = \max | F_n(x) - F_0(x) | \tag{6-15}$$

$F_n(x)$ 表示一组随机样本的累计概率函数，$F_0(x)$ 表示分布的分布函数。

当原假设为真时，D 的值应较小，若过大，则怀疑原假设，从而拒绝域为 $R = \{D>d\}$

对于给定的 α　　$p = P\{D>d\} = \alpha$　　又 $p = P\{D_n \geq \hat{D}_n\}$

2. Lilliefor 正态性检验　该检验是对 Kolmogorov-Smirnov 检验的修正，参数未知时，由 $\hat{\mu} = \overline{X}$，$\hat{\sigma}^2 = S^2$ 可计算得检验统计量 $\hat{D}_n$ 的值。

3. Shapiro-Wilk（W 检验）　检验统计量为：

$$W = \frac{\left[\sum\limits_{i=1}^{n}(a_i - \bar{a})(X_{(i)} - \overline{X})\right]^2}{\sum\limits_{i=1}^{n}(a_i - \bar{a})^2 \sum\limits_{i=1}^{n}(X_{(i)} - \overline{X})^2} \tag{6-16}$$

当原假设为真时，W 的值应接近于 1，若值过小，则拒绝原假设。

4. χ^2 拟合优度检验　也是基于经验分布函数（ECDF）的检验，检验统计量为：

$$\chi^2 = \sum_{i=1}^{k}\frac{n}{p_i}\left(\frac{f_i}{n} - p_i\right)^2 = \sum_{i=1}^{k}\frac{(f_i - np_i)^2}{np_i} \sim \chi^2_{(k-1)} \tag{6-17}$$

$$\chi^2 = \sum_{i=1}^{k}\frac{n}{\hat{p}_i}\left(\frac{f_i}{n} - \hat{p}_i\right)^2 = \sum_{i=1}^{k}\frac{(f_i - n\hat{p}_i)^2}{n\hat{p}_i} \sim \chi^2_{(k-r-1)} \tag{6-18}$$

r 是被估参数的个数。

若原假设为真时，χ^2 应较小，否则拒绝原假设，从而拒绝域为 $R = \{\chi^2 \geq d\}$。

（四）几种方法的比较

1. 图示法相对于其他方法而言，比较直观，方法简单，从图中可以直接判断，无需计算，但这种方法效率不是很高，它所提供的信息只是正态性检验的重要补充。

2. 经常使用的 χ^2 拟合优度检验和 Kolmogorov-Smirnov 检验的检验功效较低，在许多计算机软件的 Kolmogorov-Smirnov 检验无论是大小样本都用大样本近似的公式，很不精准，一般使用 Shapiro-Wilk 检验和 Lilliefor 检验。

3. Kolmogorov-Smirnov 检验只能检验是否一个样本来自于一个已知样本，而 Lilliefor 检验可以检验是否来自未知总体。

4. Shapiro-Wilk 检验和 Lilliefor 检验都是进行大小排序后得到的，所以易受异常值的影响。

5. Shapiro-Wilk 检验只适用于小样本场合（$3 \leqslant n \leqslant 50$），其他方法的检验功效一般随样本容量的增大而增大。

6. χ^2 拟合优度检验和 Kolmogorov-Smirnov 检验都采用实际频数和期望频数进行检验，前者既可用于连续总体，又可用于离散总体，而 Kolmogorov-Smirnov 检验只适用于连续和定量数据。

7. χ^2 拟合优度检验的检验结果依赖于分组，而其他方法的检验结果与区间划分无关。

8. 偏度和峰度检验易受异常值的影响，检验功效就会降低。

9. 假设检验的目的是拒绝原假设，当 P 值不是很大时，应根据数据背景再作讨论。

二、变量变换

变量转换（data conversion）是将数据从一种表示形式变为另一种表示形式的过程，目的是使数据符合统计检验方法的应用条件。常用的数据转换方法有对数变换、平方根变换、平方根反正弦变换和倒数变换等。

1. 对数变换（logarithmic transformation） 将原始数据 X 取对数值作为新的数据，适于呈倍数变化的资料，使服从对数正态分布的资料正态化，以达到方差齐性要求，特别是各样本的变异系数比较接近时；或者使曲线直线化。变换公式为：

$$X' = \log_a (X) \tag{6-19}$$

式中，X 为原始数据，X' 为变换后的数据。

原始数据有 0 或负数，为使之大于 0，可采用 $X' = \log_a (X+b)$，b 为任意常数。

2. 平方根变换（square root transformation） 将原始数据 X 取平方根作为新的数据。适于观测值服从 Poisson 分布的计数资料，公式为：

$$X' = \sqrt{X} \tag{6-20}$$

若原始数据较小，如 $X < 10$，甚至 $X = 0$ 时，可用 $X' = \sqrt{X+1}$ 或 $X' = \sqrt{X+1/2}$ 做变换。

第五节　方差齐性检验

一、目的

方差齐性检验是对两样本方差是否相同进行的检验，是方差分析的重要前提。方差齐性检验和两样本平均数的差异性检验在假设检验的基本思想上是没有什么差异性的，只是所选择的抽样分布不一样。方差齐性检验所选择的抽样分布为 χ^2 分布和 F 分布。

二、方法

(一) 单个正态总体方差的假设检验

在许多的实际问题中,不但要考虑变量的平均性,而且也要研究变量取值的波动性,方差或标准差都是反映随机变量取值的波动性的指标。为了使生产比较稳定就需要控制方差 σ^2,总体方差的假设检验的基本思想与总体均数的假设检验是一样的,主要差别是统计量不同,下面介绍检验方法。

总体 $X \sim N (\mu, \sigma^2)$,设 X_1,X_2,$\cdots$,X_n 是来自该总体的样本,样本方差为 S^2。

建立统计假设:$H_0: \sigma^2 = \sigma_0^2$

$H_1: \sigma^2 \neq \sigma_0^2$

选择统计量:

$$\chi^2 = \frac{(n-1) S^2}{\sigma_0^2} \sim \chi_{(n-1)}^2 \qquad (6\text{-}21)$$

给定的显著水平 α,查 χ^2 界值表(附表 7),得出 $\chi_{\frac{\alpha}{2}(n-1)}^2$ 和 $\chi_{1-\frac{\alpha}{2}(n-1)}^2$ 临界值,使其满足:

$$P (\chi^2 > \chi_{\frac{\alpha}{2}(n-1)}^2) = \frac{\alpha}{2} \text{和} P (\chi^2 < \chi_{1-\frac{\alpha}{2}(n-1)}^2) = \frac{\alpha}{2} \qquad (6\text{-}22)$$

如果 $\chi^2 > \chi_{\frac{\alpha}{2}}^2$ 或 $\chi^2 < \chi_{1-\frac{\alpha}{2}}^2$,那么小概率事件发生了,所以拒绝假设 H_0,认为 σ^2 和 σ_0^2 差异有显著意义,这里也把 $(-\infty, \chi_{1-\frac{\alpha}{2}}^2)$ 和 $(\chi_{\frac{\alpha}{2}}^2, +\infty)$ 称为拒绝域。

如果 $\chi_{1-\frac{\alpha}{2}}^2 < \chi^2 < \chi_{\frac{\alpha}{2}}^2$,$P (\chi_{1-\frac{\alpha}{2}}^2 < \chi^2 < \chi_{\frac{\alpha}{2}}^2) = 1-\alpha$ 小概率事件没有发生,则不能拒绝 H_0,认为 σ^2 和 σ_0^2 差异无显著意义(图 6-5),这里也把 $(\chi_{1-\frac{\alpha}{2}}^2, \chi_{\frac{\alpha}{2}}^2)$ 称为接受域。

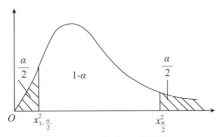

图 6-5 χ^2 分布双侧概率

【例 6-6】某药厂生产的银黄冲剂的重量服从正态分布 $N (4, 0.024^2)$。今从某天生产的产品中任取 20 包,测得其标准差为 0.028g。问这天生产的银黄冲剂总体方差是否正常($\alpha = 0.05$)?

解:建立统计假设:

$$H_0: \sigma^2 = \sigma_0^2 = 0.024^2$$

计算统计量:

$$\chi^2 = \frac{(n-1) S^2}{\sigma_0^2} = \frac{19 \times 0.028^2}{0.024^2} = 25.8611$$

由 $\alpha = 0.05$,查附表 7 得 $\chi_{1-\frac{0.05}{2}(19)}^2 = 8.907$,$\chi_{\frac{0.05}{2}}^2 = 32.852$。

因为 $8.907 = \chi_{1-\frac{0.05}{2}}^2 < \chi^2 = 25.8611 < \chi_{\frac{0.05}{2}}^2 = 32.852$,所以不能否定原假设 H_0,即 σ^2 和 0.024^2 差异无显著意义,认为这天生产的银黄冲剂总体方差是正常。

（二）两个正态总体的方差齐性检验

两个总体 $X \sim N(\mu_1, \sigma_1^2)$，$Y \sim N(\mu_2, \sigma_2^2)$，要检验其方差 $\sigma_1^2 = \sigma_2^2$ 是否有显著性差异，称这样的检验为方差齐性检验。

对于 $X \sim N(\mu_1, \sigma_1^2)$，$Y \sim N(\mu_2, \sigma_2^2)$，分别独立地抽取容量为 n_1 和 n_2 的样本 X_1，X_2，…，X_{n_1} 和 Y_1，Y_2，…，Y_{n_2}，样本的方差为 S_1^2、S_2^2。

在假设 H_0：$\sigma_1^2 = \sigma_2^2$ 条件下，统计量简化为：

$$F = \frac{S_1^2/\sigma_1^2}{S_2^2/\sigma_2^2} = \frac{S_1^2}{S_2^2} \sim F(n_1-1, \ n_2-1) \tag{6-23}$$

对给定的显著水平 α，由附表 6 查得临界值 $F_{1-\frac{\alpha}{2}}$、$F_{\frac{\alpha}{2}}$。如果 $F < F_{1-\frac{\alpha}{2}}$ 或 $F > F_{\frac{\alpha}{2}}$，则拒绝原假设 H_0，若 F 在区间 $(F_{1-\frac{\alpha}{2}}, \ F_{\frac{\alpha}{2}})$ 内则接受 H_0。

为了计算上的方便，一般总是以较大的样本方差定为 S_1^2 作分子，较小的样本方差定为 S_2^2 作分母，即取 $S_1^2 > S_2^2$，由此算得 $F = \frac{S_1^2}{S_2^2} > 1$，再与 F 分布的上界值比较，即当 $F > F_{\frac{\alpha}{2}}$，拒绝 H_0。这个用 F 分布的统计量进行检验的方法，也叫 F 检验法。

【例 6-7】用两种方法测定某药物中某元素的含量（单位:%），各测定 4 次，得到的数据如表 6-1。

表 6-1　两种方法测定药物中某元素含量

方法一	3.28	3.28	3.29	3.29
方法二	3.23	3.29	3.26	3.25

假定测定数据服从正态分布，试检验两种测定方法的方差是否有显著性差异（$\alpha = 0.05$）？

解：假设 H_0：$\sigma_1^2 = \sigma_2^2$

　　　　H_1：$\sigma_1^2 \neq \sigma_2^2$

计算统计量　　　　$F = \frac{S_1^2/\sigma_1^2}{S_2^2/\sigma_2^2} = \frac{S_1^2}{S_2^2} = \frac{0.0250^2}{0.0058^2} = 18.5791$

给定 $\alpha = 0.05$，查附表 6 得临界值 $F_{0.05/2(3,3)} = 9.28$。因为 $F > F_{0.05/2(3,3)}$，所以接受 H_1，即在 $\alpha = 0.05$ 条件下，可以认为两法测定的药物含量的方差有显著差异，方差不齐。

思考题

1. 什么叫置信度和置信区间？作参数的区间估计时，给定的 α 越大，置信度 $1-\alpha$ 越小，置信区间是越窄还是越宽？

2. 参数检验和非参数检验的区别何在？各有何优缺点？

3. 某剂型药物正常的生产过程中，含碳量服从均数为 1.408，方差为 0.048^2 的正态分布。今从某班产品中随机抽取 5 件，测得其含碳量(%)为 1.32、1.55、1.36、1.40 和 1.44，问这个班的生产是否正常？

第七章

单个样本及配对设计单变量资料假设检验

扫一扫，查阅本章数字资源，含PPT、音视频、图片等

【学习目的】

通过本章的学习，能对单个样本及配对设计单变量资料进行假设检验。

【学习要点】

单个样本单变量资料样本均数与总体均数比较 t 检验、Wilcoxon 符号秩和检验。

配对设计单变量资料 t 检验、Wilcoxon 符号秩和检验。

单个样本及配对设计单变量资料的检验，应根据资料是否满足应用条件（独立性、正态性、方差齐性等）选择检验方法，可以参考图 7-1 所示的基本分析思路。

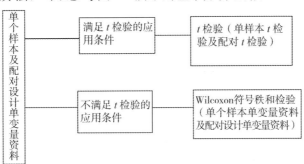

图 7-1　单个样本及配对设计单变量资料检验的基本思路

第一节　单个样本单变量资料检验

单个样本单变量资料常用的假设检验方法是 t 检验，t 检验的基础是 t 分布。应用 t 检验的条件是：①样本个体测量值相互独立。②样本所代表的总体均数服从正态分布，即正态性。③总体方差相等（$\sigma^2 = \sigma_0^2$），即方差齐性。而当单个样本单变量资料不符合 t 检验条件时，常用 Wilcoxon 符号秩和检验。

一、样本均数与总体均数比较 t 检验

单个样本均数的 t 检验又称单样本 t 检验（one sample t-test），适用于样本均数 $\overline{X}$ 与已知总体均数 μ_0 的比较，目的是推断该样本均数 $\overline{X}$ 所代表的未知总体均数 μ 是否与已知总体均数 μ_0 有差别（已知总体均数 μ_0 一般指理论值、标准值或经过大量观察所得的稳定值）。其零假设为 H_0：

$\mu=\mu_0$，而对立假设要视问题的背景而定（双侧的对立假设为 H_1：$\mu\neq\mu_0$；单侧的对立假设可以是 H_1：$\mu>\mu_0$ 或 $\mu<\mu_0$）。

若总体方差 σ^2 未知，样本均数的抽样分布服从 t 分布，则用样本方差 S^2 代替总体方差 σ^2，检验统计量 t 按式 7-1 计算：

$$t=\frac{\overline{X}-\mu}{S_{\overline{X}}}=\frac{\overline{X}-\mu}{S/\sqrt{n}}=\frac{\overline{X}-\mu_0}{S/\sqrt{n}} \quad \nu=n-1 \tag{7-1}$$

若总体方差 σ^2 已知，用 Z 检验，检验统计量 Z 按式 7-2 计算：

$$Z=\frac{\overline{X}-\mu_0}{\sigma_{\overline{X}}}=\frac{\overline{X}-\mu_0}{\sigma/\sqrt{n}} \tag{7-2}$$

上述两式中，$\overline{X}$ 为样本均数，μ_0 为已知总体均数，n 为样本含量，$S_{\overline{X}}=S/\sqrt{n}$ 为标准误的估计值，$\sigma_{\overline{X}}=\sigma/\sqrt{n}$ 为标准误的理论值。分子是样本均数与零假设中 μ_0 的差距，分母是样本均数的标准误。

【例 7-1】 通过对以往大量资料分析得出某城市 22 岁男子平均身高为 167cm，现在随机抽取当地 20 名 22 岁男性，得到一组身高（cm）数据：173，168，166，165，162，175，174，163，169，171，170，177，168，169，174，173，167，179，166，170。试问现在当地 22 岁男性平均身高是否比以往高？

（一）单个样本单变量资料的正态性检验

1. 建立检验假设，确定检验水准

H_0：现在当地 22 岁男子身高数据服从正态分布

H_1：现在当地 22 岁男子身高数据不服从正态分布

$\alpha=0.05$

2. 选择检验方法，计算检验统计量 因为 $n=20$（$8<n<50$），所以采用 Shapiro—Wilk 检验，通过 SPSS 软件计算得统计量 $W=0.983$，见图 7-3。

3. 确定 P 值，做出统计推断 $P=0.966>0.05$，按 $\alpha=0.05$ 检验水准，不拒绝 H_0，可以认为现在当地 22 岁男子身高数据服从正态分布。

（二）单个样本单变量资料 t 检验

1. 建立检验假设，确定检验水准

H_0：$\mu=\mu_0=167cm$，现在当地 22 岁男性平均身高与以往相同

H_1：$\mu>\mu_0=167cm$，现在当地 22 岁男性平均身高比以往高

$\alpha=0.05$

2. 选择检验方法，计算检验统计量 t 值 $n=20$，计算得 $\overline{X}=169.95cm$，$S=4.55cm$，$\mu_0=167cm$，代入式 7-1 得：

$$t=\frac{\overline{X}-\mu}{S_{\overline{X}}}=\frac{\overline{X}-\mu_0}{S/\sqrt{n}}=\frac{169.95-167}{4.55/\sqrt{20}}=2.894 \quad \nu=n-1=20-1=19$$

3. 确定 P 值，做出统计推断 查 t 界值表（附表 5），得 $0.005<P<0.01$，按单侧 $\alpha=0.05$ 水准，拒绝 H_0，接受 H_1，差异有统计学意义，可认为现在当地 22 岁男性平均身高比以往高。

（三）样本与总体均数比较 t 检验的 SPSS 操作示例

1. 建立 SPSS 数据文件 以身高变量名，建立 1 列 20 行的数据文件 L7-1. sav，见图 7-2。

	身高
1	173
2	168
3	…
19	166
20	170

图 7-2 数据文件 L7-1. sav

2. 正态性检验 Analyze→Descriptive Statistics→Explore→"身高"到 Dependent List →Plots，勾选 Normality plots with tests→Continue→OK。

3. 单个样本 t 检验 Analyze→Compare Means→one-samples T test→"身高"到 Test Variable（s）→在下部 Test Value 输入 "167" → Continue→OK。

4. 结果解读 ①正态性检验输出结果如图 7-3 所示，身高正态检验统计量 $W=0.983$，$P>0.05$，故不拒绝 H_0，身高总体服从正态分布。②单个样本 t 检验结果如图 7-4 和图 7-5 所示，身高的均值 $\overline{X}$ 是 169.95，标准差 S 是 4.56，单个样本 t 检验的 t 统计量为 2.894，对应 P 值为 0.009，$P<0.05$，按照 $\alpha=0.05$ 的检验水准，拒绝 H_0，可以认为现在的身高均值与以往的均值的差别有统计学意义。

	Kolmogorov-Smirnov[a]			Shapiro -Wilk		
	Statistic	df	Sig.	Statistic	df	Sig.
身高	.098	20	.200*	.983	20	.966

a. Lilliefors Significance Correction

*. This is a lower bound of the true significance.

图 7-3 L7-1. sav 的正态性检验结果

	N	Mean	Std. Deviation	Std. Error Mean
身高	20	169.9500	4.55926	1.01948

图 7-4 L7-1. sav 的统计描述

	Test Value = 167					
					95% Confidence Interval of the Difference	
	t	df	Sig. (2 -tailed)	Mean Difference	Lower	Upper
身高	2.894	19	.009	2.95000	.8162	5.0838

图 7-5 L7-1. sav 的独立样本 t 检验结果

二、Wilcoxon 符号秩和检验

如前面介绍的单样本 t 检验或 z 检验属于参数检验，要求资料符合正态分布或是大样本资料。如果总体分布类型不清或不满足正态分布条件，则需要选择非参数检验方法。

Wilcoxon 于 1945 年提出的符号秩和检验（Wilcoxon signed-rank test），亦称符号秩检验，目的是推断样本中位数与已知总体中位数（常为标准值或大量观察的稳定值）有无差别，常用于不满足单样本 t 检验应用条件的资料。

秩次：将各原始数据从小到大排列，分别给每个数据一个顺序号，也就是秩次。秩和检验是将定量数据经过秩转换后求秩和，计算检验统计量，作出统计推断的假设检验方法。

【例 7-2】今在该地某厂随机抽取 12 名工人，测得尿氟含量（mmol/L）见表 7-1。已知该地健康人群尿氟含量的中位数为 2.15mmol/L。问该厂工人的尿氟含量是否高于当地健康人群？

表 7-1　12 名工人尿氟含量（mmol/L）测定结果

尿氟含量 x_1 (1)	差值 d_1 (2)＝(1)－2.15	正差值秩次 (3)	负差值秩次 (4)
4.57	2.42	11	—
3.37	1.22	10	—
3.19	1.04	9	—
2.99	0.84	8	—
2.72	0.57	7	—
2.62	0.47	6	—
2.52	0.37	5	—
2.42	0.27	4	—
2.20	0.05	2.5	—
2.15	0		
2.12	−0.03	—	1
2.10	−0.05	—	2.5
合计	—	62.5（T_+）	3.5（T_-）

根据专业知识可知，该资料为定量资料，设计类型为单样本设计；尿氟含量值呈明显偏态分布，表 7-1 第（2）栏为样本各观察值与已知总体中位数的差值，对 d_1 做正态性检验 $W=0.8380$，$P<0.03$，不满足单样本 t 检验条件，故采用单个样本单变量资料的 Wilcoxon 符号秩和检验。

1. 建立检验假设，确定检验水准

H_0：差值的总体中位数等于 0，即该厂工人尿氟含量与该地健康人群相同

H_1：差值的总体中位数大于 0，即该厂工人尿氟含量高于该地健康人群

单侧 $\alpha \leqslant 0.05$

2. 计算检验统计量 T 值

（1）求差值　$d_1=x_1-2.15$，见表 7-1 第（2）栏。

（2）编秩　依差值的绝对值由小到大编秩。本例各观察值差值的秩次见表 7-1 第（3）栏、第（4）栏。差值为 0 时，舍去不计，n 相应减少；当差值绝对值相等时，若符号相同，可顺次编制也可以求平均秩次；若符号不同，求平均秩次并记原来符号。

（3）分别求正负秩和　正秩和记为 T_+，负秩和记为 T_-。秩和计算是否正确可通过 $T_+ + T_- = n(n+1)/2$ 来验证。本例，$n=12-1=11$，$T_+ = 62.5$，$T_- = 3.5$，$T_+ + T_- = 11(11+1)/2 = 66$，表明秩和计算无误。

（4）确定检验统计量 T　任取 T_+ 或 T_- 为统计量 T。本例，$T = T_+ = 62.5$ 或 $T = T_- = 3.5$ 为统计量 T 均可。

3. 确定 P 值，做出统计推断

（1）采用查表法　当 $5 \leqslant n \leqslant 50$ 时，根据 n 和 T 值查 T 界值表（附表 14）。自左侧找到 n，用所得统计量 T 值与相邻一栏的界值相比较，若 T 值在上下界值范围内，其 P 值大于上方对应的概率；若 T 值恰好等于界值，其 P 值等于上方对应的概率；若 T 值在上下界值范围外，其 P 值小于上方所对应的概率，应右移一栏，再做比较，直至较好的估计 P 值。

本例 $n=11$，$T_+ = 62.5$ 或 $T_- = 3.5$ 查 T 界值表得，T 值在 $T_{0.005(11)}$ 所对应的界值范围外，故单侧 $P < 0.005$，按照 $\alpha = 0.05$ 水准，拒绝 H_0，接受 H_1，差异有统计学意义，可以认为该厂工人尿氟含量高于该地健康人群。

（2）正态近似法　随着 n 的增大，T 分布逐渐逼近均数为 $n(n+1)/4$，方差为 $n(n+1)(2n+1)/24$ 的正态分布。当 $n > 50$ 时，近似程度较满意。故可由式 7-3 计算标准正态统计量：

$$Z = \frac{|T - \mu_T| - 0.5}{\sigma_T} = \frac{|T - n(n+1)/4| - 0.5}{\sqrt{n(n+1)(2n+1)/24}} \tag{7-3}$$

式中，0.5 为连续性校正数，因为 Z 是连续的，而 T 值却不连续。

当相同秩次的个数较多时（如个数超过 25%），用式 7-3 计算的 Z 值偏小，可按式 7-4 计算校正的统计量 Z_c，经校正后，Z_c 适当增大，P 值相应减小。

$$Z_c = \frac{|T - n(n+1)/4| - 0.5}{\sqrt{\dfrac{n(n+1)(2n+1)}{24} - \dfrac{\sum(t_j^3 - t_j)}{48}}} \tag{7-4}$$

式中，t_j 为第 j（$j=1, 2, \cdots$）次相持所含相同秩次的个数。

第二节　配对设计单变量资料的检验

配对设计（paired design）是一种比较特殊的设计类型，其能够较好地控制非研究因素对研究结果的影响。配对设计的优点：对观察的可比性提高，因随机误差减少，更容易发现较小的真实差异；配对比较不受两样本的总体方差 $\sigma_1^2 \neq \sigma_2^2$ 的干扰，分析时可以忽略 $\sigma_1^2 = \sigma_2^2$ 是否成立。

在医学研究中，配对设计主要适用以下情形：①将受试对象按一定条件配成对子，每对中两个受试对象随机分配到不同的处理组，比较两种处理的差别。②观察同一批患者在治疗前后的变化，治疗前的数值和治疗后的数值是配对资料。③同一样品用两种不同的方法处理。通过配对比较，判断不同的处理效果是否有差别，或某种治疗方法是否起作用。

一、配对 t 检验

配对 t 检验，亦称成对 t 检验（paired/matched t-test），适用于配对设计的定量资料两相关样本均数的比较，其比较的目的在于每一对中两个观察值之差，用 t 检验推断差值的总体均数是否为 0。检验假设如下。

H_0：$\mu_{\bar{d}}=0$，即差值的总体均数为 0

H_1：$\mu_{\bar{d}}\neq0$，即差值的总体均数不为 0

当 H_0 成立时，检验假设统计量：

$$t=\frac{\bar{d}-\mu_d}{S_{\bar{d}}}=\frac{\bar{d}-0}{S_d/\sqrt{n}}=\frac{\bar{d}}{S_d/\sqrt{n}} \qquad \nu=n-1 \qquad (7-5)$$

式中，$\bar{d}$ 为差值的均数，S_d 为差值的样本标准差，n 为对子数。同样，给定一个小概率 α 作为检验水准（α 通常取 0.05），如果与 t 值相应的 P 值小于给定的 α，拒绝 H_0，接受 H_1；否则，不拒绝 H_0。

【例 7-3】为研究某种解毒药对大白鼠血中胆碱酯酶含量的影响，将 20 只大白鼠按性别、体重、窝别配成对子。每对中随机抽取一只服用解毒药，另一只作为阴性对照，服用生理盐水。经过一定的时间，测量大白鼠血中胆碱酯酶含量，结果见表 7-2。问大白鼠服用解毒药和生理盐水后血中胆碱酯酶有无不同？

表 7-2　不同组别大白鼠血中胆碱酯酶含量（μ/mL）

配对号	1	2	3	4	5	6	7	8	9	10
解毒药组	23	28	24	23	18	31	27	24	19	16
对照组	14	16	15	18	17	21	19	20	15	17
差值	9	12	9	5	1	10	8	4	4	−1

（一）配对设计单变量资料的正态性检验

1. 建立检验假设，确定检验水准

H_0：两组大白鼠血中胆碱酯酶含量测定结果之差值服从正态分布

H_1：两组大白鼠血中胆碱酯酶含量测定结果之差值不服从正态分布

$\alpha=0.05$

2. 选择检验方法，计算检验统计量　因为 $n=10$（$8<n<50$），所以采用 Shapiro-Wilk 检验，通过 SPSS 软件计算得统计量 $W=0.953$。

3. 确定 P 值，做出统计推论　$P=0.698$，按 $\alpha=0.05$ 的检验水准，不拒绝 H_0，可以认为两组大白鼠血中胆碱酯酶含量测定结果之差服从正态分布。

（二）配对设计单变量资料的 t 检验

1. 建立检验假设，确定检验水准

H_0：$\mu_0=0$，两组大白鼠血中胆碱酯酶含量测定结果之差的总体均数为 0

H_1：$\mu_0\neq0$，两组大白鼠血中胆碱酯酶含量测定结果之差的总体均数不为 0

$\alpha=0.05$

2. 选择检验方法，计算检验统计量 t 值　本例中，$n=10$，$d=6.1$，$S_d=4.175$。

$$t=\frac{\bar{d}}{S_d/\sqrt{n}}=\frac{6.1000}{4.175/\sqrt{10}}=4.620 \qquad \nu=n-1=10-1=9$$

3. 确定 P 值，做出统计推断　查 t 界值表（附表 5），得 $P<0.05$，按 $\alpha=0.05$ 水准，拒绝

H_0，接受 H_1，可以认为大白鼠服用解毒药和生理盐水后血中胆碱酯酶含量不同，服用解药后大白鼠血中胆碱酯酶含量高于生理盐水对照。

（三）配对设计单变量资料的 t 检验 SPSS 操作示例

1. 建立 SPSS 数据文件　以解毒药组、对照组、d 为变量名，建立 3 列 10 行的数据文件 L7-2. sav，见图 7-6。

	解毒药组	对照组	d
1	23	14	9
2	28	16	12
3	…	…	…
9	19	15	4
10	16	17	−1

图 7-6　数据文件 L7-2. sav

2. 正态性检验正态　Analyze→Descriptive Statistics→Explore，对差值 d 进行正态性检验。

3. 配对 t 检验　Analyze→Compare Means→Paired-Samples T Test→"解毒药组和对照组"到 Paired Variable（s）→Continue→OK。

4. 结果解读　①正态性检验输出结果如图 7-7 所示，$P=0.698$，$P>0.05$，故不拒绝 H_0，两组差值服从正态分布。②配对样本 t 检验结果如图 7-8、图 7-9 和图 7-10 所示，配对样本 t 检验的 t 统计量为 4.620，对应 P 值为 0.001，$P<0.05$，按照 $\alpha=0.05$ 的检验水准，拒绝 H_0，差异具有统计学意义，可以认为大白鼠服用解毒药和生理盐水后血中胆碱酯酶含量不同，服用解药后大白鼠血中胆碱酯酶含量高于生理盐水对照。

	Kolmogorov-Smirnov[a]			Shapiro -Wilk		
	Statistic	df	Sig.	Statistic	df	Sig.
d	.175	10	.200[*]	.953	10	.698

a. Lilliefors Significance Correction

*. This is a lower bound of the true significance.

图 7-7　L7-2. sav 的正态性检验结果

		Mean	N	Std. Deviation	Std. Error Mean
Pair 1	解毒药组	23.30	10	4.668	1.476
	对照组	17.20	10	2.300	.727

图 7-8　L7-2. sav 的 Paired Samples Statistics

		N	Correlation	Sig.
Pair 1	解毒药组 & 对照组	10	.449	.193

图 7-9　L7-2. sav 的 Paired Samples Correlations

	Paired Differences					t	df	Sig. (2-tailed)
	Mean	Std. Deviation	Std. Error Mean	95% Confidence Interval of the Difference				
				Lower	Upper			
Pair 1　解毒药组-对照组	6.100	4.175	1.320	3.113	9.087	4.620	9	.001

图 7-10　L7-2. sav 的配对 t 检验结果

二、Wilcoxon 符号秩和检验

(一) 概念及基本思想

配对设计资料 Wilcoxon 符号秩和检验主要是对样本差值的中位数和 0 比较。由检验配对样本的差值是否来自中位数为 0 的总体，来推断配对的两个相关样本所来自的两个总体中位数是否有差别。

配对设计资料的符号秩和检验的基本思想：如果两种检测方法的平均效应相同，那么任意配对数值之差出现正号与出现负号的机会均等，这些数值之差应符合以 0 为中心的对称分布，也就是 H_0 成立时，检验统计量 T 与正负秩和的均数 $n(n+1)/4$ 理论上应该相等，但是由于抽样误差的存在，两者差别不应太大。当两者差异太大时，超出了规定的范围，我们就有理由怀疑 H_0 的正确性，认为差值的总体中位数不等于 0，从而拒绝 H_0。

【例 7-4】留取 12 名在医用仪表厂工作的工人尿液，分成两份，一份用离子交换法，另一份用蒸馏法，测得尿汞值见表 7-3，问两种方法测得尿汞平均含量有无差异？

表 7-3　两种方法测得的尿汞含量（单位：mg/L）

编号	1	2	3	4	5	6	7	8	9	10	11	12
离子交换法	0.200	0.020	0.010	0.382	0.723	0.876	0.035	0.023	0.940	1.201	0.408	1.256
蒸馏法	0.320	0.015	0.030	0.424	0.789	0.721	0.014	0.020	0.051	1.115	0.612	1.078

本研究属于配对设计的定量资料，首先判断是否符合配对设计 t 检验的适用条件，即差值是否来自正态分布。本例对样本差值进行正态性检验，推断的总体不服从正态总体（$S-W=0.703$，$P=0.001$），故该资料宜用 Wilcoxon 符号秩和检验。

基本步骤如下：

1. 建立检验假设，确定检验水准

H_0：$M_d=0$，即两种方法测得的尿汞含量差值的总体中位数等于 0

H_1：$M_d\neq0$，即两种方法测得的尿汞含量差值的总体中位数不等于 0

$\alpha=0.05$

2. 计算检验统计量 T 值

表 7-4　两个种方法测得的尿汞含量和编秩用表

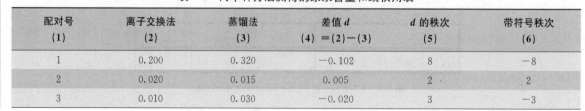

配对号 (1)	离子交换法 (2)	蒸馏法 (3)	差值 d (4) = (2) - (3)	d 的秩次 (5)	带符号秩次 (6)
1	0.200	0.320	-0.102	8	-8
2	0.020	0.015	0.005	2	2
3	0.010	0.030	-0.020	3	-3

续表

配对号 (1)	离子交换法 (2)	蒸馏法 (3)	差值 d (4) $=(2)-(3)$	d 的秩次 (5)	带符号秩次 (6)
4	0.382	0.424	-0.042	5	-5
5	0.723	0.789	-0.066	6	-6
6	0.876	0.721	0.155	9	9
7	0.035	0.014	0.021	4	4
8	0.023	0.020	0.003	1	1
9	0.940	0.051	0.889	12	12
10	1.201	1.115	0.086	7	7
11	0.408	0.612	-0.204	11	-11
12	1.256	1.078	0.178	10	10

（1）求差值 d　见表 7-4 第（4）列。

（2）编秩　将差值按绝对值大小从小到大编秩，并按差值的正负给秩次加上正负号。若差值的绝对值相等，则取其平均秩次，编秩时如遇差值为 0，则舍去不计。

（3）求秩和　分别求出正负秩次之和，任取其一作为最终为统计量 T，正秩和为 45，负秩和为 33，本例取 $T=33$。

3. 确定 P 值，做出统计推断

（1）查表法　当 $5<n<50$ 时，查 T 界值表（附表 14），若检验统计量 T 值在上下界值范围内，其 P 值大于相应的概率水平；若 T 值在上下界值上或范围外，则 P 值等于或者小于相应概率水平。

本例 $n=12$，$T=33$，查 T 界值表，取双侧 $P>0.05$，按照 $\alpha=0.05$ 检验水准，不拒绝 H_0，尚不能认为差值的总体中位数不等于 0，或不能认为两种方法测得的平均尿汞值含量不同。

（2）正态近似法　若 $n>50$，超出 T 界值表的范围，可用秩和分布的正态近似法计算 Z 值并作出判断。统计量 Z 计算见式 7-3，若差值绝对值相同的个数较多时，应使用校正的检验统计量 Z 计算见式 7-4。

（二）Wilcoxon 符号秩和检验方法的 SPSS 操作示例

【例 7-5】Wilcoxon 符号秩和检验方法的 SPSS 操作步骤如下：

1. 建立 SPSS 数据文件　以"离子交换法""蒸馏法"为变量名，建立 2 列 12 行的数据文件 L7-3.sav，见图 7-11。

	离子交换法	蒸馏法
1	.200	.320
2	.020	.015
3	…	…
11	.408	.612
12	1.256	1.078

图 7-11　数据文件 L7-3.sav

2. Wilcoxon 符号秩和检验　Analyze→Nonparametric Tests→Related Samples→Fields→将

"离子交换法、蒸馏法"送入 Test Fields →Settings→Customize test→Wilcoxon matched-pair signed-rank（2 Samples）→Run。

3. 结果解读 Wilcoxon 秩和检验结果如图 7-12 和图 7-13 所示，Wilcoxon 秩和检验 $Z=-0.471$，$P=0.638$，按 $\alpha=0.05$ 水平不拒绝 H_0，差异无统计学意义，尚不能认为两种方法测得的平均尿汞含量不同。

		N	Mean Rank	Sum of Ranks
蒸馏法 - 离子交换法	Negative Ranks	7^a	6.43	45.00
	Positive Ranks	5^b	6.60	33.00
	Ties	0^c		
	Total	12		

a. 蒸馏法 < 离子交换法
b. 蒸馏法 > 离子交换法
c. 蒸馏法 = 离子交换法

图 7-12 L7-3. sav 的排秩结果

	蒸馏法 - 离子交换法
Z	$-.471^a$
Asymp. Sig. (2 -tailed)	.638

a. Based on positive ranks.
b. Wilcoxon Signed Ranks Test

图 7-13 L7-3. sav 的 Wilcoxon 符号秩和检验结果

思考题

1. 单个样本单变量资料 t 检验与配对设计单变量资料 t 检验有何联系和区别？

2. 如果资料符合参数检验条件，且检验结果 $P<0.01$，差异有统计学意义，那么，用非参数统计方法，分析结果和结论会怎样？为什么？

实验三 单个样本及配对设计单变量资料假设检验的 SPSS 案例分析

【实验 1】

已知正常成年男子血红蛋白含量的均值是 140g/L，某职业病研究员测量了 16 名从事铅作业男性工人的血红蛋白含量得到数据如下：130.85，129.66，125.74，124.48，128.88，129.78，136.87，135.55，134.85，138.78，139.66，132.12，133.45，131.33，134.44，130.77。问从事铅作业男性工人的血红蛋白是否不同于正常成年男子的平均值？

1. 建立 SPSS 数据文件 以"血红蛋白含量"为变量名，建立 1 列 16 行的数据文件 E7.1. sav，见图 7-14。

2. 正态性检验 Analyze→Nonparametric Tests →One-Sample Kolmogorov Smirnov Test →"血红蛋白含量"到 Test Variable List，→Test Distribution，√Normal→OK。

3. 单个样本 *t* 检验　Analyze→Compare Means→One-Samples T Test→"血红蛋白含量"到 Test Variable（s）→在下部 Test Value 输入"140"→ Continue→ OK。

4. 结果解读　根据资料特征与分析的要求，对 SPSS 输出结果进行分析与表达。

	血红蛋白含量
1	130.85
2	129.66
3	…
15	134.44
16	130.77

图 7-14　数据集 E7.1.sav

【实验 2】

用两种不同的实验室检查方法测定 12 份血清样品中 Mg^{2+} 含量（mmol/L）的结果见表 7-5。试问两种不同方法测定的结果是否有所不同？

表 7-5　两种方法测定血清 Mg^{2+}（mmol/L）的结果

试样号	甲基百里酚蓝法	葡萄糖激酶两点法	差值
1	0.94	0.92	0.02
2	1.02	1.01	0.01
3	1.14	1.11	0.03
4	1.23	1.22	0.01
5	1.31	1.32	−0.01
6	1.41	1.42	−0.01
7	1.53	1.51	0.02
8	1.61	1.61	0.00
9	1.72	1.72	0.00
10	1.81	1.82	−0.01
11	1.93	1.93	0.00
12	2.02	2.04	−0.02

1. 建立 SPSS 数据文件　以甲基百里酚蓝法血清 Mg^{2+}（X_1）、葡萄糖激酶两点法血清 Mg^{2+}（X_2）、差值 d 为变量名，建立 3 列 12 行的数据文件 E7.2.sav，见图 7-15。

2. 正态性检验　Analyze→Descriptive Statistics→Explore，对差值 d 进行正态性检验。

3. 配对 *t* 检验　Analyze→Compare Means→Paired-Samples T Test→"解毒药组和对照组"到 Paired Variable（s）→Continue→ OK。

	X_1	X_2	d
1	.94	.92	.02
2	1.02	1.01	.01
3	…	…	…
11	1.93	1.93	.00
12	2.02	2.04	−.02

图 7-15　数据集 E7.2.sav

4. 结果解读　根据资料特征与分析的要求，对 SPSS 输出结果进行分析与表达。

【实验 3】

某医师用改良药的 Seldinger 插管技术对 8 例经临床和病理证实的恶性滋养细胞肿瘤进行选择性盆腔动脉插管灌注化疗，测定治疗前后血中选择性的 HCG 含量，结果见表 7-6。试问治疗前后血中 HCG 含量有无差别？

表 7-6　灌注化疗前后 HCG 含量测定结果（pmol/L）

病例号	1	2	3	4	5	6	7	8
灌注前	1280000	75500	12450	1500000	10000	9700	15588	4223
灌注后	210000	3300	2210	930000	2500	1203	4825	914

1. 建立 SPSS 数据文件　以"灌注前""灌注后"为变量名，建立 2 列 8 行的数据文件 E7.3. sav，见图 7-16。

2. Wilcoxon 符号秩和检验　Analyze→Nonparametric Tests→Related Samples→Fields→将"灌注前、灌注后"送入 Test Fields → Settings → Customize test → Wilcoxon matched-pair signed-rank（2 Samples）→Run。

3. 结果解读　根据资料特征与分析的要求，对 SPSS 输出结果进行分析与表达。

	灌注前	灌注后
1	1280000	210000
2	75500	3300
3	…	…
7	15588	4825
8	4223	914

图 7-16　数据集 E7.3. sav

【学习目的】

通过本章的学习，能对成组设计两个样本单变量资料进行假设检验。

【学习要点】

成组设计两样本定量资料 t 检验、Wilcoxon 秩和检验与 Mann-Whitney U 检验。

成组设计两样本定量资料的假设检验，应根据资料是否满足应用条件（独立性、正态性、方差齐性）选择检验方法，可以参考图 8-1 所示的基本分析思路。

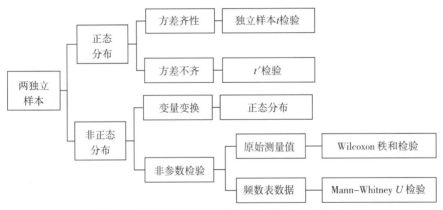

图 8-1　成组设计两样本定量资料假设检验的基本思路

第一节　成组 t 检验与 t' 检验

成组设计两样本定量资料符合正态或近似正态分布且方差齐时，则用 t 检验。若两样本来自的总体方差不齐，也不符合正态分布，对符合对数正态分布的资料可用其几何均数进行 t 检验，对其他资料可用 t' 检验或秩和检验进行分析。

一、成组 t 检验

成组设计两样本均数比较的 t 检验又称成组比较或完全随机设计的 t 检验，其目的是推断两个样本分别代表的总体是否相等。其应用条件是：①样本个体测量值相互独立。②两个样本所代表的总体服从正态分布 $N(\mu_1, \sigma_1^2)$ 和 $N(\mu_2, \sigma_2^2)$，即正态性。③总体方差相等（$\sigma_1^2 = \sigma_2^2$），即方差齐性。

成组设计两样本定量资料的比较，推断 μ_1 是否等于 μ_2，进行 $\overline{X}_1$ 与 $\overline{X}_2$ 比较的 t 检验，其统计量的计算公式为：

$$S_{\overline{X}_1-\overline{X}_2}=\sqrt{\frac{S_1^2\ (n_1-1)\ +S_2^2\ (n_2-1)}{n_1+n_2-2}\times\left(\frac{1}{n_1}+\frac{1}{n_2}\right)} \tag{8-1}$$

$$t=\frac{|\overline{X}_1-\overline{X}_2|}{S_{\overline{X}_1-\overline{X}_2}}\quad \nu=n_1+n_2-2 \tag{8-2}$$

式 8-2 中 $S_{\overline{X}_1-\overline{X}_2}$ 为两样本均数差值的标准误。

【**例 8-1**】将 20 名 II 期高血压患者随机等分为试验组与对照组，3 个月后观察舒张压下降的幅度，结果见表 8-1，试问两组舒张压下降的效果有无差别？

表 8-1　试验组和对照组舒张压下降值（mmHg）

试验组	12	17	13	8	4	10	9	12	10	7
对照组	11	8	12	13	9	10	8	10	7	16

（一）成组设计两样本定量资料正态性检验

1. 建立检验假设，确定检验水准

H_0：两组舒张压下降值总体服从正态分布

H_1：两组舒张压下降值总体不服从正态分布

$\alpha=0.05$

2. 选择检验方法，计算统计量　采用 Kolmogorov-Smirnov Z 检验，通过 SPSS 软件计算得统计量 W，试验组 $W_1=0.387$，对照组 $W_2=0.501$。

3. 确定 P 值，做出结论　试验组 $P=0.998$，对照组 $P=0.963$，$P>\alpha$，故不拒绝 H_0，两组舒张压下降值总体都服从正态分布。

（二）成组设计两样本定量资料的 t 检验

1. 建立检验假设，确定检验水准

H_0：$\mu_1=\mu_2$，两组的舒张压降压效果相同

H_1：$\mu_1\neq\mu_2$，两组的舒张压降压效果不同

$\alpha=0.05$

2. 计算统计量 t 值

$\overline{X}_1=10.2$，$\overline{X}_2=10.4$，$S_1=3.58$，$S_2=2.72$，代入式 8-1 与式 8-2，得：

$$S_{\overline{X}_1-\overline{X}_2}=\sqrt{\frac{3.58^2\ (10-1)\ +2.72^2\ (10-1)}{10+10-2}\times\left(\frac{1}{10}+\frac{1}{10}\right)}=1.418$$

$$t=\frac{|\overline{X}_1-\overline{X}_2|}{S_{\overline{X}_1-\overline{X}_2}}=\frac{|10.2-10.4|}{1.418}=0.141$$

3. 确定 P 值，做出推断结论

本例 $\nu=n_1+n_2-2=20-2=18$，查附表 5（t 界值表），双侧 $t_{0.05/2(18)}=2.1009$；本例 $t=0.141<t_{0.05/2(18)}$，故 $P>0.05$，按照 $\alpha=0.05$ 的检验水准，不拒绝 H_0，尚不能认为两组的舒张压降压效果差别有统计学意义。

（三）成组设计两样本定量资料的 t 检验 SPSS 操作示例

1. 建立 SPSS 数据文件　以舒张压下降值、组别（标签 1 表示试验组、2 表示对照组）为变量名，建立 2 列 20 行的数据集 L8-1. sav，见图 8-2。

2. 正态性检验　①拆分数据：Data→Split File→ Compare groups→"组别"到 Groups Based on→OK；② 正态性检验：Analyze → Nonparametric Tests → One-Sample Kolmogorov Smirnov Test → "舒张压下降值"到 Test Variable List→Test Distribution→Normal→OK。

	舒张压下降值	组别
1	12.00	1
2	17.00	1
3	...	...
19	7.00	2
20	16.00	2

图 8-2　数据集 L8-1. sav

3. 独立样本 t 检验　Analyze→Compare Means→ Independent-Samples T Test→"舒张压下降值"到 Test Variable（s）→"组别"到 Grouping Variable→ 点击 Define Groups→Group 1 输入 1，Group 2 输入 2→ Continue→OK。

4. 结果解读　①正态性检验输出结果如图 8-3 所示，试验组 $W_1=0.387$，对照组 $W_2=0.501$。试验组正态性检验统计量 W_1 对应的 $P_1=0.998$，对照组正态性检验统计量 W_2 对应的 $P_1=0.963$，$P>0.05$，故不拒绝 H_0，两组舒张压下降值总体都服从正态分布。②独立样本 t 检验结果如图 8-4 和图 8-5 所示，方差齐性检验的 F 统计量为 0.409，对应的 P 值为 0.531，试验组和对照组资料的总体方差相等。独立样本 t 检验的 t 统计量为 -0.141，对应 P 值为 0.890，$P>0.05$，按照 $\alpha=0.05$ 的检验水准，不拒绝 H_0，尚不能认为两组的舒张压降压效果差别有统计学意义。

组别			舒张压下降值
试验组	N		10
	Normal Parameters[a,b]	Mean	10.2000
		Std. Deviation	3.58391
	Most Extreme Differences	Absolute	.122
		Positive	.122
		Negative	-.092
	Kolmogorov-Smirnov Z		.387
	Asymp. Sig. (2 -tailed)		.998
对照组	N		10
	Normal Parameters[a,b]	Mean	10.4000
		Std. Deviation	2.71621
	Most Extreme Differences	Absolute	.159
		Positive	.159
		Negative	-.105
	Kolmogorov-Smirnov Z		.501
	Asymp. Sig. (2 -tailed)		.963

a. Test distribution is Normal.

b. Calculated fr om data.

图 8-3　L8-1. sav 的正态性检验结果

	组别	N	Mean	Std. Deviation	Std. Error Mean
舒张压下降值	试验组	10	10.2000	3.58391	1.13333
	对照组	10	10.4000	2.71621	.85894

图 8-4　L8-1. sav 的统计描述

		Levene's Test for Equality of Variances		t-test for Equality of Means						
									95% Confidence Interval of the Difference	
		F	Sig.	t	df	Sig. (2-tailed)	Mean Difference	Std. Error Difference	Lower	Upper
舒张压下降值	Equal variances assumed	.409	.531	-.141	18	.890	-.20000	1.42205	-3.18761	2.78761
	Equal variances not assumed			-.141	16.774	.890	-.20000	1.42205	-3.20334	2.80334

图 8-5   L8-1. sav 的独立样本 t 检验结果

二、t' 检验

若两样本来自的总体不符合正态分布和/或方差不齐，可应用 t' 检验。

1. 方差齐性检验 两个样本均数的假设检验，除了要求样本资料来自正态分布或近似正态分布，还要求两个样本的总体方差相等，称为方差齐性（Homogeneity of Variance）。方差齐性检验的适用条件是两个样本均来自正态分布的总体。统计量 F 为较大的方差 S_1^2 与较小的方差 S_2^2 的比值。

$$F=S_1^2/S_2^2, \quad \nu_1=n_1-1, \quad \nu_2=n_2-1 \tag{8-3}$$

【例 8-2】 某实验将雄性大鼠随机分为两组，分别给以高蛋白饲料和普通饲料，实验时间自出生后 1 个月至 3 个月，观察 2 个月，观察两组大鼠所增体重，结果见表 8-2，问两种饲料对雄性大鼠体重增加量影响有无差别？

表 8-2   高蛋白饲料和普通饲料两种饲料对雄性大鼠体重增加量（g）

组别	雄性大鼠体重增加量											
高蛋白组	82	83	86	97	103	109	138	144	154	157	167	174
普通组	54	60	60	62	64	82	96	100	107			

方差齐性检验步骤：

（1）建立检验假设，确定检验水准

H_0：$\sigma_1^2=\sigma_2^2$，两总体方差相等

H_1：$\sigma_1^2\neq\sigma_2^2$，两总体方差不相等

$\alpha=0.05$

（2）选择检验方法，计算统计量 由式 8-3 计算两样本的方差。

高蛋白组 $S_1^2=1201.32$，普通组 $S_2^2=413.72$。

$$F = S_1^2 / S_2^2 = 1201.32 / 413.72 = 2.90$$

$$\nu_1 = n_1 - 1 = 12 - 1 = 11, \quad \nu_2 = n_2 - 1 = 9 - 1 = 8$$

（3）确定 P 值，做出结论　查附表 6（F 界值表），得 $F = 2.90 < F_{0.05(11,8)} = 4.24$，$P > 0.05$，按照 $\alpha = 0.05$ 的检验水准不拒绝 H_0，可认为两总体方差齐性。本例若用 SPSS 中通用灵敏度较高的 Levene 检验，则 $F = 8.669$，$P = 0.008$，$P < 0.05$，在 $\alpha = 0.05$ 水准下拒绝 H_0，接受 H_1，认为高蛋白组与普通组的雄性大鼠体重增加量的总体方差不齐，不能用成组设计两样本定量资料的 t 检验，而应用 t' 检验。

2. t' 检验　t' 统计量的计算公式为：

$$t' = \frac{\overline{X}_1 - \overline{X}_2}{\sqrt{\dfrac{S_1^2}{n_1} + \dfrac{S_2^2}{n_2}}} \tag{8-4}$$

t' 检验的自由度校正公式为：

$$\nu = \frac{(S_1^2/n_1 + S_2^2/n_2)^2}{\dfrac{(S_1^2/n_1)^2}{n_1 - 1} + \dfrac{(S_2^2/n_2)^2}{n_2 - 1}} \tag{8-5}$$

式 8-5 计算的自由度按四舍五入的规则取整，查 t 界值表，作结论。

对例 8-2 资料进行 t' 检验，比较两种饲料雄性大鼠体重增加量总体均数是否相同。

（1）建立检验假设，确定检验水准

$H_0: \mu_1 = \mu_2$，即两种饲料雄性大鼠体重增加量总体均数相同

$H_1: \mu_1 \neq \mu_2$，即两种饲料雄性大鼠体重增加量总体均数不同

$\alpha = 0.05$

（2）计算统计量 t' 值　两总体方差不齐，应选用 t' 检验。

$\overline{X}_1 = 124.50$，$\overline{X}_2 = 76.11$，$S_1 = 34.66$，$S_2 = 20.34$，代入式 8-4、式 8-5，得：

$$t' = \frac{\overline{X}_1 - \overline{X}_2}{\sqrt{\dfrac{S_1^2}{n_1} + \dfrac{S_2^2}{n_2}}} = \frac{124.50 - 76.11}{\sqrt{\dfrac{34.66^2}{12} + \dfrac{20.34^2}{9}}} = 3.82$$

$$\nu = \frac{(S_1^2/n_1 + S_2^2/n_2)^2}{\dfrac{(S_1^2/n_1)^2}{n_1 - 1} + \dfrac{(S_2^2/n_2)^2}{n_2 - 1}} = \frac{(34.66^2/12 + 20.34^2/9)^2}{\dfrac{(34.66^2/12)^2}{12 - 1} + \dfrac{(20.34^2/9)^2}{9 - 1}} = 18.26 \approx 18$$

（3）确定 P 值，做出推断结论　查附表 5（t 界值表），双侧 $t_{0.05/2,18} = 2.1009$，本例 $3.82 > 2.1009$，$P < 0.05$，按照 $\alpha = 0.05$ 的检验水准，拒绝 H_0，接受 H_1，差别有统计学意义，认为两种饲料饲养后雄性大鼠体重增加量的总体均数不同，高蛋白组的雄性大鼠体重增加量高于普通饲料组。

第二节　Wilcoxon 秩和检验与 Mann-Whitney U 检验

一、Wilcoxon 秩和检验

两样本的 Wilcoxon 秩和检验是由 Mann、Whitney 和 Wilcoxon 三人共同设计的一种检验，有时也称为 Wilcoxon 秩和检验，用来决定两个独立样本是否来自相同的或相等的总体。在两个独立样本的比较中，对于不满足 t 检验条件的计量资料或等级资料，可采用 Wilcoxon 秩和检验

(Wilcoxon rank sum test)，其目的是比较两样本分别代表的总体分布有无差异。

Wilcoxon秩和检验是基于样本数据秩和。先将两样本看成是单一样本（混合样本），然后由小到大排列观察值，并将其统一编秩。如果原假设两个独立样本来自相同的总体为真，那么秩将大约均匀分布在两个样本中，即小的、中等的、大的秩值应该大约被均匀分在两个样本中；如果备择假设两个独立样本来自不相同的总体为真，那么其中一个样本将会有更多的小秩值，这样就会得到一个较小的秩和；另一个样本将会有更多的大秩值，因此就会得到一个较大的秩和。

【例8-3】测得铅作业和非铅作业工人的尿铅值（mg/L）如表8-3，试问两组工人的尿铅值有无差别？

表8-3　铅作业和非铅作业工人的尿铅值（mg/L）

非铅作业工人 (1)	秩次 (2)	铅作业工人 (3)	秩号 (4)
0.001	1	0.041	8
0.002	2	0.041	8
0.008	3	0.048	10
0.010	4	0.051	12
0.012	5	0.052	13
0.032	6	0.053	14
0.041	8	0.094	15
0.050	11	0.095	16
		0.096	17
		0.107	18
$n_1=8$	$T_1=40$	$n_2=10$	$T_2=131$

（一）Wilcoxon秩和检验步骤

1. 建立检验假设，确定检验水准

H_0：两组工人尿铅值的总体分布相同

H_1：两组工人尿铅值的总体分布不同

$\alpha=0.05$

2. 编秩次求和，计算统计量T

（1）编秩次　将两组数据由小到大统一编秩（为便于编秩可先将两组数据分别由小到大排序）。编秩时如遇到相同数据时取平均秩次，如两组均有0.041，应编秩次为7、8、9，则取平均秩次（7+8+9）/3=8。

（2）求秩和，确定统计量T　两组秩次分别相加，其对应的秩和分别为40和131。若两组例数相等，则任取一组的秩和为统计量。若两组例数不等，则以样本例数较小者对应的秩和为统计量。本例$n_1=8$，检验统计量$T_1=40$。

3. 确定P值，做出推断结论

（1）查表法　查两样本比较用T界值表（附表15），先从左侧找到n_1（较小的n），本例为8；再从表上方找两组例数的差（n_2-n_1），本例为2，二者交叉处即为T的界值。本例查T界值表（附表 15），得 $P<0.05$，按 $\alpha=0.05$ 检验水准，拒绝 H_0，接受 H_1，认为两组工人的尿铅值差异有统计学意义。

（2）正态近似法 如果 n_1 或 n_2-n_1 超出了两样本比较用 T 界值表的范围，可用正态近似法检验。若超过标准正态分布的临界值，则拒绝 H_0。

$$u=\frac{|T-n_1\ (n_1+n_2+1)\ /2|-0.5}{\sqrt{n_1n_2\ (n_1+n_2+1)\ /12}} \tag{8-6}$$

式 8-6 用于无相同秩次或相同秩次不多的情况，若相同秩次较多，应对公式进行校正。

$$u_c=\frac{u}{\sqrt{c}} \tag{8-7}$$

$$c=1-\sum (t_j^3-t_j)/(N^3-N) \tag{8-8}$$

式中，t_j 为第 j 个相同秩次的个数，$N=n_1+n_2$。

（二）成组设计两样本定量资料的 Wilcoxon 秩和检验 SPSS 操作示例

1. 建立 SPSS 数据文件 以尿铅值、组别（标签 1 表示非铅作业工人组、2 表示铅作业工人组）为变量名，建立 2 列 18 行的数据集 L8-3. sav，见图 8-6。

	尿铅值	组别
1	.001	1
2	.002	1
3	…	…
17	.096	2
18	.107	2

图 8-6 数据集 L8-3. sav

2. 正态性检验 ①拆分数据：Data→Split File→Compare groups→"组别"到 Groups Based on→OK；②正态性检验：Analyze→ Nonparametric Tests→One-Sample Kolmogorov Smirnov Test →"尿铅值"到 Test Variable List，→Test Distribution，√ Normal→OK。

3. 方差齐性检验 Analyze→Descriptive Statistics→Explore→"尿铅值"到 Dependent List→"组别"到 Factor List → Plots → Boxplots，√ None → Spread vs Level with Levene Test ，√ Untransformed →Continue→OK。

4. Wilcoxon 秩和检验 Analyze→Nonparametric Tests→Independent-samples→Fields→将"尿铅值"送入 Test Fields ，"组别"（变量的 Measure 类型设为"Nominal"）送入 Groups→Settings→Customize test→Mann-Whitney U（2 Samples）→Run。

5. 结果解读 ①正态性检验输出结果如图 8-7 所示，非铅作业工人组 $W_1=0.792$，铅作业工人组 $W_2=0.985$。非铅作业工人组正态性检验统计量 W_1 对应的 $P_1=0.557$，铅作业工人组正态性检验统计量 W_2 对应的 $P_2=0.286$，$P>0.05$，故不拒绝 H_0，两组工人的尿铅值总体都服从正态分布。②方差齐性检验结果如图 8-8 所示，方差齐性检验统计量 F 为 5.122，对应的 P 值为 0.038，两组工人的尿铅值总体方差不相等。③Wilcoxon秩和检验结果如图 8-9 和图 8-10 所示，Wilcoxon秩和检验的 W 统计量为 40，对应 P 值为 0.001，$P<0.05$，按照 $\alpha=0.05$ 的检验水准，拒绝 H_0，接受 H_1，认为两组工人的尿铅值差别有统计学意义，铅作业工人组的尿铅值高于非铅作业工人组的尿铅值。

组别			尿铅值
健康人	N		8
	Normal Parameters [a,b]	Mean	.01950
		Std. Deviation	.018807
	Most Extreme Differences	Absolute	.280
		Positive	.280
		Negative	-.163
	Kolmogorov-Smirnov Z		.792
	Asymp. Sig. (2-tailed)		.557
铅作业工人	N		10
	Normal Parameters [a,b]	Mean	.06780
		Std. Deviation	.026536
	Most Extreme Differences	Absolute	.311
		Positive	.311
		Negative	-.238
	Kolmogorov-Smirnov Z		.985
	Asymp. Sig. (2-tailed)		.286

a. Test distribution is Normal.

b. Calculated from data.

图 8-7　L8-3.sav 的正态性检验结果

		Levene Statistic	df_1	df_2	Sig.
尿铅值	Based on Mean	5.122	1	16	.038
	Based on Median	.612	1	16	.446
	Based on Median and with adjusted df	.612	1	14.086	.447
	Based on trimmed mean	4.561	1	16	.049

图 8-8　L8-3.sav 的方差齐性检验结果

组别		N	Mean Rank	Sum of Ranks
尿铅值	健康人	8	5.00	40.00
	铅作业工人	10	13.10	131.00
	Total	18		

图 8-9　两组秩和的统计描述

	尿铅值
Mann-Whitney U	4.000
Wilcoxon W	40.000
Z	-3.205
Asymp. Sig. (2-tailed)	.001
Exact Sig. [2*(1-tailed Sig.)]	.001[a]

a. Not corrected for ties.

b. Grouping Variable: 组别

图 8-10　L8-3.sav 的秩和检验结果

二、Mann-Whitney U 检验

Mann-Whitney U 检验由 H. B. Mann 和 D. R. Whitney 于 1947 年提出的。它假设两个样本分别来自除了总体均值以外完全相同的两个总体，目的是比较两样本分别代表的总体分布有无差异。

Mann-Whitney U 检验的基本思想：先将两样本看成是单一样本（混合样本）然后由小到大排列观察值统一编秩。如果原假设两个独立样本来自相同的总体为真，那么两样本较小 U 统计量大于等于 U 界值。如果备择假设两个独立样本来自不相同的总体为真，那么两样本较小 U 统计量小于 U 界值。

【例 8-4】比较例 8-2 中的两组饲料喂养雄性大鼠所增体重，见表 8-4，试进行 Mann-Whiter U 检验。

表 8-4　高蛋白饲料和普通饲料两种饲料对雄性大鼠体重增加量（g）

序号	高蛋白组 (1)	秩次 (2)	普通组 (3)	秩次 (4)
1	82	6.5	54	1
2	83	8	60	2.5
3	86	9	60	2.5
4	97	11	62	4
5	103	13	64	5
6	109	15	82	6.5
7	138	16	96	10
8	144	17	100	12
9	154	18	107	14
10	157	19		
11	167	20		
12	174	21		
	R_1	173.5	R_2	57.5

（一）查表法

检验步骤如下。

1. 编秩　将两组数据混合，并按照大小顺序编排编秩。最小的数据秩次为 1，第二小的数据秩次为 2，依此类推；如果出现相同值，取平均秩作为其秩次，如 60、60 取其平均秩（2＋3）/2＝2.5，82、82 取其平均秩（6＋7）/2＝6.5。

2. 计算 U 值　A 组样本观察值的例数 $n_1＝12$；B 组样本观察值的例数 $n_2＝9$；A 组样本观察值的各项秩和 $R_1＝173.5$，B 组样本观察值的各项秩和 $R_2＝57.5$。

$$U_1 = n_1 n_2 + \frac{n_1(n_1+1)}{2} - R_1 = 12 \times 9 + \frac{12(12+1)}{2} - 173.5 = 12.5$$

$$U_2 = n_1 n_2 + \frac{n_2(n_2+1)}{2} - R_2 = 12 \times 9 + \frac{9(9+1)}{2} - 57.5 = 95.5$$

3. 结论　根据 n_1、n_2 查 U 界值表，双侧 $U_{12,9}＝26$。选择 U_1 和 U_2 中最小者 $U_1＝12.5$ 与界值 $U_{12,9}＝26$ 比较，当 12.5＜26 时，$P＜0.05$，拒绝 H_0，接受 H_1，差别有统计学意义，认为两种饲料饲养后雄性大鼠体重增加量的总体分布不同，高蛋白组的雄性大鼠体重增加量高于普通饲料组。

（二）正态近似法

当 $n_1 \geq 10$，$n_2 \geq 10$ 时，根据中心极限定理，无效假设成立时，随机变量的分布 U 分布近似服从均值为 $\dfrac{n_1 n_2}{2}$，标准差为 $\sqrt{\dfrac{n_1 n_2 \ (n_1 + n_2 + 1)}{12}}$ 的正态分布。Z 检验的公式为：

$$Z = \frac{\left| U - \dfrac{n_1 n_2}{2} \right| - 0.5}{\sqrt{n_1 n_2 \ (n_1 + n_2 + 1) \ / 12}} \tag{8-9}$$

式中，U 为 Mann-Whitney U 统计量；0.5 为连续性校正数。

例 8-4 中 $n_1 = 12$，$n_2 = 9$，进行 Z 检验：

$$Z = \frac{\left| 12.5 - \dfrac{12 \times 9}{2} \right| - 0.5}{\sqrt{12 \times 9 \ (12 + 9 + 1) \ / 12}} = 2.91$$

查附表 5，t 界值表，当自由度 $\nu = \infty$，$Z = 1.96$，$2.91 > 1.96$，$P < 0.05$，拒绝 H_0，接受 H_1，差别有统计学意义，认为两种饲料饲养后雄性大鼠体重增加量的总体分布不同，高蛋白组的雄性大鼠体重增加量高于普通饲料组。

（三）成组设计两样本定量资料的 Mann-Whitney U 检验 SPSS 操作示例

1. 建立 SPSS 数据文件 以体重增重、组别（标签 1 表示高蛋白组、2 表示普通饲料组）为变量名，建立 2 列 21 行的数据集 L8-2.sav，见图 8-11。

2. 正态性检验 ①拆分数据：Data→Split File→Compare groups→"组别"到 Groups Based on →OK。②正态性检验：Analyze→ Nonparametric Tests →One-Sample Kolmogorov Smirnov Test → "体重增重"到 Test Variable List→Test Distribution→Normal→OK。

3. 方差齐性检验 Analyze→Descriptive Statistics→ Explore→"体重增重"到 Dependent List→"组别"到 Factor List→Plots→Boxplots→None→Spread vs Level with Levene Test→Untransformed →Continue→OK。

4. Mann-Whitney U 检验 Analyze→Nonparametric Tests→Independent-samples→Fields→将"体重增重"送入 Test Fields ， "组别"（变量的 Measure 类型设为 "Nominal"）送入 Groups→Settings→Customize test→ Mann-Whitney U（2 Samples）→Run。

	体重增重	组别
1	02	1
2	83	1
3	…	…
20	100	2
21	107	2

图 8-11　数据集 L8-2.sav

5. 结果解读 ①正态性检验输出结果如图 8-12 所示，高蛋白组 $W_1 = 0.598$，普通组 $W_2 = 0.839$。高蛋白组正态性检验统计量 W_1 对应的 $P_1 = 0.867$，普通组正态性检验统计量 W_2 对应的 $P_2 = 0.482$，$P > 0.05$，故不拒绝 H_0，两种饲料饲养后雄性大鼠体重增加量的总体都服从正态分布。②方差齐性检验结果如图 8-13 所示，方差齐性检验统计量 F 为 8.669，对应的 P 值为 0.008，$P < 0.05$，两种饲料饲养后雄性大鼠体重增加量总体方差不相等。③Mann-Whitney U 检验结果如图 8-14 和图 8-15 所示，Mann-Whitney U 检验的 U 统计量为 12.5，对应的 P 值为 0.003，$P < 0.05$，按照 $\alpha = 0.05$ 的检验水准，拒绝 H_0，接受 H_1，认为两种饲料饲养后雄性大鼠体重增加量差别有统计学意义，高蛋白组饲料饲养后雄性大鼠体重增加量高于普通组。

组别			体重增重
高蛋白组	N		12
	Normal Parameters[a,b]	Mean	124. 50
		Std. Deviation	34. 661
	Most Extreme Differences	Absolute	. 173
		Positive	. 173
		Negative	. 152
	Kolmogorov-Smimov Z		. 598
	Asymp. Sig. (2-tailed)		. 867
普通组	N		9
	Normal Parameters[a,b]	Mean	76. 11
		Std Deviation	20. 337
	Most Extreme Differences	Absolute	. 280
		Positive	. 280
		Negative	. 169
	Kolmogorov-Smimov Z		. 839
	Asymp. Sig. (2-tailed)		. 482

a. Test distribution is Normal.

b. Calculated from data

图 8-12　L8-12. sav 的正态性检验结果

		Levene Statistic	df_1	df_2	Sig.
体重增重	Based on Mean	8.669	1	19	.008
	Based on Median	5.588	1	19	.029
	Based on Median and with adjusted df	5.588	1	17.231	.030
	Based on trimmed mean	8.647	1	19	.008

图 8-13　L8-2. sav 的方差齐性检验结果

	组别	N	Mean Rank	Sum of Ranks
体重增重	高蛋白组	12	14.46	173.50
	普通组	9	6.39	57.50
	Total	21		

图 8-14　L8-2. sav 的两组秩和的统计描述

	体重增重
Mann -Whitney U	12.500
Wilcoxon W	57.500
Z	−2.951
Asymp. Sig.　(2−tailed)	.003
Exact Sig. [2*(1 −tailed Sig.)]	.002[a]

a. Not corrected for ties.

b. Grouping Variable: 组别

图 8-15　L8-2. sav 的 Mann-Whitney U 检验结果

思考题

1. 成组设计两样本定量资料的 t 检验应用的前提条件是什么？
2. 成组设计两样本定量资料的 t 检验和 Wilcoxon 秩和检验有什么区别？
3. 两独立样本比较的 Wilcoxon 秩和检验，当 $n_1 > 10$ 或 $n_2 - n_1 > 10$ 时用 u 检验，这时检验是属于参数检验还是非参数检验？为什么？

实验四　两个样本单变量资料假设检验的 SPSS 案例分析

【实验 1】

某营养实验室随机抽取 22 只小鼠随机等分为两组，一组饲食未强化玉米，一组饲食强化玉米，见表 8-5。试问玉米强化与否干物质的可消化系数有无差别？

表 8-5　两组玉米干物质可消化系数比较

组别	可消化系数（%）										
强化组	44.3	48.1	42.6	45.9	48.3	47.7	42.8	44.5	43.8	45.8	45.4
未强化组	19.8	15.8	18.2	21.6	23.4	24.6	27.0	19.3	23.7	22.4	24.7

（1）建立 SPSS 数据文件　以可消化系数、组别（标签 1 表示强化组、2 表示未强化组）为变量名，建立 2 列 22 行的数据文件 E8.1.sav，见图 8-16。

	可消化系数	组别
1	44.3	1
2	48.1	1
3	…	…
21	22.4	2
22	24.7	2

图 8-16　数据文件 E8.1.sav

（2）正态性检验　①拆分数据：Data→Split File→Compare groups→"组别"到 Groups Based on→OK；②正态性检验：Analyze→ Nonparametric Tests→One-Sample Kolmogorov Smirnov Test →"可消化系数"到 Test Variable List，→Test Distribution，√Normal→OK。

（3）独立样本 t 检验　Analyze→Compare Means→Independent-Samples T Test→"可消化系数"到 Test Variable（s）→"组别"到 Grouping Variable→ 点击 Define Groups→Group 1 输入 1，Group 2 输入 2→ Continue→OK。

（4）结果解读　根据资料特征与分析的要求，对 SPSS 输出结果进行分析与表达。

【实验 2】

某实验室观察局部温热治疗小鼠移植性肿瘤的疗效，以生存日数作为观察指标，实验结果见表 8-6。试检验两组小鼠生存日数有无差别？

表 8-6　两组小鼠发癌后生存日数比较

组别	生存日数									
实验组	10	12	13	14	26	27	31	36	37	40
对照组	2	3	4	5	6	7	8	9	10	11

（1）建立 SPSS 数据文件　以生存日数、组别（标签 1 表示实验组、2 表示对照组）为变量名，建立 2 列 20 行的数据文件 E8.2.sav，见图 8-17。

	生存日数	组别
1	10	1
2	12	1
3	…	…
19	10	2
20	11	2

图 8-17　数据集 E8.2.sav

（2）正态性检验　①拆分数据：Data→Split File→Compare groups→"组别"到 Groups Based on→OK。②正态性检验：Analyze→ Nonparametric Tests→One-Sample Kolmogorov Smirnov Test→"生存日数"到 Test Variable List，→Test Distribution，√Normal→OK。

（3）方差齐性检验　Analyze→Descriptive Statistics→Explore→"生存日数"到 Dependent List→"组别"到 Factor List→Plots→Boxplots，√None→Spread vs Level with Levene test，√Untransformed→Continue→OK。

（4）Mann-Whitney U 检验　Analyze→Nonparametric Tests→Independent-samples→Fields→将 "生存日数"送入 Test Fields，"组别"（变量的 Measure 类型设为"Nominal"）送入 Groups→Settings→Customize test→Mann-Whitney U（2 Samples）→Run。

（5）结果解读　根据资料特征与分析的要求，对 SPSS 输出结果进行分析与表达。

第九章
多个样本单变量资料假设检验

【学习目的】

通过本章的学习，能够根据研究目的对常见的多个样本单变量资料进行假设检验。

【学习要点】

方差分析的基本思想、应用条件与注意事项，完全随机设计与随机区组设计资料检验方法及其多重比较、2×2 交叉设计与析因设计资料的方差分析、重复测量资料的方差分析。

对多个样本单变量资料的假设检验，应根据设计类型、资料类型和分析目的选择不同的方法，实际应用过程中可以参考图 9-1 所示的分析思路。

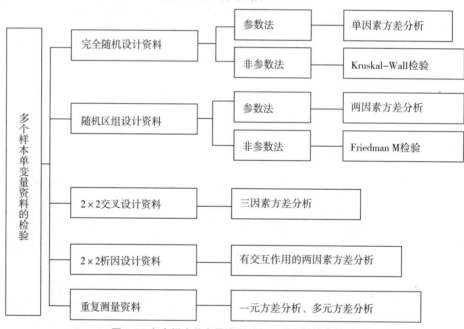

图 9-1　多个样本单变量资料的假设检验的分析思路

上一章介绍了两个样本单变量资料的 t 检验、Wilcoxon 符号秩和检验以及 Mann-Whitney U 检验等方法，但在实际工作中，我们常常还会遇到三个及三个以上样本进行单变量资料比较的情况，此时，如果采用两两比较的检验方法，会增大犯Ⅰ类错误的概率。本章将介绍适用于多个样本单变量资料的检验方法。

第一节　完全随机设计资料假设检验及多重比较

完全随机设计（completely random design）是采用完全随机化的分组方法，将全部受试对象随机分配到几个处理组中去，各组分别接受不同的处理（或从不同总体中随机抽样），然后通过各组之间均数或中位数的比较，评价由某种因素所引起的变异是否具有统计学意义。

完全随机设计的资料其反映实验效应的指标为计量资料，且数据服从正态分布、各组间方差齐时，多组比较可用完全随机设计的方差分析；当数据不服从正态分布和方差不齐时，就应对数据进行变量变换使得其满足正态性和方差齐性后再进行方差分析，当经过变换后仍不满足条件时可应用 Kruskal-Wallis H 检验；当资料为无序多分类时，可直接作行列表 χ^2 检验；当资料为等级分组资料时，应用 Kruskal-Wallis H 检验。

一、单因素方差分析及多重比较

方差分析（analysis of variance，简写为 ANOVA）能用于两个或两个以上样本均数的比较，还可分析两个或多个研究因素的交互作用以及回归方程的线性假设检验等。应用方差分析的条件是：①各样本是相互独立的随机样本。②各样本都来自正态总体。③各个总体方差相等。

1. 方差分析的基本思想　根据资料的设计类型（即变异的不同来源），将全部观察值之间的变异——总变异，分解为两个或多个部分，除随机误差外其余每个部分的变异都可由某个因素的作用加以解释，通过比较不同变异来源的均方，借助 F 分布做出统计推断，若 F 值接近 1，可认为处理因素无作用；若 F 远大于 1，且大于或等于 F 界值表中某界值时，可认为处理因素有作用。

2. 完全随机设计资料的方差分析　又称单因素方差分析（One-Way ANOVA）。在完全随机设计资料的方差分析中，要把总的离均差平方和分解为组间部分和组内部分，其自由度也分为相应的部分，并用各自的离均差的平方和除以各自的自由度，得到两个均方。两个均方之比即为 F 值。根据自由度和检验水准查 F 界值表，确定 P 值，判断结果。具体计算公式见表 9-1。

表 9-1　完全随机设计方差分析的计算公式

变异来源	离均差平方和 SS	自由度 ν	均方 MS	F
总变异	$\sum\limits_{i=1}^{k}\sum\limits_{j=1}^{n_i}(X_{ij}-\overline{X})^2$ 或 $\sum\limits_{i=1}^{k}\sum\limits_{j=1}^{n_i}X_{ij}^2-C$	$N-1$		
组间变异（处理组间）	$\sum\limits_{i=1}^{k}n_1(\overline{X}_i-\overline{X})^2$ 或 $\sum\limits_{i=1}^{k}\dfrac{\left(\sum\limits_{j}^{nj}X_{ij}\right)^2}{n_i}-C$	$k-1$	$SS_{组间}/\nu_{组间}$	$MS_{组间}/MS_{组内}$
组内变异（误差）	$\sum\limits_{i}\sum\limits_{j}(X_{ij}-\overline{X}_j)^2$ 或 $SS_总-SS_{组间}$	$N-k$	$SS_{组内}/\nu_{组内}$	

表 9-1 中，$C=\dfrac{\left(\sum\limits_{i=1}^{k}\sum\limits_{j=1}^{n_i}X_{ij}\right)^2}{N}$，$N=\sum n_i$，$k$ 为处理组数，各处理组均数 $\overline{X}_i=\dfrac{\sum\limits_{j=1}^{n_i}X_{ij}}{n_i}$，总均数为 $\overline{X}=\dfrac{\sum\limits_{i=1}^{k}\sum\limits_{j=1}^{n_i}X_{ij}}{N}$。

【例 9-1】为考察工艺对花粉中的氨基酸百分含量提取的影响，某药厂用酸处理(A)、碱处理(B)、破壁(C)和水浸后醇提取(D)四种不同工艺对花粉进行处理，测得氨基酸百分含量如表 9-2 所示。试判断四种处理方法的氨基酸百分含量总体均数是否有差异。

表 9-2　四种工艺提取花粉氨基酸百分含量的测定结果

	A	B	C	D	
	4.636	3.581	4.650	3.449	
	4.620	3.651	4.728	3.474	
	4.545	3.507	4.604	3.384	
	4.695	3.538	4.697	3.343	
$\sum_{i=1}^{n} X_i$	18.496	14.277	18.679	13.650	$65.102(\sum X)$
n_i	4	4	4	4	$16(N)$
$\bar{X}_i$	4.624	3.569	4.670	3.413	$4.069(\bar{X})$
$\sum_{i=1}^{n} X_i^2$	85.537	50.970	87.235	46.591	$270.333(\sum X^2)$

检验步骤：

(1) 建立假设，确定检验水准

H_0：$\mu_1 = \mu_2 = \mu_3 = \mu_4$，即四个组总体均数相同

H_1：μ_1、μ_2、μ_3、μ_4 不同或不全相同

$\alpha = 0.05$

(2) 选择检验方法，计算检验统计量 F 值

$$C = \frac{(\sum_{i=1}^{k} \sum_{j=1}^{n_j} X_{ij})^2}{N} = \frac{(65.102)^2}{16} = 264.8919$$

$$SS_{总} = \sum_{i=1}^{k} \sum_{j=1}^{n_j} X_{ij}^2 - C = 270.3333 - 264.8919 = 5.4414$$

$$SS_{组间} = \sum_{i=1}^{k} \frac{(\sum_{j}^{n_j} X_{ij})^2}{n_j} - C = \frac{18.496^2 + 14.277^2 + 18.679^2 + 13.650^2}{4}$$
$$- 264.8919 = 5.3987$$

$$SS_{组内} = SS_{总} - SS_{组间} = 5.4414 - 5.3987 = 0.0427$$

$$\nu_{总} = N - 1 = 16 - 1 = 15$$

$$\nu_{组间} = k - 1 = 4 - 1 = 3$$

$$\nu_{组内} = N - k = 16 - 4 = 12$$

$$MS_{组间} = \frac{SS_{组间}}{\nu_{组间}} = \frac{5.3987}{3} = 1.7996$$

$$MS_{组内} = \frac{SS_{组内}}{\nu_{组内}} = \frac{0.0427}{12} = 0.0036$$

$$F = \frac{MS_{组间}}{MS_{组内}} = \frac{1.7996}{0.0036} = 499.8889$$

(3) 确定 P 值，判断结果　　查 F 界值表，得 $F_{0.05(3, 12)} = 3.49$，$F_{0.01(3, 12)} = 5.95$，本例中 $F = 499.8889 > 5.95$，故 $P < 0.01$。因此按 $\alpha = 0.05$ 的水准拒绝 H_0，接受 H_1，可认为四种工艺提取的花粉氨基酸含量总体均数不全相同，即不同工艺对花粉氨基酸的提取有影响。例 9-1 的方差

分析表见表 9-3。

表 9-3　例 9-1 的方差分析表

变异来源	SS	v	MS	F	P
组间变异	5.3987	3	1.7996	499.8889	<0.01
组内变异	0.0427	12	0.0036		
总变异	5.4414	15			

3. 多个样本均数间的多重比较　例 9-1 中，方差分析结论差异有统计学意义，说明多个总体均数不全相等，但究竟是甲、乙、丙、丁四组总体均数全部不等，还是其中某两个总体均数不等，这时需进一步对多个均数作两两间的多重比较。均数间的多重比较方法很多，下面我们介绍常用的两种多重比较方法。

（1）SNK-q 检验　这种方法主要用于在研究设计中未考虑均数多重比较问题，经方差分析结论有统计学意义之后，才决定对多个均数都进行两两比较（post hoc comparisons/unplanned comparisons），可采用 SNK-q 检验（Students-Newman-Keuls）。SNK 法属多重极差检验（multiple range test），因其检验统计量为 q，又称为 q 检验。

q 值的计算公式为：

$$q=\frac{|\overline{X}_A-\overline{X}_B|}{S_{\overline{X}_A-\overline{X}_B}}=\frac{|\overline{X}_A-\overline{X}_B|}{\sqrt{\dfrac{MS_{误差}}{2}\left(\dfrac{1}{n_A}+\dfrac{1}{n_B}\right)}}, \quad \nu=\nu_{误差} \tag{9-1}$$

式中，分子为任意两个对比组 A、B 的样本均数之差，分母为差值的标准误，n_A 和 n_B 分别为 A 和 B 两个样本的例数，$MS_{误差}$ 为前面方差分析时计算得到的组内（误差）均方。

【例 9-2】在例 9-1 研究的问题中，方差分析的结果显示四个均数的差异有统计学意义，试用 SNK-q 检验方法对四个均数进行多重比较。

检验步骤为：

1）建立假设，确定检验水准：

H_0：$\mu_A=\mu_B$，即任两对比组的总体均数相等

H_1：$\mu_A\neq\mu_B$，即任两对比组的总体均数不等

$\alpha=0.05$

2）选择检验方法，计算检验统计量：首先将四个样本均数按从大到小的顺序排列，并编上组次，如下所示。

组次	1	2	3	4
均数	4.670	4.624	3.569	3.413
组别	C	A	B	D

本例中 $n_i=4$，$MS_{误差}=0.0036$，代入式 9-1 得：

$$S_{\overline{X}_A-\overline{X}_B}=\sqrt{\frac{MS_{误差}}{2}\left(\frac{1}{n_A}+\frac{1}{n_B}\right)}=\sqrt{\frac{0.0036}{2}\left(\frac{1}{4}+\frac{1}{4}\right)}=0.03$$

当组 1 与组 4 比较时：

$$q = \frac{|\overline{X}_A - \overline{X}_B|}{S_{\overline{X}_A - \overline{X}_B}} = \frac{4.670 - 3.413}{0.03} = 41.900$$

其余以此类推。

两两比较的组合数为 $\frac{n(n-1)}{2}$，本例中 $k=4$，共应比较 $\frac{4(4-1)}{2} = 6$ 次，计算结果见表 9-4。

表 9-4　四个样本均数两两比较的 q 检验

对比组	两均数之差	标准误	q 值	组数	q 界值		P 值
A 与 B	$\overline{X}_A - \overline{X}_B$	$S_{\overline{X}_A - \overline{X}_B}$	q	a	0.05	0.01	P
(1)	(2)	(3)	(4)=(2)/(3)	(5)	(6)	(7)	(8)
1 与 4	1.257	0.03	41.90	4	4.20	5.50	<0.01
1 与 3	1.101	0.03	36.70	3	3.77	5.05	<0.01
1 与 2	0.046	0.03	1.53	2	3.08	4.32	>0.05
2 与 4	1.212	0.03	40.40	3	3.77	5.05	<0.01
2 与 3	1.055	0.03	35.17	2	3.08	4.32	<0.01
3 与 4	0.157	0.03	5.23	2	3.08	4.32	<0.01

3）确定 P 值，判断结果：以算得的统计量 q 值，再根据误差自由度 $\nu_{误差}$ 和组数，查附表 17，q 界值表，作出统计推断。若 $q < q_{0.05(\nu,a)}$，则不拒绝 H_0，差异无统计学意义；否则，拒绝 H_0，接受 H_1，差异有统计学意义。$q_{a(\nu,a)}$ 中 α 为检验水准，ν 为组内均方（误差）的自由度，a 为组数。这里的组数是指当原各组均数依大小顺序排列时，对比的两组相距范围内所包含的组数或均数个数。例如，当排好序的两组均数相邻时，则 $a=2$，因为这两者的相距范围内只包含这两个均数本身；当比较的两者之间相隔一个均数时，则 $a=3$，因为这两者范围内共包含 3 个数。在本例中，按 $\alpha=0.05$ 的水准，只有酸处理方法与破壁方法（即对比组"1 与 2"）间相比较，$P>0.05$，不拒绝 H_0，差异没有统计学意义。其他各组数据之间的差异均有统计学意义。

（2）Dunnett-t 检验　在实际的科研过程中，有时我们只关心各处理组与对照组样本均数之间的差别有无统计学意义。因此，我们在实验设计阶段就根据研究目的或专业知识考虑，计划好对各均数间进行两两比较（planned contrast/comparisons），如同时验证某药品三个剂型的有效性，只作各剂型与对照组的比较即可，一般采用 Dunnett-t 检验。该方法中假设检验统计量为：

$$t = \frac{|\overline{X}_T - \overline{X}_c|}{S_{(\overline{X}_T - \overline{X}_c)}} = \frac{|\overline{X}_T - \overline{X}_c|}{\sqrt{MS_{误差}\left(\frac{1}{n_T} + \frac{1}{n_c}\right)}} \qquad \nu = \nu_{误差} \qquad (9-2)$$

式中，$\overline{X}_T$，$\overline{X}_c$ 分别为处理组与对照组的样本均值，$S_{\overline{X}_T - \overline{X}_c}$ 是指样本均值差值的标准误，n_T、n_c 分别为处理组与对照组的例数，$MS_{误差}$ 为组内（误差）均方。

【例 9-3】例 9-1 中以水浸后醇提取为对照组，研究目的是比较酸处理、碱处理以及破壁处理的提取效果是否优于水浸后醇提取，试用 Dunnett-t 检验方法对这三个均数进行多重比较。

检验步骤为：

1）建立假设，确定检验水准：

H_0：$\mu_T = \mu_C$，即处理组与对照组的总体均数相等

H_1：$\mu_T \neq \mu_C$，即处理组与对照组的总体均数不等

$\alpha = 0.05$

2）选择检验方法，计算检验统计量：本例中 $n_i = 4$，$MS_{误差} = 0.0036$，故任意两组均数差值的标准误相等，即

$$S_{\overline{X}_T - \overline{X}_c} = \sqrt{MS_{误差}\left(\frac{1}{n_T} + \frac{1}{n_c}\right)} = \sqrt{0.0036\left(\frac{1}{4} + \frac{1}{4}\right)} = 0.0424$$

当酸处理与水浸后醇提取比较时：

$$t = \frac{|\overline{X}_T - \overline{X}_c|}{S_{\overline{X}_T - \overline{X}_c}} = \frac{4.624 - 3.413}{0.0424} = 28.561$$

其余以此类推，两两比较的结果见表 9-5。

表 9-5　3 个处理组与对照组均数比较 Dunnett-t 检验

对比组	两均数之差 $\|\overline{X}_T - \overline{X}_c\|$	t 值 $\|\overline{X}_T - \overline{X}_c\| / 0.0424$	组数 T	t 界值 $(v=12)$ 0.05	0.01	P 值
A 与 D	1.211	28.561	3	2.72	3.61	<0.01
B 与 D	0.156	3.679	3	2.72	3.61	<0.01
C 与 D	1.257	29.646	3	2.72	3.61	<0.01

3）确定 P 值，判断结果：由表 9-4 可知，酸处理、碱处理、破壁处理分别与水浸后醇提取组比较，均有 $P<0.01$，按 $\alpha=0.05$ 水准拒绝 H_0，接受 H_1，差异有统计学意义，认为其他三种工艺水平都比水浸后醇提取方法更优。

请注意上面用到的 SNK-q 和 Dunnett-t 两种多重比较法与前面学过的一般检验有两大区别：①一般检验的误差是单纯的两组合并误差，而这两种方法是基于多组共有的误差均方。②一般检验界值仅与自由度有关，而这两种方法的检验界值除自由度外，还与处理组数有关。

4. 单因素方差分析及多重比较 SPSS 操作示例

（1）建立 SPSS 数据文件　以组别（label 为工艺、values 为 1＝"酸处理"，2＝"碱处理"，3＝"破壁"，4＝"浸水醇提取"）、含量（label 为氨基酸含量）为变量名，建立数据文件 L9-1. sav。

（2）单因素方差分析　Analyze→Compare Means→One-Way ANOVA→含量到 Dependent List，组别到 Factor→Post Hoc→√SNK、√Dunnet-t→Control Category→Last → Continue → Options→ √Descriptive、√Homogeneity of variance test→ Continue →OK。

（3）结果解读　SPSS 主要输出结果：

图 9-2 是方差齐性检验的结果，$P=0.98>0.05$，可认为四组数据满足方差齐性的条件；图 9-3 是方差分析的结果，$F=505.488$（由于四舍五入的原因，结果与手工计算略有差别，不影响判断结果），$P<0.001$，可判断为各样本对应的总体均数不全相等；图 9-4、图 9-5 分别为采用 Dunnett-t、SNK-q 多重比较的结果。

Test of Homogeneity of Variances

氨基酸百分含量

Levene Statistic	df1	df2	Sig.
.057	3	12	.981

图 9-2　L9-1. sav 的 Test of Homogeneity of Variances

氨基酸百分含量

	Sum of Squares	df	Mean Square	F	Sig.
Between Groups	5.399	3	1.800	505.488	.000
Within Groups	.043	12	.004		
Total	5.441	15			

图 9-3　L9-1. sav 的 ANOVA

Dependent Variable: 氨基酸百分含量

	(I) 工艺	(J) 工艺	Mean Difference (I-J)	Std. Error	Sig.	95% Confidence Interval	
						Lower Bound	Upper Bound
Dunnett t (2-sided)[a]	酸处理	水浸后醇提取	1.211500*	.042190	.000	1.09831	1.32469
	碱处理	水浸后醇提取	.156750*	.042190	.008	.04356	.26994
	破壁	水浸后醇提取	1.257250*	.042190	.000	1.14406	1.37044

a. Dunnett t-tests treat one group as a control, and compare all other groups against it.

*. The mean difference is significant at the 0.05 level.

图 9-4　L9-1. sav 的多重比较

氨基酸百分含量

工艺		N	Subset for alpha = 0.05		
			1	2	3
Student-Newman-Keuls[a]	水浸后醇提取	4	3.41250		
	碱处理	4		3.56925	
	酸处理	4			4.62400
	破壁	4			4.66975
	Sig.		1.000	1.000	.300

Means for groups in homogeneous subsets are displayed.

a. Uses Harmonic Mean Sample Size = 4.000.

图 9-5　L9-1. sav 的 SNK-q 检验结果

二、Kruskal-Wallis H 检验及多重比较

采用完全随机设计所获得的多是计量资料，若为等级资料或计量资料经过变量变换后仍然不满足作方差分析的条件，这时，需要作多个独立样本的秩和检验。其目的是利用多个样本的秩和来推断各样本分别代表的总体的分布有无差别。它相当于单因素方差分析的非参数检验方法。本法由 Kruskal 和 Wallis 在 Wilcoxon 秩和检验的基础上扩展而来，称为 Kruskal-Wallis H 检验。

1. 多组计量原始数据的秩和检验

【例 9-4】某药物研究所为了研究药物对钉螺的杀死作用，采用三种药物杀灭钉螺。每批用 200 只活钉螺，用药后清点每批钉螺的死亡数并计算死亡率（％），结果见表 9-6。问三种药物杀灭钉螺的效果有无差别？

表 9-6 三种药物杀灭钉螺的死亡率比较

甲药		乙药		丙药	
死亡率(1)	秩次(2)	死亡率(3)	秩次(4)	死亡率(5)	秩次(6)
32.5	9.5	16.0	4.5	6.5	1
35.5	11	20.5	6	9.0	2
40.5	13	22.5	7	12.5	3
46.0	14	32.5	9.5	16.0	4.5
49.0	15	36.0	12	24.0	8
R_j	62.5		39		18.5
n_j	5		5		5

本例为百分率资料，不服从正态分布，现用 Kruskal-Wallis H 检验。

（1）建立假设

H_0：三种药物杀灭钉螺的死亡率总体分布位置相同

H_1：三种药物杀灭钉螺的死亡率总体分布位置不同或不全相同

$\alpha = 0.05$

（2）混合编秩 见表 9-6 第（2）栏、第（4）栏、第（6）栏。将各组数据混合由小到大统一编上秩次，分属不同样本的相同观察值，取其平均秩次，若相同数据在同一组内，其秩次按位置顺序编号。

（3）求秩和 见表 9-6。将表中各组秩次相加，得到各组秩和，记为 R_i。下标 i 表示组序（$i = 1$、2、3）。

（4）计算检验统计量 H 当各样本数据中无相同秩次时按式 9-3 计算 H。

$$H = \frac{12}{N(N+1)} \left(\sum \frac{R_i^2}{n_i} \right) - 3(N+1) \tag{9-3}$$

当各样本数据中有相同秩次时，按式 9-3 计算得到的 H 值偏小，这时需要按式 9-4 加以校正，记为 H_c。

$$H_c = \frac{H}{C}, \quad C = 1 - \frac{\sum (t_j^3 - t_j)}{N^3 - N} \tag{9-4}$$

式中，t_j 为第 j 个相同秩次数值的个数，校正后，$H_c > H$，相应的 P 会减小。

先将数据代入式 9-3 中，计算得到：

$$H = \frac{12}{15\,(15+1)} \left(\frac{62.5^2}{5} + \frac{39^2}{5} + \frac{18.5^2}{5} \right) - 3\,(15+1) = 9.695$$

由于在本例中有 2 个 16.0（平均秩次为 4.5）、2 个 32.5（平均秩次 9.5），因此，$t_1 = 2$、$t_2 = 2$，需要按式 9-4 加以校正。

$$C = 1 - \frac{(2^3 - 2) + (2^3 - 2)}{15^3 - 15} = 0.996, \quad H_c = \frac{H}{C} = \frac{9.695}{0.996} = 9.734$$

（5）确定 P 值，判断结果 H_c 较 H 略有增大，查附表 18 的 H 界值表，得 $P < 0.05$，按 $\alpha = 0.05$ 水准拒绝 H_0，接受 H_1，认为三种药物杀灭钉螺的死亡率总体分布位置不同。

2. 多组计量频数表数据的秩和检验 若样本含量较多，各样本可制成统一组段的频数表进行秩和检验。属于同一组段或等级的观察值，一律取平均秩次，再以各组段的频数加权；由于这类数据重复的秩次较多，需计算校正的 H_c 值。

【例 9-5】四种疾病患者痰液内嗜酸性粒细胞的检查见表 9-7。问四种疾病患者痰液内的嗜酸性粒细胞有无差别？

表 9-7　四种疾病患者痰液内嗜酸性粒细胞比较

白细胞 (1)	支气管扩张 (2)	肺水肿 (3)	肺癌 (4)	病毒性呼吸道感染 (5)	合计 (6)	秩范围 (7)	平均秩 (8)
0~3	0	3	5	3	11	1~11	6
4~6	2	5	7	5	19	12~30	21
7~10	9	5	3	3	20	31~50	40.5
10 以上	6	2	2	0	10	51~60	55.5
R_i	739.5	436.5	409.5	244.5	—	—	—
n_i	17	15	17	11	60	—	—

(1) 建立假设

H_0：四种疾病患者痰液内嗜酸性粒细胞总体分布位置相同

H_1：四种疾病患者痰液内嗜酸性粒细胞总体分布位置不同或不全相同

$\alpha = 0.05$

(2) 编秩　求各组段合计数及平均秩次。见表 9-7 第（6）栏、第（7）栏、第（8）栏。先计算各组段的合计，再确定秩次范围。表中列出的秩次范围是为计算平均秩次用的。因为对于白细胞组段为"0~3"的 11 位病人来说，他们的秩次应该是相同的，故应取平均秩次，即 $\frac{1+11}{2} = 6$，依次方法，分别计算其他各组的平均秩次。

(3) 求秩和　用各组段的频数与其相应的平均秩次相乘再求和，就可以分别算得支气管扩张组、肺水肿组、肺癌组以及病毒性呼吸道感染组的秩和。如对于支气管扩张组：

$$R_1 = 0 \times 6 + 2 \times 21 + 9 \times 40.5 + 6 \times 55.5 = 739.5$$

仿此方法，可得表 9-7 的 R_i 值。

(4) 计算检验统计量 H　以四组的 n_i 及 R_i 代入式 9-3，可得：

$$H = \frac{12}{60 \ (60+1)}\left(\frac{739.5^2}{17} + \frac{436.5^2}{15} + \frac{409.5^2}{17} + \frac{244.5^2}{11}\right) - 3(60+1) = 14.28$$

由于每个组段的频数（即相同秩次的个数）较多，本例应按式 9-4 计算校正的 H_c。

$$C = 1 - \frac{\sum (t_j^3 - t_j)}{N^3 - N} = 1 - \frac{(11^3 - 11) + (19^3 - 19) + (20^3 - 20) + (10^3 - 10)}{60^3 - 60} = 0.92$$

$$H_c = \frac{H}{C} = \frac{14.28}{0.92} = 15.52$$

(5) 确定 P 值，判断结果　本例各组例数超出 H 界值表的范围，故按 $\nu =$ 组数 $-1 = 4-1 = 3$，查 χ^2 界值表，得 $P < 0.05$，按 $\alpha = 0.05$ 水准拒绝 H_0，接受 H_1，认为四种疾病患者痰液内的嗜酸性粒细胞有差别。

3. 多重比较　与方差分析相类似，当用 Kruskal-Wallis H 检验其结论认为各总体的分布位置不同或不全相同时，常需进一步作组间多重比较，以推断哪两个总体的分布位置不同，哪两个总体间没有差别。当样本量较小时，用 Wilcoxon 两样本秩和检验的方法，求得统计量的数值后，可借助统计软件得到相对精确的 P 值。样本量较大时，按下式计算统计量 Z_{ij} 值：

$$Z_{ij} = \frac{\bar{R}_i - \bar{R}_j}{\sigma_{R_i - R_j}} = \frac{\bar{R}_i - \bar{R}_j}{\sqrt{\dfrac{N(N+1)}{12}\left(\dfrac{1}{n_i} + \dfrac{1}{n_j}\right)}} \tag{9-5}$$

当相同秩次的个数较多时（大于25%），用校正值：

$$Z_{ijc} = \frac{Z_{ij}}{\sqrt{C}}, \quad C = 1 - \frac{\sum (t_j^3 - t_j)}{N^3 - N} \tag{9-6}$$

式中，$\bar{R}_i$、$\bar{R}_j$ 为两两对比组中任何两个对比组 i、j 的秩和，n_i、n_j 为相应的样本含量，N 为各处理组的总例数，$\sigma_{R_i - R_j}$ 为 $\bar{R}_i - \bar{R}_j$ 的标准误。下面以例9-6说明其检验步骤。

【例9-6】在分析例9-5资料时，经多个样本比较的秩和检验，四种疾病患者痰液内的嗜酸性粒细胞的差别有统计学意义，试再进一步做两两比较。

（1）建立假设

H_0：任何两个总体分布位置相同

H_1：任何两个总体分布位置不同

$\alpha = 0.05$

（2）计算各样本的平均秩次 $\bar{R}_1 = \dfrac{739.5}{17} = 43.50$，$\bar{R}_2 = \dfrac{436.5}{15} = 29.10$，$\bar{R}_3 = \dfrac{409.5}{17} = 24.09$，$\bar{R}_4 = \dfrac{244.5}{11} = 22.23$。

（3）列出两两比较的秩和检验计算表 由于本例中相同秩次的个数较多，表中 Z 按式9-6计算，$N = 60$。例如1组与2组比较：

$$Z_{ij} = \frac{43.50 - 29.10}{\sqrt{\dfrac{60(60+1)}{12}\left(\dfrac{1}{17} + \dfrac{1}{15}\right)}} = 2.33 \qquad Z_{ijc} = \frac{Z_{ij}}{\sqrt{C}} = \frac{2.33}{\sqrt{0.92}} = 2.43$$

其余依此类推，结果见表9-8。

表9-8 四种疾病患者痰液内嗜酸性粒细胞秩和的两两比较

对比组	样本含量		两平均秩次之差	Z	P
	n_i	n_j	$\bar{R}_i - \bar{R}_j$		
1与2	17	15	14.4	2.43	$0.01 < P < 0.05$
1与3	17	17	19.41	3.38	< 0.001
1与4	17	11	21.27	3.28	< 0.001
2与3	15	17	5.01	0.84	> 0.05
2与4	15	11	6.87	1.08	> 0.05
3与4	17	11	1.86	0.29	> 0.05

（4）确定 P 值，判断结果 根据各对比组的 Z 值，查表得出 P 值。按 $\alpha = 0.05$ 总的检验水准，每次比较必须采用调整的检验水准 $\alpha' = \dfrac{\alpha}{k(k-1)/2} = \dfrac{0.05}{4(4-1)/2} = 0.008$。比较结果见表9-8。因此按 $\alpha' = 0.008$，可以看出，1组与3组、1组与4组相比较，差异有统计学意义，其余各组的差异均无统计学意义。

4. 多组计量资料的 Kruskal-Wallis H 检验 SPSS 操作示例

（1）建立 SPSS 数据文件 以组别（Label 为药物；Values 为 1 = "甲药"，2 = "乙药"，3 =

"丙药")、杀灭率为变量名，建立数据文件 L9-4. sav。

（2）Kruskal-Wallis H 检验 Analyze→Nonparametric Tests→Independent Samples→Fields→将"杀灭率"送入 Test Fields，"组别"（变量的 Measure 类型设为"Nominal"）送入 Groups→Settings→Customize test→Kruskal-Wallis One-Way ANOVA（k Samples）→Run。多重比较时双击输出结果→View：Pairwise Comparisons，取调整 P 值（Adj. Sig.）与检验水准 0.05 比较。

（3）结果解读 SPSS 主要输出结果：图 9-6 为三组药物杀灭率的平均秩与 Kruskal-Wallis H 检验的结果，$\chi^2 = 9.73$，$P = 0.008 < 0.05$；图 9-7 为多重比较结果。

Hypothesis Test Summary				
	Null Hypothesis	Test	Sig.	Decision
1	The distribution of 杀灭率 is the same across categories of 药物.	Independent-Samples Kruskal-Wallis Test	.008	Reject the null hypothesis.

Asymptotic significances are displayed. The significance level is .05.

Ranks		
药物	N	Mean Rank
甲药	5	12.50
乙药	5	7.80
丙药	5	3.70
Total	15	

图 9-6 L9-4. sav 的排秩结果

Sample1-Sample2	Test Statistic	Std. Error	Std. Test Statistic	Sig.	Adj.Sig.
丙药-甲药	8.800	2.823	3.117	.002	.005
乙药-甲药	4.700	2.823	1.665	.096	.288
丙药-乙药	4.100	2.823	1.452	.146	.439

图 9-7 多重比较结果

5. 多组计量频数表数据的 Kruskal-Wallis H 检验 SPSS 操作示例

（1）建立 SPSS 数据文件 以组别（Label 为疾病；Values 为 1＝"支气管扩张"，2＝"肺水肿"，3＝"肺癌"，4＝"吸道感染"）、水平（Label 为白细胞；Values 为 1＝"0～3"，2＝"4～6"，3＝"7～10"，4＝"10 以上"）、频数为变量名，建立数据文件 L9-5. sav。

（2）频数加权 Date→Weight Cases→频数到 Frequency Variable。

（3）Kruskal-Wallis H 检验 Analyze → Nonparametric Tests → Legacy Dialogs → K Independent Samples：水平到 Test Variable List，组别到 Grouping Variable→Define Range（Minimum＝1，Maximum＝4）→ Continue→OK。

（4）结果解读 SPSS 主要输出结果：图 9-8 为四种疾病的平均秩；图 9-9 为 Kruskal-Wallis H 检验的结果，$\chi^2 = 15.506$，$P = 0.001 < 0.05$。

Ranks			
疾病		N	Mean Rank
白细胞	支气管扩张	17	43.50
	肺水肿	15	29.10
	肺癌	17	24.09
	呼吸道感染	11	22.23
	Total	60	

图 9-8 L9-5. sav 的排秩结果

Test Statistics [a,b]	
	白细胞
Chi-Square	15.506
df	3
Asymp. Sig.	.001

a. Kruskal Wallis Test

b. Grouping Variable: 疾病

图 9-9 L9-5. sav 的 Kruskal Wallis 检验结果

第二节 随机区组设计资料假设检验及多重比较

随机区组设计（randomized block design）又称配伍组设计，是配对比较 t 检验的推广。具体做法是：先将性质相同或相近的受试对象配成若干个区组，再分别将各区组内的受试对象随机分配到处理水平不同的各个组。其设计方法是将数据按处理组和区组两个方向进行分组，并对两个分组变量进行分析。采用随机区组设计，可校正某些混杂因素（与试验结果无关的非研究因素）对研究的干扰，提高统计效率。

一、两因素方差分析及多重比较

随机区组设计所获得的多组资料如果服从正态分布和方差齐性，这时按处理组和区组两个方向进行方差分析，因此又称两方向分类方差分析（two-way classification ANOVA）或两因素方差分析。具体计算公式见表 9-9。

表 9-9 随机区组设计方差分析的计算公式

变异来源	离均差平方和 SS	自由度 ν	均方 MS	F
处理组间	$\sum_{i=1}^{k} \dfrac{\left(\sum_{j=1}^{b} X_{ij}\right)^2}{b} - C$	$k-1$	$\dfrac{SS_{处理}}{\nu_{处理}}$	$\dfrac{MS_{处理}}{MS_{误差}}$
区组间	$\sum_{i=1}^{b} \dfrac{\left(\sum_{i=1}^{k} X_{ij}\right)^2}{k} - C$	$b-1$	$\dfrac{SS_{区间}}{\nu_{区间}}$	$\dfrac{MS_{区组}}{MS_{误差}}$
误差	$SS_{误差} = SS_{总} - SS_{处理} - SS_{区组}$	$(k-1)(b-1)$	$\dfrac{SS_{误差}}{\nu_{误差}}$	
总变异	$\sum_{i=1}^{k} \sum_{j=1}^{n_i} X_{ij}^2 - C$	$N-1$		

表 9-9 中，$C = \dfrac{\left(\sum\limits_{i=1}^{k} \sum\limits_{j=1}^{b} X_{ij}\right)^2}{N}$，$N = \sum\limits_{i=1}^{n} n_i$，$k$ 为处理组数，b 为区组组数。

【例 9-7】某研究者采用随机区组设计，研究中西医结合、中医、西医三种疗法治愈某病所需的时间，选定 5 个年龄区组，每组 3 个患者，随机分配到 3 个治疗组，治愈所需天数如表 9-10 所示。问三种不同疗法治愈时间有无差异？

表 9-10 三种疗法所需的治愈时间(天)

年龄组(岁)	疗法			$\sum X_j$	$\bar{X}_j$
	中西医结合	中医	西医		
20 以下	7	9	10	26	8.67
20 ~	8	9	10	27	9.00
30 ~	9	9	12	30	10.00
40 ~	10	9	12	31	10.33
50 及以上	11	12	14	37	12.33
$\sum X_i$	45	48	58	151	$\sum X$
$\bar{X}_i$	9	9.6	11.6	10.07	$\bar{X}$
$\sum X_i^2$	415	468	684	1567	$\sum X^2$

检验步骤：

（1）建立假设，确定检验水准

1）疗法间

H_0：三种疗法的治愈时间相同，即 $\mu_1 = \mu_2 = \mu_3$

H_1：三种疗法的治愈时间不同或不全相同

2）区组间

H_0：五个区组间的总体均数相同

H_1：五个区组间的总体均数不同或不全相同

$\alpha = 0.05$

（2）选择检验方法，计算检验统计量 F 值

本例中

$$C = \frac{\left(\sum X\right)^2}{N} = \frac{151^2}{15} = 1520.0667$$

$$SS_{总} = \sum X^2 - C = 1567 - 1520.0667 = 46.9333$$

$$SS_{处理} = \frac{45^2 + 48^2 + 58^2}{5} - 1520.0667 = 18.5333$$

$$SS_{区组} = \frac{26^2 + 27^2 + 30^2 + 31^2 + 37^2}{3} - 1520.0667 = 24.9333$$

$$SS_{误差} = SS_{总} - SS_{处理} - SS_{区组} = 46.9333 - 18.5333 - 24.9333 = 3.4667$$

$$\nu_{总} = N - 1 = 15 - 1 = 14, \quad \nu_{处理} = k - 1 = 3 - 1 = 2$$

$$\nu_{区组} = b - 1 = 5 - 1 = 4, \quad \nu_{误差} = (k-1)(b-1) = 8$$

$$MS_{处理} = \frac{SS_{处理}}{\nu_{处理}} = \frac{18.5333}{2} = 9.2666, \quad MS_{区组} = \frac{SS_{区组}}{\nu_{区组}} = \frac{24.9333}{4} = 6.2333$$

$$MS_{误差} = \frac{SS_{误差}}{\nu_{误差}} = \frac{3.4667}{8} = 0.4333$$

$$F = \frac{MS_{处理}}{MS_{误差}} = \frac{9.2666}{0.4333} = 21.385, \quad F = \frac{MS_{区组}}{MS_{误差}} = \frac{6.2333}{0.4333} = 14.385$$

（3）确定 P 值，判断结果　以 $\nu_{处理}$ 为 ν_1，$\nu_{误差}$ 为 ν_2，查附表 6，F 界值表，得 $F_{0.05(2,8)} = 4.46$，本例中 $F = 21.385 > 4.46$，故 $P < 0.05$。因此，按 $\alpha = 0.05$ 的水准拒绝 H_0，接受 H_1，三种疗法的样本均数差异有统计学意义，可认为三种治疗方法所需的治愈时间的总体均数不全相同。

同样，以 $\nu_{区组}$ 为 ν_1，$\nu_{误差}$ 为 ν_2，查附表 6，F 界值表，得 $F_{0.05(4,8)} = 3.84$，本例中 $F = 14.385 > 3.84$，故 $P < 0.05$。因此按 $\alpha = 0.05$ 的水准拒绝 H_0，接受 H_1，不同年龄段所需的治愈时间差异有统计学意义，年龄是治愈天数的影响因素。本例的方差分析表见表 9-11。

表 9-11　例 9-7 的方差分析表

变异来源	SS	ν	MS	F	P
处理组间变异	18.533	2	9.267	21.385	0.001
区组间变异	24.933	4	6.233	14.385	0.001
误差	3.467	8	0.433		
总变异	46.933	14			

要了解三种治疗方法哪些均数间有差别，哪些均数间没差别，可以用上一节学习过的 q 检验和 Dunnet-t 检验进一步作两两比较，在此不再赘述。

（4）随机区组设计资料的检验及多重比较的 SPSS 操作示例

1）建立 SPSS 数据文件：以疗法（Label 为疗法、Values 为 $1=$ "中西医结合"，$2=$ "中医"，$3=$ "西医"）、年龄（Values 为 $1=$ "20 以下"，$2=$ "20～"，$3=$ "30～"，$4=$ "40～"，$5=$ "50 以上"）、治愈天数为变量名，建立数据文件 L9-7. sav。

2）两因素方差分析：Analyze→General Linear Model→Univariate→治愈天数 Dependent Variable，疗法、年龄到 Fixed Factor→Model→√Custom，将年龄、疗法从 Factors & Covariates→Model 框；在 Build Terms 下拉列表框中选用 Main effects→Continue→Post Hoc→将 Factor 框中的疗法和年龄放到右侧的 Post Hoc test for 中，并√SNK、√Dunnet-t→Continue→Options→将疗法、年龄放到右侧框中，√Compare main effects、√ Descriptive→ Continue →OK。

3）结果解读：SPSS 主要输出结果：图 9-10 是数据的统计描述部分，给出了各组数据的均值、标准误；图 9-11 是方差分析的结果，疗法的 $F=21.385$，$P=0.001$，可判断为不同疗法治愈天数不同；年龄的 $F=14.385$，$P=0.001$，可判断为配伍因素年龄是治愈天数的影响因素。图 9-12、9-13 分别为采用 Dunnett-t、SNK-q 多重比较的结果。

疗法	Mean	Std. Error	95% Confidence Interval	
			Lower Bound	Upper Bound
中西医结合	9.000	.294	8.321	9.679
中医	9.600	.294	8.921	10.279
西医	11.600	.294	10.921	12.279

图 9-10　L9-7. sav 的统计描述

Dependent Variable: 治愈天数

Source	Type III Sum of Squares	df	Mean Square	F	Sig.
Corrected Model	43.467[a]	6	7.244	16.718	.000
	1520.067	1	1520.067	3507.846	.000
疗法	18.533	2	9.267	21.385	.001
年龄	24.933	4	6.233	14.385	.001
Error	3.467	8	.433		
Total	1567.000	15			
Corrected Total	46.933	14			

a. R Squared = .926 (Adjusted R Squared = .871)

图 9-11　L9-7. sav 的方差分析结果

	（I）疗法	（J）疗法	Mean Difference (I-J)	Std. Error	Sig.
Dunnett t (2-sided)[a]	中西医结合	di 西医 o	−2.600*	.4163	.000
	中医	di 西医 o	−2.000*	.4163	.002

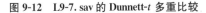

图 9-12　L9-7. sav 的 Dunnett-t 多重比较

	疗法	N	Subset	
			1	2
Student-Newman-Keuls[a,b]	中西医结合	5	9.000	
	中医	5	9.600	
	西医	5		11.600
	Sig.		.188	1.000

图 9-13　L9-7. sav 的 SNK-q 两两比较

二、Friedman M 检验及多重比较

当随机区组设计所获得的多组资料不服从正态分布或分布类型不清楚时，这时用 Friedman M 检验，其目的是推断随机区组设计的多个相关样本所来自的多个总体分布是否有差别。

【例 9-8】医生按中医辨证，把肺癌病人分成五类（$k=5$），研究辨证分型的疗效，由于疗效又受病期的影响，所以又按病期分为Ⅱ、Ⅲ、Ⅳ三个配伍组（$b=3$），资料见表 9-12。分析不同辨证分型肺癌病人的一年生存率是否有差异。

表 9-12　肺癌病人辨证分型与一年生存率比较

病期	阳虚		气阴两虚		气虚		阴阳两虚		气滞血瘀	
	生存率	秩	生存率	秩	生存率	秩	生存率	秩	生存率	秩
Ⅱ	0.471	4	0.690	5	0.286	3	0.250	2	0.000	1
Ⅲ	0.480	3	0.571	5	0.267	1	0.375	2	0.500	4
Ⅳ	0.368	4	0.308	3	0.250	2	0.500	5	0.000	1
R_i	—	11	—	13	—	6	—	9	—	6

本例为百分率资料，可用 Friedman M 检验，步骤如下。

（1）建立假设，确定检验水准

H_0：不同辨证类型的肺癌病人一年生存率的总体分布位置相同

H_1：不同辨证类型的肺癌病人一年生存率的总体分布位置不同或不全相同

$\alpha=0.05$

（2）计算统计量 M 值

1）编秩：先将配伍区组内数据由小到大编秩，相同数值者取平均秩次。

2）求秩和并计算检验统计量：计算各处理组的秩和 R_i，按式 9-7 计算统计量 M。

$$M=\sum (R_i-\overline{R})^2 \tag{9-7}$$

式中，$\overline{R}=\dfrac{\sum R_i}{k}$，$k$ 为处理组数。

在本例中 $\overline{R}=\dfrac{11+13+6+9+6}{5}=9$，$k=5$，则

$$M=(11-9)^2+(13-9)^2+(6-9)^2+(9-9)^2+(6-9)^2=38$$

（3）确定 P 值，判断结果　当 $k\leqslant 15$ 和 $b\leqslant 15$ 时，查附表 19，M 界值表。本例中 $k=5, b=3$，查表得 $M_{0.05(5,3)}=64$，现统计量 $M=38<64$，故 $P>0.05$，按 $\alpha=0.05$ 的检验水准不拒绝 H_0，尚不能认为辨证类型不同的肺癌病人一年生存率不同。

当处理组数 k 或区组数 b 超出 M 界值表的范围时，可采用近似 χ^2 分布法，具体过程请参阅

其他相关书籍。

（4）多重比较　　与随机化区组设计资料的方差分析相类似，当用 Friedman M 检验拒绝 H_0 后，同样需要对任意处理组间进行多重比较。方法与完全随机设计秩和检验的多重比较类似，只是正态近似检验中估计方差的算法不同。其方法步骤如下。

1）建立假设：方法同例 9-6。

2）检验统计量：设 $\bar{R}_i$，$\bar{R}_j$ 分别为比较的第 i 组和第 j 组的平均秩和，当样本量比较小时，采用配对秩和检验的方法，求得统计量的数值后，借助统计软件得到确切的 P 值。当样本量较大时，用正态近似法，检验统计量为：

$$Z_{ij} = \frac{\bar{R}_i - \bar{R}_j}{\sigma_{R_i - R_j}} = \frac{\bar{R}_i - \bar{R}_j}{\sqrt{\dfrac{k(k+1)}{6b}}} \tag{9-8}$$

3）确定 P 值，判断结果：利用标准正态分布表或统计软件确定检验统计量所对应的 P 值，并将该 P 值与调整后的检验水准 α'（调整方法见例 9-6）相比较，作出结论。

（5）SPSS 软件操作步骤

1）建立 SPSS 数据文件：以病期、阳虚、气阴两虚、气虚、阴阳两虚、气滞血瘀为变量名，建立数据文件 L9-8. sav。

2）秩和检验：Analyze→Nonparametric Tests→Related Samples→Fields→将"阳虚、气阴两虚、气虚、阴阳两虚、气滞血瘀"送入 Test Fields→Settings→Customize test→√Friedman's 2-ANOVA by ranks（k Samples）→Run。

3）结果解读：SPSS 主要输出结果：图 9-14 Friedman M 检验的结果，精确 P 值为 0.236，故不能拒绝 H_0，尚不能认为不同辨证类型的肺癌患者一年生存率有不同。

N	3
Chi-square	5.867
df	4
Asymp. Sig.	.209
Exact Sig.	.236
Point Probability	.023

图 9-14　L9-8. sav 的 Friedman M 检验

第三节　2×2 交叉设计资料方差分析

一、2×2 交叉设计模式

在科学研究中，将 A、B 两种处理先后施加于同一批对象，随机地使一半对象先接受 A，后接受 B 处理，另一半先接受 B 处理后接受 A 处理，两种处理在全部试验过程先后交叉进行，这称为 2×2 交叉试验设计（cross-over trial design）。在交叉设计中，A、B 两种处理先后以同等的机会出现在两个试验阶段中，故又称为两阶段交叉设计。需要注意的是，为了消除或减少前一阶段对后一阶段的处理效应的影响，该设计方法在实施过程中，必须在两个阶段之间设计一个洗脱阶段。

在交叉设计时，对试验对象的安排可以采用完全随机设计也可以采用随机区组设计。以完全随机设计为例，设有 A、B 两种处理，有 Ⅰ、Ⅱ 两个阶段，将 N 个试验对象随机等分成两组，一组第Ⅰ阶段采用 A 处理方法，第Ⅱ阶段采用 B 处理方法，另一组刚好采用相反的处理方法。

二、资料分析

【例 9-9】为比较某中药（A）与胃泌素（B）对巴氏小胃盐酸分泌量（mol/h）的影响，用 12 只小狗进行交叉设计，洗脱期为两天，试验结果见表 9-13。

表 9-13　12 只小狗巴氏小胃盐酸分泌量的交叉设计试验

小狗编号	阶段		合计 （D_i）
	Ⅰ	Ⅱ	
1	A (18)	B (13)	31
2	B (26)	A (26)	52
3	B (23)	A (21)	44
4	A (33)	B (28)	61
5	B (14)	A (27)	41
6	A (24)	B (20)	44
7	A (28)	B (12)	40
8	A (31)	B (20)	51
9	A (8)	B (13)	21
10	B (8)	A (11)	19
11	B (17)	A (14)	31
12	B (10)	A (11)	21
各阶段合计	$S_1=240$	$S_2=216$	456 （$\sum X$）
A、B 合计	$T_A=252$	$T_B=204$	

两阶段交叉设计资料常用三因素方差分析法，将变异来源分为处理间、阶段间、个体间与误差四部分，可以回答三个问题，有利于判断被试因素的效应。本例检验步骤如下。

（1）建立假设，确定检验水准

处理间：

H_0：$\mu_A = \mu_B$，即两种处理方法对应的总体均数相等

H_1：$\mu_A \neq \mu_B$，即两种处理方法对应的总体均数不等

阶段间：

H_0：$\mu_Ⅰ = \mu_Ⅱ$，即两阶段处理对应的总体均数相等

H_1：$\mu_Ⅰ \neq \mu_Ⅱ$，即两阶段处理对应的总体均数不等

$\alpha = 0.05$

（2）计算统计量值

$$C = \frac{\left(\sum X\right)^2}{N} = \frac{456^2}{24} = \frac{207936}{24} = 8664$$

$$SS_总 = \sum X^2 - C = 18^2 + 13^2 + 26^2 + 26^2 + 11^2 \cdots - 8664 = 1338, \quad \nu_总 = 24 - 1 = 23$$

$$SS_{处理间} = \frac{(T_A - T_B)^2}{N} = \frac{48^2}{24} = 96, \quad \nu_{处理} = 2 - 1 = 1$$

$$SS_{阶段间} = \frac{(S_1 - S_2)^2}{N} = \frac{24^2}{24} = 24, \quad \nu_{阶段} = 2 - 1 = 1$$

$$SS_{受试者间} = \frac{\sum D_i^2}{2} - C = \frac{31^2 + 52^2 + \cdots 21^2}{2} - 8664 = 1008，\nu_{受试者} = 12 - 1 = 11$$

$$SS_{误差} = SS_{总} - SS_{处理间} - SS_{阶段间} - SS_{受试者间} = 1338 - 96 - 24 - 1008 = 210，\nu_{误差} = 10$$

将以上结果列成方差分析表 9-14 的形式。

表 9-14　12 只小狗巴氏小胃盐酸分泌量的交叉设计方差分析表

变异来源	SS	ν	MS	F	P
A、B 处理间	96	1	96.000	4.571	0.058
Ⅰ、Ⅱ 阶段间	24	1	24.000	1.143	0.310
受试者间	1008	11	91.636	4.364	0.014
误差	210	10	21.000		
总变异	1338	23	1338.000		

（3）确定 P 值，判断结果　查 F 界值表，A、B 处理间，$F = 4.571$，$P = 0.058 > 0.05$，因此，按 $\alpha = 0.05$ 的检验水准，不拒绝 H_0，尚不能认为某中药与胃泌素对巴氏小胃盐酸分泌量的影响不同。

（4）SPSS 软件操作步骤

1）建立 SPSS 数据文件：以小狗编号、阶段、药物（Label 1＝"中药"，2＝"胃泌素"）、试验结果为变量名，建立数据文件 L9-9.sav。

2）方差分析：Analyze→General Linear Model→Univariate→将试验结果放到 Dependent Variable 框，小狗编号、阶段、药物放到 Fixed Factor 框→Model→√Custom，将小狗编号、阶段、药物逐个放入 Model 框；在 Build Term 下拉框中选用 Main effect；→ Continue→Option→将阶段、药物放入 Display Means for 框，√Compare main effect→ Continue → OK。

3）结果解读：SPSS 主要输出结果：图 9-15 方差分析的结果，A、B 药物处理组值为 0.058，故不能拒绝 H_0，尚不能认为某中药与胃泌素对巴氏小胃盐酸分泌量的影响不同。

Dependent Variable: 试验结果

Source	Type III Sum of Squares	df	Mean Square	F	Sig.
Corrected Model	1128.000[a]	13	86.769	4.132	.015
	8664.000	1	8664.000	412.571	.000
小狗编号	1008.000	11	91.636	4.364	.014
阶段	24.000	1	24.000	1.143	.310
药物	96.000	1	96.000	4.571	.058
Error	210.000	10	21.000		
Total	10002.000	24			
Corrected Total	1338.000	23			

a. R Squared = .843 (Adjusted R Squared = .639)

图 9-15　L9-9.sav 的交叉设计方差分析

第四节　2×2 析因设计资料方差分析

前面介绍的完全随机设计、随机区组设计和交叉设计等资料的方差分析方法，其共同之处是只有一个处理因素，不同之处是随机区组设计多了一个区组非处理因素，而交叉设计则多了两个非处理因素。虽然后面两种设计类型分别涉及两个和三个因素，但都不能分析因素之间的交互作用。

一、2×2析因设计模式

析因设计（factorial design）：是一种将两个或多个因素各水平全面交叉组合，进行实验的设计。它不仅可以检验各因素内部不同水平间有无差异，还可以分析处理因素的单独效应、主效应以及检验两个或多个因素间是否存在交互作用（interaction）。假设有 k 个因素，每个因素有 l_j 个水平（Y），全部的处理组就是 k 个因素 l_j 个水平的全面交叉组合，称为 $l_1 \cdot l_2 \cdots \cdot l_k$ 的析因设计。若每个个因素的水平数均为 L，则称为 L^k 的析因设计。以完全随机设计 2 因素 2 水平的析因实验（factorial experiment）为例，A 因素有 2 水平，记作 a_1、a_2，B 因素也有 2 水平，记作 b_1、b_2，析因设计的处理组是 A、B 两个因素各个水平的全面交叉组合（fully-crossed）的结果，共形成以下 4 个处理组：

$$甲组＝（a_1, b_1），乙组＝（a_1, b_2）$$
$$丙组＝（a_2, b_1），丁组＝（a_2, b_2）$$

$2 \times 2 = 2^2$ 析因设计是形式上最为简单、方差分析结果最易于解释的一种析因设计。

二、资料分析

【例 9-10】某中医院用中药复方治疗高胆固醇症，将 12 例高胆固醇病人随机分为 4 组治疗：第一组用一般疗法；第二组用一般疗法外加 A 药；第三组用一般疗法外加 B 药；第四组在一般疗法外加 A 药和 B 药。一个月后观察胆固醇测定值（mg），记录如表 9-15，检验 A 药、B 药是否有降低胆固醇作用？两药有无交互作用？

表 9-15　两药降胆固醇析因试验结果

A 药 B 药	用 (a_1)		不用 (a_2)		合计
	用 (b_1)	不用 (b_2)	用 (b_1)	不用 (b_2)	
	16	28	56	64	
	25	31	44	78	
	18	23	42	80	
T_i	59	82	142	222	505（$\sum X$）
$\bar{X}_i$	19.67	27.33	47.33	74	
$\sum X_i^2$	1205	2274	6836	16580	26895（$\sum X^2$）

析因设计分析步骤如下：

（1）单独效应、主效应、交互效应　将表 9-15 的四组数据的均数整理成表 9-16，通过分析表中四个均数的差别，可以得出 A 因素不同水平、B 因素不同水平的单独效应、主效应以及交互作用。

表 9-16　2 因素 2 水平析因试验的均数差别

B 因素	A 因素		行平均	$a_1 - a_2$
	用 (a_1)	不用 (a_2)		
用 (b_1)	19.67	47.33	33.50	−27.67
不用 (b_2)	27.33	74.00	50.67	−46.67
列平均	23.50	60.67		−37.17
$b_1 - b_2$	−7.67	−26.67	−17.17	

1）单独效应：是指其他因素水平固定时，同一因素不同水平间的差异。如 A 因素固定在 1 水平时，B 因素的单独效应为胆固醇降低 7.67mg；A 因素固定在 2 水平时，B 因素的单独效应为胆固醇降低 26.67mg。同理，B 因素固定在 1 水平时，A 因素的单独效应为胆固醇降低 27.67mg；B 因素固定在 2 水平时，A 因素的单独效应为胆固醇降低 46.67mg。

2）主效应：是指某一因素各水平的平均差别。表 9-16 中，A 因素的主效应为 B 因素取不同水平时 A 因素单独效应的平均值，即（−27.67−46.67）/2＝−37.17mg，可解释为用 A 药和不用 A 药相比（不考虑 B 药时），胆固醇降低了 37.17mg。同理，可得 B 因素的主效应为（−7.67−26.67）/2＝−17.17mg。

3）交互作用：当某因素的各个单独效应随另一因素变化而变化时，则称这两个因素间存在交互作用。表 9-15 中，A 与 B 的交互作用表示为：$AB＝[（a_1b_2−a_2b_2）−（a_1b_1−a_2b_1）]/2＝[−46.67−（−27.67）]＝−19.00/2＝−9.50$；B 与 A 的交互作用表示为：$BA＝[（a_2b_1−a_2b_2）−（a_1b_1−a_1b_2）]/2＝[−26.67−（−7.67）]＝−19.00/2＝−9.50$。即 $BA＝AB$，可解释为 A 与 B 的交互作用和 B 与 A 的交互作用相同。但是，一般疗法外加 B 药和 A 药比单纯使用 A 药或单纯使用 B 药的效果更明显，胆固醇降低量增加 9.5mg。

（2）方差分析　将总变异分解为 A、B 两因素的主效应和两因素间的交互作用以及误差共四部分，$n＝n_1＝n_2＝n_3＝n_4＝3$ 为各组例数。检验步骤如下。

1）建立检验假设，确定检验水准：

对于因素 A（A 药）：

H_0：用 A 药和不用 A 药胆固醇的总体均数相等

H_1：用 A 药和不用 A 药胆固醇的总体均数不等

对于因素 B（B 药）：同上。

对于交互作用：

H_0：A 和 B 无交互作用

H_1：A 和 B 有交互作用

$\alpha＝0.05$

2）计算检验统计量：

$A_1＝T_1＋T_2＝59＋82＝141$，$A_2＝T_3＋T_4＝142＋222＝364$

$B_1＝T_1＋T_3＝59＋142＝201$，$B_2＝T_2＋T_4＝82＋222＝304$

$$C＝\frac{\left(\sum X\right)^2}{N}＝\frac{505^2}{12}＝21252.08$$

$$SS_A＝\frac{1}{2n}（A_1^2＋A_2^2）−C＝\frac{1}{2×3}（141^2＋364^2）−21252.08＝4144.08$$

$$SS_B＝\frac{1}{2n}（B_1^2＋B_2^2）−C＝\frac{1}{2×3}（201^2＋304^2）−21252.08＝884.08$$

$$SS_{处理}＝\frac{1}{n}（T_1^2＋T_2^2＋T_3^2＋T_4^2）−C＝\frac{1}{3}（59^2＋82^2＋142^2＋222^2）−21252.08$$
$$＝5298.92$$

$SS_{AB}＝SS_{处理}−SS_A−SS_B＝5298.92−4144.08−884.08＝270.76$

将以上数据用方差分析表的形式表示，见表 9-17。

表 9-17　四个处理组方差分析表

变异来源	SS	v	MS	F	P
A 药	4144.08	1	4144.08	96.37	<0.01
B 药	884.08	1	884.08	20.56	<0.01
AB	270.76	1	270.76	6.29	<0.05
误差	344.00	8	43.00		
总变异	5642.92	11			

3）确定 P 值，判断结果：查 F 界值表，通过比较 F 值的大小，可知统计量所对应的 P 值，均小于 0.05。因此，按 $\alpha = 0.05$ 的水准拒绝 H_0，接受 H_1。A 因素、B 因素的主效应和 AB 的交互作用均有统计学意义，采用 A 药、B 药均能降低胆固醇含量，且 A 药、B 药联合用药效果更好。

（3）SPSS 软件操作步骤

1）建立 SPSS 数据文件：以 A 药（Values 0 = "不用"，1 = "用"）、B 药（Values 0 = "不用"，1 = "用"）、胆固醇为变量名，建立数据文件 L9-10. sav。

2）方差分析：Analyze→General Linear Model→Univariate→将胆固醇放到 Dependent Variable 框，A 药、B 药、胆固醇放到 Fixed Factor 框→Plots→A 药到 Horizontal Axis，B 药到 Separate Line，√Add→a * b→Continue → OK。

3）结果解读：SPSS 主要输出结果：图 9-16 方差分析的结果。按 $\alpha = 0.05$ 水准，A 因素、B 因素的主效应和 AB 的交互作用均有统计学意义。

Source	Type III Sum of Squares	df	Mean Square	F	Sig.
Corrected Model	5298.917[a]	3	1766.306	41.077	.000
	21252.083	1	21252.083	494.234	.000
A 药	4144.083	1	4144.083	96.374	.000
B 药	884.083	1	884.083	20.560	.002
A 药 * B 药	270.750	1	270.750	6.297	.036
Error	344.000	8	43.000		
Total	26895.000	12			
Corrected Total	5642.917	11			
a. R Squared = .939 (Adjusted R Squared = .916)					

图 9-16　L9-10. sav 的析因设计方差分析

第五节　重复测量资料方差分析

重复测量资料（repeated measurement data）是指同一受试对象的同一指标在不同时间点上测量而重复获得的资料，其目的是为了研究观察指标在不同时间点上的变化情况。在医学实验中有大量重复测量的记录，如患者经过某种治疗后 1 天、2 天或 1 周、2 周等时间点上某指标的变化；同一种药物不同剂型在不同时间的血药浓度，病人接受治疗后在不同时间点的生理反应等。根据不同的数据类型和研究目的，重复测量资料若有多个变量要进行多组均数比较时通常用方差分析的方法。本节主要讨论重复测量两因素两水平的方差分析方法。

一、应用条件

1. 各处理组例数要求相等或相近，以保持基线水平相近。

2. 正态性：处理因素的各处理水平的样本个体之间是相互独立的随机样本，其总体均数服从正态分布；但同一水平内各数据之间是高度相关的。

3. 方差齐性：相互比较的各处理水平的总体方差相等，即具有方差齐同。

4. 各时间点组成的协方差阵（covariance matrix）具有球形性（sphericity）特征。

在此，需要说明的是：方差是指某一时间点上测定值变异的大小，而协方差是指两个不同时间点上测定值相互变异的大小。如果某个时点上的取值不影响其他时间点上的取值，则协方差为0，否则不为0。由协方差构成的矩阵称为协方差阵。协方差阵的球形对称是指主对角线元素（方差）相等，次对角线元素（协方差）为0，协方差矩阵的球形检验一般用统计软件完成。

二、资料分析

在做重复测量试验数据方差分析时需要考虑两方面的因素：一是处理因素分组，可通过施加干预和随机分组来实现；二是测量时间点，需要根据专业来确定，当处理因素随机分配给各受试对象后，其测量时间点是相同的。重复测量数据的变异可分解为处理组、测量时间、处理组与测量时间的交互作用、受试对象的随机误差以及重复测量误差5个部分。

设有 g 处理组数，t 为重复测量时间点数，第 i 处理组有 n_i 个体（$i=1,2,\cdots,g$），共有 N 个体，$N=n_1+n_2+\cdots n_g$。用 $T_k.$（$k=1,2,\cdots,N$）表示第 k 个体的小计；$T._j$ 表示各时间点小计（$j=1,2,\cdots t$），T_{ij} 表示第 i 小组第 j 列的小计，G_i（$i=1,2,\cdots,g$）表示各处理组的小计；X 为各测量值，校正数 C 的大小为 $\dfrac{\left(\sum X\right)^2}{Nt}$，重复测量各合计值见表9-18。

表 9-18 重复测量各合计值列表

观察对象		时间			观察对象小计 $T_i.$	处理小计 G_i
		1	2	⋯	t		
处理组1	1					$T_1.$	
	2	T_{11}	T_{12}	⋯	T_{1t}	$T_2.$	G_1
	⋮					⋮	
	n_1					$T_{n1}.$	
	2	T_{21}					G_2
处理组2	⋮		T_{22}	⋯	T_{2t}	⋮	
	n_2					$T_{n2}.$	
⋮	k	⋮	⋮	⋮	⋮	$T_k.$	⋮
处理组 i	⋮	⋮	⋮	⋮	⋮	⋮	⋮
	⋮	T_{g1}	T_{g2}	⋮	T_{gt}	⋮	
处理组 g	n_g					$T_g.$	G_g
时间点小计 $T._j$		$T._1$	$T._2$	⋯	$T._t$		

若各处理组个体数 $n_1=n_2=\cdots=n_g=n$，其方差分析的方法如表9-19所示。

表 9-19 重复测量试验数据的方差分析

变异来源	v	SS	MS	F	P
处理因素	$g-1$	$SS_1 = \dfrac{1}{nt}\sum G_i^2 - C$	MS_1	$\dfrac{MS_1}{MS_4}$	
测量时间	$t-1$	$SS_2 = \dfrac{1}{gn}\sum T._j{}^2 - C$	MS_2	$\dfrac{MS_2}{MS_5}$	
处理因素× 测量时间	$(g-1)\times(t-1)$	$SS_3 = \dfrac{1}{n}\sum T_{ij}^2 - C - SS_1 - SS_2$	MS_3	$\dfrac{MS_3}{MS_5}$	
个体间误差	$g(n-1)$	$SS_4 = \dfrac{1}{t}\sum T_k^2. - C - SS_1$	MS_4		
个体内误差	$g(n-1)(t-1)$	$SS_5 = SS_T - SS_1 - SS_2 - SS_3 - SS_4$	MS_5		
总变异	$gnt-1$	$SS_T = \sum X^2 - C,\ C = (\sum X)^2/N$			

【例 9-11】为比较 A 药和 B 药在疗程为 6 个月中持续减肥的疗效，将 10 个身高 160cm 志愿参加研究的女性肥胖者随机分成 2 组，每组各 5 人，服药前、服药 3 个月和 6 个月的体重测量值见表 9-20。试比较 A、B 两种减肥药服用后体重有无差别？

表 9-20 A、B 两种减肥药服用后体重比较

分组	观察对象	体重（kg）服药前	服药 3 个月	服药 6 个月	个体小计 $T_k.$	处理小计 G_i
A 药	1	72	69	62	203	
	2	71	70	66	207	
	3	70	69	61	200	1010
	4	71	69	64	204	
	5	69	67	60	196	
小计 T_{ij}		353	344	313		
$\overline{X}_{ij}$		70.6	68.8	62.6		67.33（$\overline{X}_1$）
B 药	6	71	74	73	218	
	7	69	67	66	202	
	8	70	67	64	201	1029
	9	69	68	61	198	
	10	72	70	68	210	
小计 T_{ij}		351	346	332		
$\overline{X}_{ij}$		70.2	69.2	66.4		68.60（$\overline{X}_2$）
时间点小计 $T._j$		704	690	645		

这是两组观察对象多个时间点的重复测量资料，属于两因素多水平的情况，处理因素为 A 因素，共有 2 个水平（1 水平为 A 药、2 水平为 B 药）；测量时间为 B 因素，共有 3 个水平（1 水平为服药前、2 水平为服药 3 个月、3 水平为服药 6 个月）。方差分析过程如下。

（1）将表 9-20 中的数据代入表 9-19 的公式中，计算各离均差的平方和：

本例中 $n = n_1 = n_2 = 5$，$t = 3$，$N = 10$，$\sum X = 2039$，$\sum X^2 = 138967$

$$C=\frac{(353+344+313+351+346+332)^2}{10\times3}=\frac{2039^2}{30}=138584.03$$

总变异：$SS_T=138967-138584.03=382.97$

处理因素：$SS_1=\frac{1}{5\times3}(1010^2+1029^2)-138584.03=12.04$

测量时间：$SS_2=\frac{1}{2\times5}(704^2+690^2+645^2)-138584.03=190.07$

处理因素×测量时间：$SS_3=\frac{1}{5}(353^2+344^2+\cdots+346^2+332^2)-138584.03$
$$-12.04-190.07=24.86$$

个体间误差：$SS_4=\frac{1}{3}(203^2+207^2+200^2+\cdots+210^2)-138584.03-12.04$
$$=111.60$$

个体内误差：$SS_5=382.97-12.04-190.07-24.86-111.6=44.40$

（2）将以上数据代入表 9-19，得到重复测量数据的方差分析表 9-21。

表 9-21　重复测量方差分析表

变异来源	v	SS	MS	F	P
处理因素	1	12.04	12.04	0.86	$P>0.05$
测量时间	2	190.07	95.04	34.19	$P<0.01$
处理因素×测量时间	2	24.86	12.43	4.47	$P>0.05$
个体间误差	8	111.60	13.95		
个体内误差	16	44.40	2.78		
总变异	29	382.97	556.68		

（3）结论：

1）从表 9-21 可见，处理因素的 $F=0.86$，$P>0.05$，表明在不考虑测量时间的情况下，A 药组和 B 药组的体重主效应间均值（服药前、3 个月、6 个月后三个时间点合计均数 67.33kg 与 68.60kg）的差异没有统计学意义。

2）测量时间 P 值小于 0.01，由表 9-20 可见，不论是 A 药组还是 B 药组，服药前平均体重为（70.6+70.2）/2=70.4kg、服药 3 个月后平均体重为（68.8+69.2）/2=69.0kg、服药 6 个月后平均体重为（62.6+66.4）/2=64.5kg，均数的差异均有统计学意义。

3）处理与测量时间的交互作用 P 值大于 0.05，表明处理与测量时间两因素间不存在交互效应，即 A 药组治疗前后的体重下降幅度与 B 药组相同。

（4）SPSS 软件操作步骤：

1）建立 SPSS 数据文件：以组别（Values 为 1＝"A 药组"，2＝"B 药组"）、服药前、服药 3 个月、服药 6 个月为变量名，建立数据文件 L9-11.sav。

2）方差分析：Analyze→General Linear Model→Repeated Measures→在 Within-Subject Factor Name 框中用 factor1（或测量时间）代表重复测量因素的名称，在 Number of Levels 框中键入重复次数，本例键入 3→Add→Define→Repeated Measures 将服药前、服药 3 个月、服药 6 个月放入 Within-Subject Variable，将组别放入 Between Subject Factor 框→Model→Custom 将 factor1（或测量时间）放入 Within-Subject Model 框→Continue→Plots 将测量时间放入 Horizontal Axis，组别放入 Separate Lines→Add→Continue→Option 将组别、测量时间放入

Display Means for 框→Compare main effect→Descriptive Statistics →Continue→OK。

3）结果解读：

①重复测量变量及其组别间交互作用的多元方差分析：结果如图 9-17，可知重复测量变量的 3 次测量间差异具有统计学意义（$P=0.001$）；重复测量与组别交互作用无统计学意义（$P=0.124$）。

②由图 9-18 可知，球形检验近似 $\chi^2=3.921$，$P=0.141>0.05$，可认为 3 次重复测量的数据符合球形检验条件，在下面的一元方差分析中可不进行校正，而且如果多元方差分析和一元结果矛盾，应以一元结果为准。

③当球形检验结果 $P>0.05$，认为数据符合 H-F 条件时，应当用图 9-19 中第一行的结果；不符合 H-F 条件时，应当用图 9-17 多元检验结果。本例中测量时间的 $F=38.25$，$P=0.000$，可认为不同时间减肥差别有统计学意义；组别与测量时间的交互作用 $F=4.846$，$P=0.059$，可认为该交互作用没有统计学意义。

④分组变量效应方差分析结果见图 9-20，组间的差异无统计学意义（$P=0.38$）。

Effect		Value	F	Hypothesis df	Error df	Sig.
测量时间	Pillai's Trace	.854	20.469[a]	2.000	7.000	.001
	Wilks' Lambda	.146	20.469[a]	2.000	7.000	.001
	Hotelling's Trace	5.848	20.469[a]	2.000	7.000	.001
	Roy's Largest Root	5.848	20.469[a]	2.000	7.000	.001
测量时间*组别	Pillai's Trace	.449	2.857[a]	2.000	7.000	.124
	Wilks' Lambda	.551	2.857[a]	2.000	7.000	.124
	Hotelling's Trace	.816	2.857[a]	2.000	7.000	.124
	Roy's Largest Root	.816	2.857[a]	2.000	7.000	.124

a. Exact statistic

b. Design: ＋组别

Within Subjects Design: factor1

图 9-17　L9-11. sav 的多元方差分析结果

Within Subjects Effect	Mauchly's W	Approx. Chi-Square	df	Sig.
dimension1 测量时间	.571	3.921	2	.141

图 9-18　L9-11. sav 的球形检验结果

Measure:MEASURE_1

Source	测量时间	Type Ⅲ Sum of Squares	df	Mean Square	F	Sig.
测量时间	Linear	174.050	1	174.050	38.253	.000
	Quadratic	16.017	1	16.017	16.017	.004
测量时间 * 组别	Linear	22.050	1	22.050	4.846	.059
	Quadratic	2.817	1	2.817	2.817	.132
Error(测量时间)	Linear	36.400	8	4.550		
	Quadratic	8.000	8	1.000		

图 9-19　L9-11. sav 的一元方差分析结果

Measure:MEASURE_1

Transformed Variable:Average

Source	Type III Sum of Squares	df	Mean Square	F	Sig.
	138584.033	1	138584.033	9934.339	.000
组别	12.033	1	12.033	.863	.380
Error	111.600	8	13.950		

图 9-20　L9-11. sav 的组间效应方差分析结果

思考题

1. 什么是两阶段交叉试验设计？该设计的总变异由哪几部分构成？
2. 什么是析因设计？两因素两水平析因设计的总变异由哪几部分构成？
3. 什么是重复测量设计？该设计作方差分析的条件是什么？

实验五　多个样本单变量资料假设检验的 SPSS 案例分析

【实验1】

为了对零售业、旅游业、航空公司和家电制造业四个行业的服务质量进行评价，随机抽取分属不同行业的企业 23 家作为样本，每个行业中所抽取的这些企业，在服务对象、服务内容、企业规模等方面基本上是相同。其中零售业 7 家、旅游业 6 家、航空公司 5 家、家电制造业 5 家。分别汇总最近一年中消费者对这 23 家企业投诉的次数，结果如表 9-22 所示。试分析这几个行业之间的服务质量有无差异？

表 9-22　消费者对四个行业的投诉次数

编号	零售业	旅游业	航空公司	家电制造业
1	57	68	31	44
2	66	39	49	51
3	49	29	21	65
4	40	45	34	77
5	34	56	40	58
6	53	51		
7	44			

（1）建立 SPSS 数据文件　如图 9-21 录入数据，以组别（标签 1 表示零售业、2 表示旅游业、3 表示航空公司、4 表示家电制造业）、投诉次数为变量名，建立 2 列 23 行数据集 E9. 1. sav。

	组别	投诉次数
1	1	57.00
2	1	66.00
3	⋮	⋮
22	4	77.00
23	4	58.00

图 9-21　数据集 E9. 1. sav

（2）操作步骤　Analyze →Compare Means→One-Way ANOVA→组别到 Factor 框，投诉次数到 Dependent List 框→Post Hoc，√S-N-K、√Dunnett→ Continue→Options→√Descriptive、√Homogeneity of variance test→ Continue →OK。

（3）结果解读　根据资料特征与分析的要求，对 SPSS 输出结果进行分析与表达。

【实验 2】

有四个品牌的彩电在五个地区销售，为分析彩电品牌和销售地区对销售量是否有影响，对每个品牌在各地区的销售量进行汇总，数据见表 9-23，试分析品牌和销售地区对销售量的影响有无差异。

表 9-23　不同品牌的彩电在各地区的销售量数据

	地区 1	地区 2	地区 3	地区 4	地区 5
品牌 1	365	350	343	340	323
品牌 2	345	368	363	330	333
品牌 3	358	323	353	343	308
品牌 4	288	280	298	260	298

（1）建立 SPSS 数据文件　如图 9-22 录入数据，以品牌（标签 1 表示品牌 1，2 表示品牌 2……）、地区（1 表示地区 1，2 表示地区 2……）、销售量为变量名，建立 3 列 20 行数据集 E9.2.sav。

	品牌	地区	销售量
1	1	1	365.00
2	1	2	350.00
3	⋮	⋮	⋮
19	4	4	260.00
20	4	5	298.00

图 9-22　数据集 E9.2.sav

（2）操作步骤　Analyze →General Linear Models→Univariate，将品牌和地区放到 Fixed Factor（s）框，销售量到 Dependent Variable→Model→Custom→Build Terms→Main effect，将品牌和地区选入 Model 框→Continue→Post Hoc，√S-N-K、√Dunnett→ Continue→Options→√Descriptive、√Homogeneity of variance test→ Continue →OK。

（3）结果解读　根据资料特征与分析的要求，对 SPSS 输出结果进行分析与表达。

【实验 3】

对四组大白鼠用不同剂量的某种激素后，测量耻骨间隙宽度的增加量（mm），见表 9-24，问各组的增加量有无差异？

表 9-24　四组大白鼠耻骨间隙宽度增加量

受试对象编号	受试一组	受试二组	受试三组	受试四组
1	0.15	1.20	0.50	1.50
2	0.30	1.35	1.20	1.50
3	0.40	1.40	1.40	2.50
4	0.40	1.50	2.00	2.50
5	0.50	1.90	2.20	
6		2.30	2.20	

（1）建立SPSS数据文件　如图9-23录入数据，以组别（标签1表示一组、2表示二组、3表示三组、4表示四组）、增加量为变量名，建立2列21行数据集E9.3.sav。

（2）操作步骤　Analyze →Nonparametric Tests→Legacy Dialogs→K Independent Sample→组别到Grouping Variable，Define Rang→Minimum 为1，Maximum 为4，√Krusk-Wallis H →OK。

（3）结果解读　根据资料特征与分析的要求，对SPSS输出结果进行分析与表达。

	组别	增加量
1	1	.15
2	1	.30
3	⋮	⋮
20	4	2.50
21	4	2.50

图9-23　数据集E9.3.sav

【实验4】

10例食管癌患者在某种药物的保护下，做不同强度的放射线照射，观察血中淋巴细胞畸变百分数，结果见表9-25。问三者的淋巴细胞畸变百分数有无差别？

表9-25　10例食管癌病人放射线照射后血中淋巴细胞畸变百分数

病例号	照射前	照射6000γ	照射9000γ
1	1.0	0.0	0.0
2	1.0	18.0	12.0
3	0.0	6.7	9.7
4	1.2	0.0	6.3
5	1.0	29.0	16.0
6	1.0	17.0	16.7
7	1.0	5.0	25.0
8	1.0	6.0	2.5
9	1.0	10.0	9.0
10	4.0	7.0	7.0

（1）建立SPSS数据文件　如图9-24录入数据，以照射前、照射6000、照射9000为变量名，建立3列10行数据集E9.4.sav。

	照射前	照射6000	照射9000
1	1.00	.00	.00
2	1.00	18.00	12.00
3	⋮	⋮	⋮
9	1.00	10.00	9.00
10	4.00	7.00	7.00

图9-24　数据集E9.4.sav

（2）操作步骤　Analyze →Nonparametric Tests→Legacy Dialogs→K Related Sample→Tests→照射前、照射6000、照射9000到 Test Variables 框→OK。

（3）结果解读　根据资料特征与分析的要求，对 SPSS 输出结果进行分析与表达。

【实验 5】

采用交叉设计比较 2 种不同配方的减肥药物 A 和 B，将 12 名患有肥胖症的受试者随机等分为甲、乙 2 组，前 4 周甲组服用 A 药、乙组服用 B 药，中间经过洗脱，后 4 周甲组服用 B 药、乙组服用 A 药。试验结果见表 9-26，试分析两种减肥药效果有无差异？

表 9-26　受试者体重下降值（kg）

给药顺序	受试者编号	前 4 周	后 4 周
甲组 A→B	1	5.98	0.02
	2	2.58	−0.34
	3	4.23	1.02
	4	4.45	1.23
	5	1.56	0.03
	6	7.45	2.45
乙组 B→A	7	4.45	2.04
	8	4.99	1.82
	9	0.45	−0.34
	10	0.22	1.27
	11	1.56	1.25
	12	0.14	1.58

（1）建立 SPSS 数据文件　如图 9-25 录入数据，以受试者、阶段（标签 1 表示第一阶段、2 表示第二阶段）、药物（1 表示 A 药、2 表示 B 药）、体重下降量为变量名，建立 4 列 24 行数据集 E9.5.sav。

	受试者	阶段	药物	体重下降值
1	1	1	1	5.98
2	2	1	1	2.58
3	⋮	⋮	⋮	⋮
23	11	2	1	1.25
24	12	2	1	1.58

图 9-25　数据集 E9.5.sav

（2）两阶段交叉设计方差分析操作步骤　Analyze →General Linear Models→Univariate，将受试者、阶段、药物放到 Fixed Factor（s）框，体重下降量到 Dependent Variable→Model→Custom→Build Terms→Main effect，将受试者、阶段、药物选入 Model 框→Build Term（s）→Main effects→Continue→Post Hoc，√S-N-K、√Dunnett→ Continue→Options→√Descriptive →Continue →OK。

（3）结果解读　根据资料特征与分析的要求，对 SPSS 输出结果进行分析与表达。

第十章

相关与回归分析

扫一扫，查阅本章数字资源，含PPT、音视频、图片等

【学习目的】

通过本章的学习，能对常见的两个或多个数值变量间的关系进行分析，正确选择变量建立回归方程。

【学习要点】

直线相关与回归、曲线回归，多重线性回归方程的建立、多重线性回归方程的检验与评价。

前面各章介绍的统计方法一般只涉及单一变量，但卫生领域里，通常是两个或多个变量之间存在着相互联系、相互制约的关系，如药物的疗效与剂量的关系，人的血压与年龄、身长、体重、食盐量等因素的关系。两个或多个数值变量间的关系，有确定性关系和非确定性关系两种类型。确定性关系即函数关系，指自变量的每个可能取值，应变量都有确定的值与之对应（此类呈函数关系的应变量可称为因变量），如圆的面积与半径的关系。非确定性关系即随机关系，指变量间存在线性趋势，但自变量的每个可能取值，应变量不存在确定的值与之对应。在卫生统计工作中，常常要分析变量间的非确定性关系，如人的食盐摄取量与血压的关系等。为研究变量间的非确定性关系，统计学上采用相关（correlation）与回归（regression）分析方法，相关表达事物或现象间的在数量方面相互关系的方向与密切程度，回归分析则研究一个应变量与一个或多个自变量之间数量依存关系，其中只有一个自变量的直线回归（linear regression）称简单线性回归或简单回归（simple regression）。

相关与回归分析的基本思路如图10-1所示。

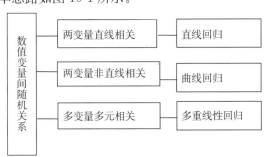

图10-1　相关与回归分析的基本思路

第一节　两变量直线相关

相关分析阐明变量之间有无相关、相关的方向和密切程度，可通过散点图和相关系数来表达，一般不区分自变量与应变量，因为两者的相互关系是对等的。

一、散点图

散点图（scatter diagram）主要用于描述两变量之间有无线性相关及相关的方向和密切程度。分别以横轴和纵轴各代表一个变量，以直角坐标系中的点表示各变量值，通过直角坐标系中各点的密集程度和趋势来表示两变量间的关系，常见的两变量相关关系散点图与相关系数（correlation coefficient）r 的表达如图 10-2 所示。

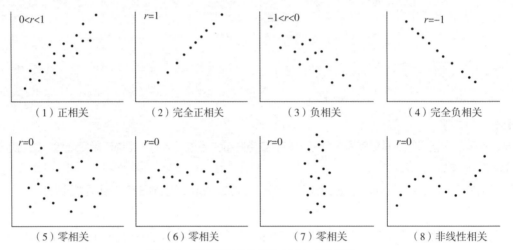

图 10-2　两变量相关关系散点图与相关系数 r

值得一提的是，正相关或负相关并不一定表示一个变量的改变是另一个变量变化的原因，有可能是两者同受其他因素的影响而发生伴随变化。如观察到小学生的身高与年级之间有正相关关系，但年级并非身高的影响因素，因为年级、身高都同受年龄这一因素的影响，两者均与年龄呈正相关关系，年级与身高之间只是一种伴随关系。因此，如果两变量之间存在相关关系时，应根据专业知识判断是否存在因果关系。

二、相关系数

相关系数是描述变量间相关关系的方向与密切程度的指标。当两变量呈正态分布时，用 Pearson 积差相关系数（Pearson product-moment correlation coefficient）来表达，样本相关系数用 r 表示，总体相关系数用 ρ 表示；当两变量不服从正态分布、或总体分布类型不知、或等级资料、或相对数资料，可用等级相关系数来表达（见第十四章）。

由于统计工作中分析的绝大多数资料近似于正态分布，因此 Pearson 积差相关系数最为常用，一般所说的相关系数指的就是 Pearson 积差相关系数。

Pearson 积差相关系数是以两变量与各自平均值的离均差为基础，通过两个离均差相乘来反映两变量之间相关程度及其相关方向的统计指标。计算公式为：

$$r = \frac{\sum (X - \overline{X})(Y - \overline{Y})}{\sqrt{\sum (X - \overline{X})^2 \sum (Y - \overline{Y})^2}} = \frac{l_{XY}}{\sqrt{l_{XY} l_{YY}}} \tag{10-1}$$

式中，l_{XY} 为两变量的离均差积和，l_{XX} 与 l_{YY} 分别为变量 X 与 Y 的离均差平方和。

相关系数 r 没有单位，取值在 $-1 \sim +1$ 范围内变动，其绝对值愈接近 1，两个变量间的直线相关愈密切；愈接近 0，相关愈不密切。一般认为，当自由度 $\geqslant 100$ 时，如果 $|r| \leqslant 0.20$，可不认为两变量之间存在直线相关；如果 $|r| > 0.20$，可认为两变量之间存在低度相关；如

果 $|r| > 0.40$，可认为两变量之间存在中度相关；如果 $|r| > 0.70$，可认为两变量之间存在高度相关。相关系数若为正，说明一变量随另一变量增减而增减，方向相同；若为负，表示一变量增加时另一变量减少，即方向相反，但它不能表达直线以外（如各种曲线）的关系。

由于计算的 r 是样本相关系数，而从同一总体中抽取的不同样本就会得到不同的样本相关系数，也就是说用 r 估计总体相关系数 ρ 时存在抽样误差。因此，计算出 r 值后，应进行假设检验，以判断两变量的总体是否有直线相关关系。相关系数的检验可用查表法（附表 20 相关系数 r 界值表）或 t 检验法，t 检验计算公式如下：

$$t = \frac{r-0}{S_r} = \frac{r}{\sqrt{\dfrac{1-r^2}{n-2}}} \qquad \nu = n-2 \tag{10-2}$$

三、直线相关分析

（一）基本步骤

对两变量进行直线相关分析，可按下列思路进行：

1. 正态性检验 考察资料是否满足双变量正态性。

2. 绘制散点图 并非任何有联系的两个变量都属线性关系，在计算相关系数之前，可首先利用散点图来判断两变量间是否具有直线趋势，在曲线趋势时不能用直线相关分析。

3. 计算相关系数 r 按式 10-1 计算相关系数 r，或者利用统计软件实现。

4. 相关系数的假设检验 判断两变量的总体是否有直线相关关系。

【例 10-1】测得某地 10 名 3 岁儿童的体重 X（kg）与体表面积 Y（$10^{-1}m^2$）如表 10-1 所示，试计算样本相关系数 r，并检验其是否来自 $\rho = 0$ 的总体。

表 10-1 某地 10 名 3 岁儿童的体重与体表面积数据

X (kg)	11.0	11.8	12.0	12.3	13.1	13.7	14.4	14.9	15.2	16.0
Y ($10^{-1}m^2$)	5.283	5.299	5.358	5.602	5.292	6.014	5.830	6.102	6.075	6.411

分析步骤如下：

（1）正态性检验 采用 SPSS 对双变量进行 Shapiro-Wilk 检验，体重 X 的 $P = 0.79$，与体表面积 Y 的 $P = 0.15$，均大于 0.05，说明双变量服从正态分布。

（2）绘制散点图 以体重为 X 轴，体表面积为 Y 轴，绘制散点图，见图 10-3，表明两变量间有直线趋势。

（3）计算相关系数 r

$n = 10$，$\overline{X} = 13.440$，$S_1 = 1.664$

$\overline{Y} = 5.7266$，$S_2 = 0.4142$，$\sum XY = 775.347$

$$r = \frac{\sum(X-\overline{X})(Y-\overline{Y})}{\sqrt{\sum(X-\overline{X})^2 \sum(Y-\overline{Y})^2}} = 0.918$$

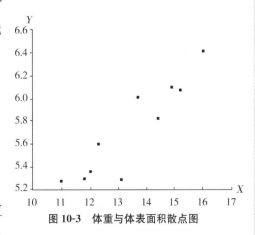

图 10-3 体重与体表面积散点图

（4）相关系数的检验假设 采用查表法，查 r 界值表（附表 20）得 $r_{0.05/2,(8)} = 0.6319$，$|r| > r_{0.05/2,(8)}$，

$P<0.05$，可以认为该地 3 岁儿童体重 X（kg）与体表面积 Y（10^{-1}m²）有正的直线相关关系。

（二）注意事项

在对两变量进行直线相关分析时，应该注意以下几点：

1. 要有实际意义 两变量相关并不代表两变量间一定存在内在联系。如上述的小学生的身高与年级之间的正相关关系，就是一种假象。

2. 满足正态分布 当资料满足双变量正态分布时，方可进行直线相关分析，否则用秩相关分析（见第十四章）。

3. 合理取舍离群值 做相关分析时，一些特大特小的离群值，对正确评价两变量直线相关有较大影响。对此应及时复核检查，对由于测定、记录或计算机录入的错误数据，应予以修正和剔除。

第二节　两变量直线回归

计算出研究两个计量变量的相关系数后，如果相关具有统计学意义，可进行回归分析，以进一步阐明一个变量随另一个变量而变动的数量依存关系。

"回归"一词最早由英国统计学家弗朗西斯·高尔顿爵士（Francis Galton，1822—1911 年）和他的学生、现代统计学的奠基者之一的卡尔·皮尔逊（Karl Pearson，1857—1936 年）提出，他们在研究父母身高与其子女身高的遗传性时，发现身材高的父母，他们的孩子也较高，但这些孩子平均起来并不像他们的父亲那样；父母比较矮的孩子也比较矮，但这些孩子的平均身高要高于他们父亲的平均身高。高尔顿和皮尔逊把这种孩子的身高向平均值靠近的趋势称之为回归效应。

一、直线回归方程的建立

直线回归分析的任务就是建立一个描述应变量随自变量而变化的直线方程，并要求各观测点与该直线纵向距离的平方和为最小（即最小平方法或最小二乘法）。所建立的方程是一个一元一次方程式，其基本形式为：

$$\hat{Y}=a+bX \tag{10-3}$$

式中，$\hat{Y}$为由 X 推算得来的 Y 的估计值；a 为回归直线的截距（intercept），为 $X=0$ 时的$\hat{Y}$值，即回归直线与纵轴的交点，称为常数（constant）；b 为回归直线的斜率（slope），表示 X 每变化一个单位时，$\hat{Y}$相应变化 b 个单位，称为回归系数（regression coefficient）。

根据例 10-1 的资料，建立直线回归方程。

1. 绘制散点图 如图 10-4 所示，表明体重 X 与体表面积 Y 之间存在线性关系，可沿散点方向画一条直线去拟合。

2. 建立回归方程 要寻找所拟合的直线，从每一个数据点到直线的纵向距离（$Y_i-\hat{Y}_i$），表示第 i 个实测点 Y_i 到估计值$\hat{Y}_i$的残差，根据最小平方法要求，残差的离差平方和 $\sum(Y_i-\hat{Y}_i)^2$ 越小越好。

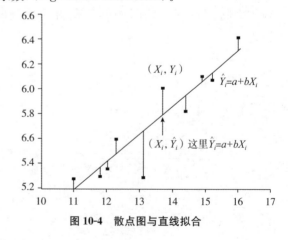

图 10-4　散点图与直线拟合

$$a = \overline{Y} - b\overline{X} \tag{10-4}$$

$$b = \frac{\sum XY - \dfrac{(\sum X)(\sum Y)}{n}}{\sum X^2 - \dfrac{(\sum X)^2}{n}} \tag{10-5}$$

已知 $\overline{X} = 13.4400$，$\overline{Y} = 5.7266$

计算得 $a = 2.655$，$b = 0.229$，代入式 10-3 得到直线回归方程：

$$\hat{Y} = 2.655 + 0.229X$$

回归方程的拟合效果，可用剩余标准差 $S_{Y \cdot X}$ 和决定系数 R^2（determining coefficient）来估计。决定系数也称相关指数（correlation index），一般用 R^2 来表示，它表达回归平方和在总平方和中所占的比例，即应变量的变异中有多少决定于自变量，描述相关的密切程度（相关强度）。

$$R^2 = r^2 \tag{10-6}$$

决定系数 R^2 越接近于 1，表示回归平方和在总平方和中所占的比重越大，回归效果越好。一般认为 $R^2 \geqslant 0.7$ 时就表示回归效果较好。

二、直线回归方程的检验

1. 回归系数 b 的 t 检验　由样本资料计算的是样本回归系数 b，在推断总体的数量依存关系时不可避免地存在着抽样误差，因此应对回归系数进行假设检验，以判断其是否是从回归系数为 0 的假设总体（即 $\beta = 0$）中随机抽得的，即检验 b 与 0 的差别有无统计学意义。如果 $P < 0.05$，说明差别有统计学意义，可认为 X 与 Y 间存在着直线回归关系。

判断应变量 Y 与某一个自变量 X 是否存在线性关系，采用回归系数的 t 检验：

$$t_b = \frac{\dfrac{b - \beta}{\sqrt{\sigma^2/l_{XX}}}}{\sqrt{\dfrac{SS_e}{\sigma^2} / (n-2)}} = \frac{(b - \beta)\sqrt{l_{XX}}}{S_{Y \cdot X}} = \frac{b\sqrt{l_{XX}}}{S_{Y \cdot X}}, \quad \nu = n - 2 \tag{10-7}$$

根据例 10-1 的资料，可以计算出：$t_b = 6.542 > t_{0.05/2,(8)} = 2.306$，$P < 0.05$，可以认为该地 3 岁儿童体重 X（kg）与体表面积 Y（$10^{-1}\mathrm{m}^2$）有直线回归关系。

值得一提的是，对于应变量 Y 与某一个自变量 X 的线性关系分析，其相关系数的 t 检验与回归系数的 t 检验、回归方程的方差分析是等价的，即

$$t_r^2 = t_b^2 = F_b \tag{10-8}$$

2. 回归方程的方差分析　判断线性回归方程有无统计学意义，采用回归方程的方差分析，公式如下：

$$F_b = \frac{MS_R}{MS_e} = \frac{(n-2) \, SS_R}{SS_e} \sim F(1, \, n-2) \tag{10-9}$$

式中 MS_R 表示回归均方，MS_e 为残差均方。

根据例 10-1 的资料，可以计算出：

$l_{yy} = 1.544$

$SS_R = l_{yy}R^2 = 1.544 \times 0.8424 = 1.301$

$SS_e = 1.544 - 1.301 = 0.243$

$F = 1.301/(0.243/8) = 42.772 > F_{0.05/2,(1,8)} = 5.318$，$P < 0.05$，可以认为线性回归方程 $\hat{Y} = 2.655 + 0.229X$ 有高度统计学意义。

三、直线回归方程的应用

(一)应用

建立直线回归方程，主要作用有下列几个方面：

1. 描述变量间数量依存关系 如分析成本与效益的关系、儿童体重与年龄的关系等。

2. 预测与控制 根据建立的直线回归方程，由自变量值 X_0 推算对应值 $\hat{Y}_0$ 或对应分布的均数 $\hat{\mu}_{Y_0}$，称为点预测或区间预测（$\hat{Y}_0$ 值容许区间即预测区间 prediction interva，PI）；由应变量值 Y_0 推算 $\hat{X}_0$，称为控制。

由 X_0 对应值 Y_0 及对应分布的总体均数 $\hat{\mu}_{Y_0}$ 的 $1-\alpha$ 预测区间分别为：

$$\hat{Y}_0 \mp t_{\alpha/2(n-2)} \cdot S_{Y \cdot X} \cdot \sqrt{1 + \frac{1}{n} + \frac{(X_0 - \overline{X})^2}{(n-1)\, S_X^2}}, \quad \hat{Y}_0 \mp t_{\alpha/2(n-2)} \cdot S_{Y \cdot X} \cdot \sqrt{\frac{1}{n} + \frac{(X_0 - \overline{X})^2}{(n-1)\, S_X^2}}$$

$$(10\text{-}10)$$

由 Y_0 推算 X_0 的控制区间为：

$$\hat{X}_0 \mp t_{\alpha/2(n-2)} \cdot \frac{S_{Y \cdot X}}{|b|} \cdot \sqrt{\frac{1}{n} + \frac{(Y_0 - \overline{Y})^2}{b^2 l_{XX}}} \qquad (10\text{-}11)$$

3. 联合用药效应判断 联合用药是临床上最为普遍的一种治疗模式，但要考虑药物之间是协同作用、叠加作用还是拮抗作用？一般可以采用等效概念表达两药联合应用效应，即根据回归分析估算的达到同样效应的联合用药剂量与单独用药剂量之比值 Q 来判断，$Q<1$ 表示联合用药可节约剂量，即为协同作用；$Q=1$ 表示联合用药未改变剂量，即为叠加作用；$Q>1$ 表示联合用药需增加剂量，即为拮抗作用。

4. 协方差分析 协方差分析（analysis of covariance）是利用直线回归法消除混杂因素影响后进行的方差分析。常用于难以完全控制混杂因素的观察研究，扣除混杂因素即协变量（covariable）的影响，以客观评价各种处理的真实效应。

(二)注意事项

在进行回归分析时，应注意以下几点：

1. 要有实际意义 首先要根据专业知识判断，两个变量之间在专业上是否可能存在内在联系，若有内在联系的可能性，才进行相关与回归分析。

2. 选择合适的回归模型 根据绘制的散点图判断两个变量之间的数量关系是直线趋势还是曲线趋势，以确定是建立直线回归方程还是曲线方程。

3. 在样本自变量的观测范围内使用 检验后的回归方程可以在样本范围内使用，不得随意外延，因为直线是曲线中的一小段，只在一定的数量范围内呈直线关系。

第三节　两变量曲线回归

直线回归分析表达的是两变量之间的线性依存关系，但客观事物中很多变量之间并不是直线关系，而呈曲线关系。如服药后的血药浓度与时间的关系、药物效应与剂量的关系、细菌繁殖量与时间的关系、股票价格指数变化趋势等，都不是简单的直线关系，曲线关系更为普遍，直线关系只不过是曲线关系的特例，在曲线的某一段可以直线化。

一、曲线关系类型

对呈曲线关系的资料，可用散点图分析曲线的类型，建立曲线回归（curve regression）方程。根据样本资料找出能够反映变量间关系的曲线回归方程。求曲线回归方程的过程或方法叫曲线拟合（curve fitting）。

常见的曲线关系主要有下列 10 种类型：二次模型（Quadratic），回归方程为 $\hat{y}=b_0+b_1x+b_2x^2$；复合模型（Compound），回归方程为 $\hat{y}=b_0(b_1)^x$；生长模型（Growth），回归方程为 $\hat{y}=\exp(b_0+b_1x)$；对数模型（Logarithmic），回归方程为 $\hat{y}=b_0+b_1\ln x$；三次方模型（Cubic），回归方程为 $\hat{y}=b_0+b_1x+b_2x^2+b_3x^3$；S 形模型（S），回归方程为 $\hat{y}=\exp(b_0+b_1/x)$；指数模型（Exponential），回归方程为 $\hat{y}=b_0\exp(b_1x)$；逆模型（Inverse），回归方程为 $\hat{y}=b_0+b_1/x$；幂模型（Power），回归方程为 $\hat{y}=b_0(x^{b_1})$；Logistic 模型（Logistic），回归方程为 $\hat{y}=1/[1+\exp(-b_0-b_1x)]$。

二、曲线回归

要根据散点图来判断合适的曲线的型，需要较扎实的数学功底。但统计软件对一组资料常可同时拟合多种模型，对每种拟合结果进行拟合优度检验，从而挑选出拟合得最好的曲线模型。因此，一般使用统计软件进行拟合，根据 $P<0.05$、决定系数接近 1、标准估计误差 S_Y 较小、变量数少、结构简单等原则来选择合适的曲线回归模型。

【例 10-2】 测得某地 12 名 20 岁女大学生的胸围（cm）与肺活量（L）数据如表 10-2 所示。试分析肺活量与胸围的关系。

表 10-2　某地 12 名 20 岁女大学生的胸围（cm）与肺活量（L）数据

胸围（cm）	72.5	83.9	78.3	88.4	77.1	81.7	78.3	74.8	73.7	79.4	83.7	81.8
肺活量（L）	1.51	3.01	1.91	2.78	2.83	2.86	2.16	1.91	1.98	2.88	2.84	2.98

SPSS 操作分析步骤如下。

（1）建立 SPSS 数据文件　以胸围 x、肺活量 y 为变量名，建立 2 列 12 行的数据文件 L10-2. sav。

（2）曲线拟合　①Analyze → Regression→Curve Estimation（曲线估计），将肺活量送入 Dependent［s］框，胸围送入 Variable 框；在 Models 框中将 11 个复选项全选→OK；结果显示如图 10-5 所示，表明二次模型（Quadratic）为首选模型，因为此模型的 $P=0.003$，有高度统计学意义，且决定系数 $R^2=0.725$，最接近于 1，为便于对比，可进行第二步操作。②Analyze → Regression→Curve Estimation，保留线形模型（Linear，系统默认）、二次模型（Quadratic）的选择，将其他选项取消→OK；结果显示如图 10-6 和图 10-7 所示，并由此建立二次模型曲线方程如下：

$$\hat{Y}=b_0+b_1x+b_2x^2=-57.087+1.407x-0.008x^2$$

Dependent Variable:肺活量

Equation	Model Summary					Parameter Estimates			
	R Square	F	df_1	df_2	Sig.	Constant	b_1	b_2	b_3
Linear	.593	14.555	1	10	.003	-4.509	.088		
Logarithmic	.610	15.612	1	10	.003	-28.602	7.104		
Inverse	.625	16.670	1	10	.002	9.691	-571.950		
Quadratic	.725	11.835	2	9	.003	-57.087	1.407	-.008	
Cubic	.725	11.891	2	9	.003	-39.538	.747	.000	-3.426E-5
Compound	.598	14.846	1	10	.003	.110	1.040		
Power	.615	16.004	1	10	.003	2.546E-6	3.146		
S	.632	17.187	1	10	.002	4.081	-253.526		
Growth	.598	14.846	1	10	.003	-2.208	.039		
Exponential	.598	14.846	1	10	.003	.110	.039		
Logistic	.598	14.846	1	10	.003	9.097	.962		

The independent variable is 胸围.

图 10-5   曲线拟合结果（1）

Dependent Variable:肺活量

Equation	Model Summary					Parameter Estimates		
	R Square	F	df_1	df_2	Sig.	Constant	b_1	b_2
Linear	.593	14.555	1	10	.003	-4.509	.088	
Quadratic	.725	11.835	2	9	.003	-57.087	1.407	-.008

The independent variable is 胸围.

图 10-6   曲线拟合结果（2）

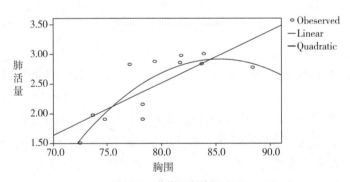

图 10-7   曲线拟合结果（3）

第四节   多重线性回归

在日常工作中，经常需要探讨一个应变量与多个自变量间的关系问题。例如人的血压与年龄、体重、食盐量等多个因素的关系；股票价格与公司利润、股本大小、资金供求等因素的关系。多重线性回归（multiple linear regression）就是研究一个应变量与多个自变量间线性依存关系的一种统计分析方法。

一、多重线性回归方程的建立

多重线性回归分析的前提是：各个变量均为连续变量，服从正态分布，样本量最好为自变量个数的 10 倍以上。

多重线性回归方程描述 1 个应变量 Y 与 m 个自变量 X_1，X_2，$\cdots$，X_m 之间的线性依存关系。多重线性回归模型为：

$$\hat{Y}=\beta_0+\beta_1X_1+\beta_2X_2+\cdots\beta_mX_M+e \tag{10-12}$$

式中$\hat{Y}$表达的是应变量的期望值（即平均水平）；β_0 称为截距，β_i（$i=1$，2，$\cdots$，m）称为第 i 个自变量 X_i 的偏回归系数，表示在其他自变量固定不变的条件下，X_i 变化一个单位时引起应变量的平均变化量；e 称残差，是除去自变量对 Y 影响后的正态随机误差。

在实际应用中，一般可以根据样本资料拟合理论回归方程的估计值。样本的回归方程一般形式为：

$$\hat{Y}=b_0+b_1X_1+b_2X_2+\cdots+b_mX_m \tag{10-13}$$

多重线性回归方程中参数的估计方法与一元直线回归分析相似，也是采用最小二乘法，使得求出的回归方程最能代表样本点的线性趋势，即使残差平方和 Q 取最小。残差平方和的估算方法如下：

$$Q=\sum(Y-\hat{Y})^2=\sum[Y-(b_0+b_1X_1+b_2X_2+\cdots+b_mX_m)]^2 \tag{10-14}$$

由于多重线性回归方程的最小二乘法计算过程较为繁琐，一般借助于统计软件来实现。

在回归分析时，把对应变量影响不大或可有可无的自变量排除在方程之外，确保回归方程包含所有对应变量有较大影响的自变量，从而使回归模型达到最佳。筛选自变量的准则和方法目前有许多种，而且不同的准则会产生不同的方法，还会产生不同的"最优"回归模型。一般用统计软件的全局择优法来筛选变量，软件默认标准是纳入 $P<0.05$，排除 $P>0.10$，基本原则是解释合理、变量易得、误差较小、结构简单。

二、多重线性回归方程的检验与评价

利用样本数据建立的多重回归方程，能否较好地拟合多变量间的数量依存关系，还需要对多重回归方程进行假设检验与评价。主要从两个方面来展开：一是将回归方程中所有自变量 X_1，X_2，$\cdots$，X_m 作为一个整体，检验应变量与各自变量间的回归方程有无统计学意义，并分别对各个自变量的偏回归系数进行假设检验，分析每个自变量对应变量的线性影响有无统计学意义；二是评价多重回归方程的拟合效果及各个自变量对应变量的影响大小。

（一）多重线性回归方程的检验

1. 回归模型的假设检验 回归模型是否有统计学意义，即自变量与应变量间是否存在线性关系，可用方差分析法来进行检验。其基本思想与一元直线回归分析类似，也是将 Y 的变异即总的离均差平方和分解成回归和残差平方和。其检验统计量 F 值的计算方法如下。

$$F=\frac{MS_{回归}}{MS_{残差}}=\frac{SS_{回归}/m}{SS_{残差}/(n-m-1)}\sim F(m,n-m-1) \tag{10-15}$$

表 10-3　多重线性回归方差分析表

变异来源	自由度 v	离均差平方和 SS	均方 MS	F	P
回归	m	$SS_{回}$	$SS_{回}/m$	$MS_{回}/MS_{残}$	
残差	$n-m-1$	$SS_{残}$	$SS_{残}/(n-m-1)$		
总变异	$n-1$	$SS_{总}$			

在实际应用时，可根据统计软件输出的 F 值与 P 值来判断：若 $P \leqslant 0.05$，按 $\alpha = 0.05$ 水准，拒绝 H_0，接受 H_1，回归有统计学意义，可认为多重回归方程成立；反之，若 $P > 0.05$，按 $\alpha = 0.05$ 水准，不拒绝 H_0，回归无统计学意义，即尚不能认为多重回归方程成立。

2. 偏回归系数的假设检验　各自变量的偏回归系数（partial regression coefficient）表达的是各个自变量对回归的贡献大小，在回归方程具有统计学意义的前提下，可用 t 检验。检验统计量 t 值的计算方法如下：

$$t_i = \frac{b_i}{S_{b_i}} \tag{10-16}$$

其中 S_{b_i} 为第 i 个偏回归系数的标准误，因计算复杂，一般由计算机来完成，根据统计软件输出的 t 值与 P 值来判断：若 $P \leqslant 0.05$，按 $\alpha = 0.05$ 水准，拒绝 H_0，接受 H_1，有统计学意义，可认为 X_i 对应变量 Y 有线性关系；反之，若 $P > 0.05$，按 $\alpha = 0.05$ 水准，不拒绝 H_0，无统计学意义，则不能认为 X_i 与应变量 Y 有线性关系。

（二）多重回归方程的拟合效果评价

在统计软件输出的分析结果中，有一系列可用于评价多重回归方程拟合效果的指标，常用的有：

1. 复相关系数　复相关系数（coefficient of multiple correlation）用 R 表示，说明应变量 Y 与所有自变量之间线性相关程度，其取值在 $0 \sim 1$ 之间。R 越接近于 1，说明应变量 Y 与各自变量之间的关系越密切。当只有一个自变量时，$R = |r|$，r 为简单相关系数。

2. 决定系数　复相关系数的平方，即 R^2，其计算公式为：

$$R^2 = \frac{SS_{回归}}{SS_{总}} = 1 - \frac{SS_{残差}}{SS_{总}} \tag{10-17}$$

$0 \leqslant R^2 \leqslant 1$，说明由自变量能够解释 Y 的总变异的百分比。决定系数可以评价回归方程的回归效果，R^2 越接近于 1，说明纳入多重线性回归方程的自变量与应变量的相关程度越高，X_i 与 Y 的回归效果越好。

3. 校正决定系数　校正决定系数（adjusted coefficient of determination）用 R_c^2 表示。由于决定系数的大小随自变量个数的增加而增大，它只能用来评价自变量个数相同的回归方程的回归效果，而校正决定系数 R_c^2 既反映模型的拟和优度，又同时考虑了模型中的自变量个数，其计算公式为：

$$R_c^2 = 1 - (1 - R^2)\frac{n-1}{n-p-1} = 1 - \frac{MS_{残}}{MS_{总}} \tag{10-18}$$

式中，n 为样本含量，R^2 为包含 p（$p \leqslant m$）个自变量的决定系数。一般情况下 R_c^2 越大，回归方程的拟合效果越优。

4. 标准化偏回归系数　由于多重线性回归方程中自变量的测量单位可能各不相同，不能直接比较各偏回归系数的大小。标准化偏回归系数（standardized coefficient）是用于评价每个自变量对应变量的作用大小的指标，用 b_i' 表示，其计算公式为：

$$b_i' = b_i \sqrt{\frac{l_{ii}}{l_{YY}}} \qquad\qquad (10\text{-}19)$$

对偏回归系数进行标准化后得到的标准化偏回归系数没有单位，故可用其绝对值大小来比较各个自变量的相对重要性，标准化偏回归系数的绝对值越大，说明自变量对应变量的影响越大。

（三）多重线性回归分析的注意事项

1. 指标的数量化　各个变量均为连续变量，服从正态分布，否则，若为分类变量则需要进行量化，对于不服从正态分布连续变量应当进行变量变换。

2. 样本量足够　样本容量一般为自变量个数的 10 倍以上，若观察值个数太少，如低于自变量个数的 5 倍以下时，则线性趋势不明朗，检验效能不足，拟合优度较差。

3. 关于逐步回归　对逐步回归得到的结果不要盲目的信任，所谓的"最优"回归方程并不一定是最好的，没有纳入方程的变量也未必没有实际意义。

4. 多重共线性　即指一些自变量之间存在较强的线性关系。如高血压与年龄、吸烟年限、饮酒年限等，这些自变量之间通常是高度相关的，有可能使通过最小二乘法建立的回归方程失效。共线性可以用相关系数、容忍度（tolerance）、方差膨胀因子（variance inflation factor，VIF）、条件指数等来判断。一般认为，自变量之间相关系数 $r > 0.8$ 说明可能有共线性，容忍度小于 0.1 说明共线性严重，VIF 为容忍度的倒数，值愈大则共线性愈严重，条件指数为方阵的最大与最小特征根之比的算术平方根，大于 10 则存在共线性，大于 30 表示共线性严重。通过剔除相应的自变量或将有关自变量合成一个变量等手段，可以解决共线性问题。

5. 变量间的交互作用　为了检验两个自变量是否具有交互作用，可在方程中加入它们的乘积项。

【**例 10-3**】某研究者测定 30 名糖尿病患者的空腹血糖（mmol/L）、胰岛素（μU/mL）、糖化血红蛋白（%）等指标，结果如表 10-4 所示，试分析空腹血糖与胰岛素、糖化血红蛋白等指标的关系。

表 10-4　某地 27 名糖尿病患者的血糖相关指标检测结果

序号	血糖 (mmol/L) Y	胰岛素 (μU/mL) x_1	糖化血红蛋白 (%) x_2	序号	血糖 (mmol/L) Y	胰岛素 (μU/mL) x_1	糖化血红蛋白 (%) x_2
1	11.2	4.53	8.10	16	10.1	6.53	8.00
2	8.8	7.32	6.20	17	14.8	3.53	10.30
3	12.3	4.95	9.70	18	9.1	8.79	7.10
4	12.6	5.88	10.30	19	10.8	7.53	9.90
5	11.4	5.05	8.90	20	10.2	5.28	8.90
6	11.3	3.42	8.60	21	13.6	4.26	8.00
7	8.1	8.60	6.50	22	10.9	4.31	9.30
8	12.1	6.75	8.50	23	10.0	6.47	9.30
9	10.6	6.28	7.90	24	10.2	6.37	9.80
10	10.4	6.59	9.10	25	10.3	3.20	9.50
11	13.3	3.61	10.70	26	10.3	6.61	6.40
12	10.6	5.61	8.80	27	10.4	6.45	9.60
13	9.4	7.57	7.90	28	11.3	4.56	10.30
14	11.6	3.42	9.90	29	9.9	7.02	8.80
15	8.9	7.35	7.50	30	9.5	6.08	7.40

SPSS 操作分析步骤如下：

（1）建立 SPSS 数据文件　以血糖 Y、胰岛素 x_1、糖化血红蛋白 x_2 为变量名，建立 3 列 30 行的数据文件 L10-3. sav。

（2）正态性检验　Analyze →Descriptive Statistics →Explore→血糖 Y、胰岛素 x_1、糖化血红蛋白 x_2 入 Dependent Variable→ Plots → Nomality plots with tests→Continue→OK。结果如图 10-8 所示，各个变量的 $P>0.05$，表明均满足正态性。

Tests of Normality

	Kolmogorov-Smirnov[a]			Shapiro-Wilk		
	Statistic	df	Sig.	Statistic	df	Sig.
x1	.121	30	.200[*]	.958	30	.273
x2	.097	30	.200[*]	.961	30	.326
y	.120	30	.200[*]	.959	30	.298

图 10-8　正态性检验结果

（3）多重线性回归　Analyze→Regression（回归）→Linear（线性回归），血糖 Y 进 Dependent、胰岛素 x_1、糖化血红蛋白 x_2 进 Independent→Statistic，√ Confidence intervals（置信区间）、√ Collinearity diagnostics（共线性诊断）、√ Casewise diagnostics（个案诊断）→ Continue→OK。结果如图 10-9 至图 10-11 所示，复相关系数 $R=0.753$，$R^2=0.567$，表明所建立的多重线性回归方程能够概括应变量 Y 的总变异的 56.7%，拟合优度较高；回归模型的 $P=0.000$，表明均回归有高度统计学意义，可认为多重回归方程成立；胰岛素 x_1 的 $P=0.003$，有高度统计学意义，糖化血红蛋白 x_2 的 $P=0.034$，有统计学意义，两个自变量的 VIF 值均较低，无明显共线性，胰岛素 x_1 标准化回归系数大于糖化血红蛋白 x_2，说明前者对血糖 Y 的影响大于后者。因此，可建立二重线性回归方程如下：

$$\hat{Y}=9.949-0.477x_1+0.415x_2$$

Model Summary[b]

Model	R	R Square	Adjusted R Square	Std. Error of the Estimate
1	.753[a]	.567	.535	1.0121

图 10-9　多重线性回归结果（1）

ANOVA[b]

Model		Sum of Squares	df	Mean Square	F	Sig.
1	Regression	36.285	2	18.142	17.713	.000[a]
	Residual	27.655	27	1.024		
	Total	63.940	29			

图 10-10　多重线性回归结果（2）

Coefficients[a]

Model		Unstandardized Coefficients		Standardized Coefficients	t	Sig.	95.0% Confidence Interval for B		Collinearity Statistics	
		B	Std. Error	Beta			Lower Bound	Upper Bound	Tolerance	VIF
1	(Constant)	9.949	2.230		4.461	.000	5.373	14.525		
	x1	-.477	.147	-.501	-3.246	.003	-.778	-.175	.671	1.489
	x2	.415	.186	.344	2.228	.034	.033	.797	.671	1.489

a. Dependent Variable: y

图 10-11 多重线性回归结果（3）

思考题

1. 相关系数的检验与回归系数的检验有何联系和区别？

2. 回归系数愈大，两变量关系是不是愈密切？为什么？

3. 若要分析农作物产量与温度、湿度、营养、日照时间、降雨量等多个因素的关系，应采用什么统计方法分析？

实验六 相关与回归分析的 SPSS 案例分析

【实验 1】

某银行通过调查 16 笔不良贷款记录，结果如表 10-5 所示，试分析不良贷款与贷款余额的关系。

表 10-5 不良贷款（y）与贷款余额（x）的关系（千万元）

NO	1	2	3	4	5	6	7	8	9	10	11	12	13	14	15	16
x	67.3	111.3	173	80.8	199.7	36.2	107.4	185.4	96.1	72.8	64.2	132.2	58.6	174.6	263.5	79.3
y	2.9	4.1	4.8	3.2	7.8	1.7	4.6	5.5	2.8	2.6	1.3	5.1	1.8	6.5	9.2	3.1

SPSS 操作与分析方法如下。

（1）建立 SPSS 数据文件 如图 10-12 录入数据，以贷款余额、不良贷款为变量名，建立 2 列 16 行数据集 E10.1.sav。

（2）操作步骤 ①正态性检验：Analyze → Descriptive Statistics → Explore →贷款余额、不良贷款入 Dependent Variable→ Plots → Nomality plots with tests →OK。②作散点图：Graphs（绘图）→Legacy Dialogs→ Scatter/Dot（散点图）→Simple Scatter→ Define，不良贷款→Y Axis（轴）框、贷款余额→X Axis（轴）框 →OK。③线性回归：Analyze → Regression → Linear Regression，

	贷款余额	不良贷款
1	67.3	2.9
2	111.3	4.1
3	⋮ ⋮ ⋮ ⋮	
15	263.5	9.2
16	79.3	3.1

图 10-12 数据集 E10.1.sav

贷款余额为 Independent、不良贷款为 Dependent→Statistic，选 Confidence Intervals→ Continue →OK。

（3）结果解读 根据资料特征与分析的要求，对 SPSS 输出结果进行分析与表达。

【实验2】

某医院测得12名急性白血病患儿的血小板数（$10^2/L$）与出血症状等级的资料，结果如表10-6所示，试分析两者的关系。

表10-6 血小板数（x）与出血症状等级（y）的关系

编号	1	2	3	4	5	6	7	8	9	10	11	12
x	12.1	13.7	16.5	31.1	42.6	54.3	74.2	106.4	126.2	129.1	143.9	200.4
y	4+	3+	1+	−	2+	2+					3+	−

SPSS操作与分析方法如下。

（1）建立SPSS数据文件　如图10-13录入数据，以"血小板数"和"出血症状"为变量名，建立2列12行数据集E10.2.sav。

（2）操作步骤　Analyze→Correlate→Bivariate，"血小板数""出血症状"→Variables，√ Spearman，√Kendall's taub→OK。

（3）结果解读　根据资料特征与分析的要求，对SPSS输出结果进行分析与表达。

	血小板数	出血症状
1	12.1	3
2	13.7	2
3	⋮	⋮
11	143.9	3
12	200.4	0

图10-13 数据集E10.2.sav

【实验3】

调查某临床医学班46名学生的解剖学与手术学的学习成绩，结果如表10-7所示，试分析两门课程的数量依存关系。

表10-7 某班学生手术学（y）与解剖学（x）学习成绩的关系（分）

学号	x	y	学号	x	y	学号	x	y
1	65	91	17	85	100	33	82	97
2	48	78	18	52	85	34	85	98
3	74	90	19	75	97	35	84	96
4	61	95	20	60	99	36	70	97
5	60	85	21	90	98	37	94	97
6	80	98	22	84	96	38	86	99
7	62	96	23	84	98	39	92	97
8	78	98	24	88	100	40	87	95
9	72	98	25	70	96	41	71	88
10	85	96	26	68	98	42	61	81
11	80	95	27	84	97	43	76	94
12	68	95	28	68	99	44	66	92
13	60	98	29	74	97	45	60	62
14	76	92	30	68	96	46	73	97
15	67	91	31	72	96			
16	75	95	32	88	98			

SPSS操作与分析方法如下。

（1）建立SPSS数据文件　如图10-14录入数据，以解剖学（x）、手术学（y）为变量名，建立2列46行数据集E10.3.sav。

（2）操作步骤 ①正态性检验：Analyze →Descriptive Statistics → Explore →解剖学（x）、手术学（y）入 Dependent Variable→ Plots → Nomality plots with tests →OK。②作散点图：Graphs（绘图）→Legacy Dialogs→ Scatter/Dot（散点图）→Simple Scatter→ Define，手术学→Y Axis（轴）、解剖学→X Axis（轴）→OK。③曲性拟合：Analyze → Regression →Curve Estimation，解剖学（x）为 Variable、手术学（y）为 Dependent→在 Models 框将 11 个复选项全选 → OK；Analyze → Regression → Curve Estimation → 在 Models 框保留最优选项→OK。

	解剖	手术
1	65	91
2	48	78
3	⋮ ⋮ ⋮ ⋮	
45	60	62
46	73	97

图 10-14 数据集 E10.3.sav

（3）结果解读 根据资料特征与分析的要求，对 SPSS 输出结果进行分析与表达。

【实验 4】

某地调查房屋销售价格 Y 与地产估价 X_1、房产估价 X_2、使用面积 X_3 的关系，结果如表 10-8 所示，试分析它们之间的数量依存关系。

表 10-8 房屋销售价格与地产估价、房产估价、使用面积的关系

编号	Y（元）	X_1（元）	X_2（元）	X_3（m²）	编号	Y（元）	X_1（元）	X_2（元）	X_3（m²）
1	6890	596	4497	180	11	8050	730	4012	82
2	5850	500	2780	165	12	7000	680	3168	150
3	5550	550	3144	92	13	9700	860	5851	125
4	6200	600	3959	126	14	4550	520	2345	110
5	9650	800	7283	120	15	4090	150	2089	117
6	4500	450	2732	95	16	8000	850	5625	160
7	6800	610	2986	82	17	5600	690	2086	134
8	8300	780	4775	110	18	6700	750	2261	84
9	5900	510	3912	95	19	5000	540	3595	88
10	9750	900	2935	86	20	4240	350	578	65

SPSS 操作与分析方法如下。

（1）建立 SPSS 数据文件 如图 10-15 录入数据，以 Y（销售价格）、"X_1"（地产估价）、"X_2"（房产估价）、"X_3"（使用面积）为变量名，建立 4 列 20 行的数据文件 E10.4.sav。

	房地产销售…	地产估价	房产估价	使用面积
1	6890	596	4497	180
2	5850	500	2780	165
3	⋮ ⋮ ⋮ ⋮			
19	5000	540	3595	88
20	4240	350	578	65

图 10-15 数据集 E10.4.sav

（2）正态性检验 Analyze →Descriptive Statistics →Explore→Y（销售价格）、"X_1"（地产估价）、"X_2"（房产估价）、"X_3"（使用面积）入 Dependent Variable→ Plots → Nomality plots with tests → Continue→OK。

（3）多重线性回归 根据资料特征与分析的要求，对 SPSS 输出结果进行分析与表达。

第十一章

聚类分析与判别分析

扫一扫，查阅本章数字资源，含PPT、音视频、图片等

【学习目的】

通过本章的学习，能够掌握聚类分析和判别分析的基本思想，熟练 SPSS 操作并能对结果做出合理解释。

【学习要点】

聚类分析和判别分析的基本思想、区别和联系。

聚类分析和判别分析都是研究分类问题的多元统计分析方法。前者是探索性地对未知类别的若干样本或变量按照其属性的同质性、聚集性等进行适当归类，而后者是在已知分类的情况下，判断区别研究对象的归类。

第一节　聚类分析

一、概念

聚类分析是根据研究对象特征对研究对象进行分类的一种多元分析技术，聚类分析把性质相近的研究对象归为一类，使得同一类中的个体都具有高度的同质性，不同类之间的个体具有高度的异质性。根据分类对象的不同可分为 Q 型聚类（Q-type-cluster）和 R 型聚类（R-type-cluster）；Q 型聚类也叫样品聚类，是对事件、样品、样本等分类（相当于对数据集的行分类）；R 型聚类也叫变量聚类，是对不同的变量/指标进行分类（相当于对数据集的列分类）。

在分类的过程中，人们不必事先给出一个分类的标准，聚类分析能够从样本数据出发，自动进行分类。聚类分析所使用方法的不同，常常会得到不同的结论。不同研究者对于同一组数据进行聚类分析，所得到的聚类数未必一致。因此我们说聚类分析是一种探索性的分析方法。

二、方法

（一）聚类分析的基本思想

根据算法的不同，聚类分析可以分为多种方法，如系统聚类、动态聚类、图论聚类、模糊聚类等。系统聚类是比较常用的一种聚类分析方法。进行系统聚类分析时，由于对类与类之间的距离的定义和理解不同，并类的过程中又会产生不同的聚类方法。常用的系统聚类方法有 8

种，即最短距离法、最长距离法、中间距离法、重心法、类平均法、可变类平均法、可变法、离差平方和法等。尽管系统聚类分析方法很多，但每种方法的归类步骤基本是一样的，所不同的主要是对类与类之间的距离的定义不同。

系统聚类分析的基本思想是：首先定义样品距离、类与类之间的距离，将 N 个样品各自自成一类，然后每次将具有最小距离的两类合并，合并后重新计算类与类之间的距离，这个过程一直继续到所有样品归为一类为止。这个过程可以做成一个聚类图或树状图，按树状图可以做出适当的分类，并展示各类包含的样品数。

（二）聚类统计量

聚类统计量是在聚类分析中反映样品或者变量之间关系远近的统计量，常用的有距离系数和相似系数。

1. 距离系数　适用于 Q 型聚类。对于定量数据常用的距离有明氏距离（Minkowski distance）、兰氏距离（Lance-Williams distance）、马氏距离（Mahalanobis distance）等。明氏距离是一种最常用的最直观的距离。

$$d_{ij}(q) = \left[\sum_{k=1}^{p} | X_{ik} - X_{jk} |^{q} \right]^{1/q} \tag{11-1}$$

这里，X_{ik} 和 X_{jk} 分别为第 i 个样品和第 j 个样品的第 k 个变量，q 为某一自然数，i，$j = 1$，2，…，n。

当 $q = 1$，$d_{ij}(1) = \sum_{k=1}^{p} | X_{ik} - X_{jk} |$，称为绝对值距离。

当 $q = 2$，$d_{ij}(2) = \left[\sum_{k=1}^{p} | X_{ik} - X_{jk} |^{2} \right]^{1/2}$，称为欧氏距离（Euclidean distance）。

欧氏距离是聚类分析中用得最广泛的距离，但该距离与各变量的量纲有关，没有考虑指标间的相关性；也没有考虑各变量方差的不同。

当 $q = \infty$，$d_{ij}(\infty) = \max_{1 \leqslant k \leqslant p} | X_{ik} - X_{jk} |$，称为切比雪夫距离（Chebyshev distance）

由明氏距离公式可知，当各变量的单位不同或虽单位相同但各变量的测量值相差很大时，不应该直接使用明氏距离，而应该先对各变量的数据进行标准化处理，然后再用标准化后的数据计算距离。

2. 相似系数　适用于 R 型聚类。常用的相似系数有相关系数、夹角余弦等。相关系数法常用 Pearson 相关系数的绝对值来定义变量 X_i 和 X_j 的亲疏远近。

$$r_{ij} = \frac{\left| \sum (X_i - \overline{X}_i)(X_j - \overline{X}_j) \right|}{\sqrt{\sum (X_i - \overline{X}_i)^2 \sum (X_j - \overline{X}_j)^2}} \tag{11-2}$$

当 $i = j$ 时，表示指标的自相关系数，$r_{ij} = 1$、$i \neq j$ 时，r_{ij} 在 0 到 1 范围取值。相关系数越接近 1，表示两变量相似程度越大。

三、应用

（一）案例

【例 11-1】2012 年某省实施村卫生室基本药物零差率前调查基线数据中有户籍人口、常住人口、村医人均收入、次均诊疗费、次均药物费、政策性收入等 6 项指标，结果见表 11-1（数据文件 L11-1. sav）。现欲根据这 6 项指标对 16 个县的村卫生室进行分类。

表 11-1　2012 年某省 16 县各 1 家卫生所的基线数据

卫生所属地	户籍人口（人）	常住人口（人）	政策性收入（元）	次均药物费（元）	次均诊疗费（元）	村医人均收入（元）
长汀县	1300	900	12000	8.18	0.2	11125
大田县	1723	686	9700	13.5	1.42	10780
宁化县	586	362	4900	4.98	1.81	8744
福清市	2020	1700	44970	11.87	9.29	28934
连城县	802	634	5360	7.36	2.38	2910
屏南县	960	600	12600	0.81	0.17	20200
龙海市	1600	1800	6000	19.06	2	16800
南安市	2390	2444	5600	2.48	2.05	14300
平和县	3238	1862	8000	2.83	1.52	12000
福鼎市	3054	2900	31290	13.51	8.36	44830
仙游县	1720	1510	2200	3.34	1.63	13000
霞浦县	1308	1723	2455	3.22	1.67	45555
沙县	1310	450	5200	2.75	1.39	3700
邵武市	2584	1620	3250	18.07	4.92	21450
建阳市	726	450	7600	2.45	2.14	5300
安溪县	8796	7766	11440	9.93	2.94	28890

（二）SPSS 操作步骤

打开数据文件 L11-1. sav：Analyze→Classify→Hierarchical Cluster Analysis→"户籍人口数、常住人口数、村医人均收入、次均一般诊疗费、次均基本药物费、上级政策性收入"→Variables（s）框→"卫生所"移入 Label Cases by →选 Cases→Plots→选 Dendrogram→Continue→Method→在 Cluster Method 中选 Ward's Method→在 Standardize 选 Z scores→Continue→OK。SPSS 主要输出结果见图 11-1。

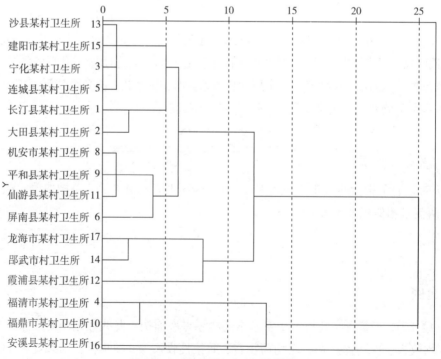

图 11-1　16 个县村卫生所系统聚类图

Cluster Method 中不同的选择，结果可能不同，本例在少于 4 分类时，结果基本一致。

第二节 判别分析

在科研和实践中，经常遇到需要将研究对象所属类别进行判定的情形。如医学上，经常需要根据就诊者的症状、体征及理化指标等，判别其是否患有某种疾病或确定分型。判别分析可以很好地解决此类问题。

一、概念

判别分析是一种进行判别和分组的技术手段。先根据一定量案例的一个分组变量和相应的其他多元变量的已知信息，确定分组与其他多元变量之间的数量关系，建立判别函数，然后利用这个判别函数对未知类别的所属案例进行判别分组。常用的判别分析法有以下几种：

1. 最大似然法 该法建立在概率论中独立事件乘法定律的基础上，适用于各指标是定性或半定量的情况。

2. Fisher 判别分析 用于两类或多类间判别，但常用于两类间判别。

3. Bayes 判别分析 用于两类或多类间判别，要求各类别内指标服从多元正态分布。

4. Logistic 回归 用于两类或多类间判别，但常用于两类间判别。它不要求多元正态分布的假设，故可用于各指标为两分类变量或半定量的情况。

二、方法

Fisher 判别和 Bayes 判别应用较为广泛，本节介绍 Bayes 判别。

Bayes 判别分析的前提假设：各个判别变量服从正态分布，由各个判别变量的联合分布是多元正态分布；各判别变量不能存在多重共线性；每个变量在各类中的取值应存在显著性差异。

（一）Bayes 准则

设有定义明确的 g 个总体 π_1、π_2、$\cdots$、π_g，分别为 X_1、X_2、$\cdots$、X_p 的多元正态分布。对于任何一个个体，若已知 p 个变量的观察值，要求判断该个体属于哪一个总体。

如果制订了一个判别分类规则，难免会发生错分，即把属于第 i 类的个体错分到第 j 类，错分的概率记为 $P(j \mid i)$，错分造成的损失记为 $C(j \mid i)$。Bayes 判别准则就是平均损失最小的准则。按照这一准则去寻找一种判别分类的规则就是 Bayes 判别。

（二）分类函数

Bayes 准则下判别分析的分类函数：

$$\begin{cases} Y_1 = C_{01} + C_{11}X_1 + C_{21}X_2 + \cdots + C_{p1}X_p \\ Y_2 = C_{02} + C_{12}X_1 + C_{22}X_2 + \cdots + C_{p2}X_p \\ \qquad\qquad \cdots\cdots \\ Y_g = C_{0g} + C_{1g}X_1 + C_{2g}X_2 + \cdots + C_{pg}X_p \end{cases} \tag{11-3}$$

式 11-3 即 g 个线性函数的联立方程，每个线性函数对应于某一类别。其中 C_{0j}，C_{1j}，$\cdots$，C_{pj}（$j=1, 2, \cdots, g$）为需要的参数。判别函数建立后通常的判别准则为：如欲判断某样品属于上述 g 类中的哪一类，可将该样品的个 X_i 值代入分类函数中的各个方程，分别计算 Y_1，

Y_2，…，Y_g 等值。其中如果 Y_f 为最大则意味着该样品属于 f 类的概率最大，故判断它为第 f 类。

（三）事前概率

事前概率又称先验概率。如在所研究的总体中任取一个样品，该样品属于第 j 类别的概率为 $q(Y_j)$，则称它为个体属于第 j 类别的事前概率。当考虑事前概率时，判别分类函数为：

$$\begin{cases} Y_1 = C_{01} + C_{11}X_1 + C_{21}X_2 + \cdots + C_{p1}X_p + \ln[q(Y_1)] \\ Y_2 = C_{02} + C_{12}X_1 + C_{22}X_2 + \cdots + C_{p2}X_p + \ln[q(Y_2)] \\ \qquad\qquad\cdots\cdots \\ Y_g = C_{0g} + C_{1g}X_1 + C_{2g}X_2 + \cdots + C_{pg}X_p + \ln[q(Y_g)] \end{cases} \tag{11-4}$$

差别仅在于 $\ln[q(Y_j)]$。

考虑事前概率可以适当提高判别的敏感性，但由于事前概率往往不容易知道，如果训练样本是从所研究的总体中随机抽取的，则可用训练样本中各类的发生频率 $Q(Y_j)$ 来估计各类别的事前概率 $q(Y_j)$。如果事前概率未知又不可以用 $Q(Y_j)$ 来估计，就只能将事前概率取相等值，即 $q(Y_j) = 1/g$。

（四）事后概率

事后概率又称为后验概率。如果已知某样品各个指标 X_i 的观察值 S_i，则在该条件下，样品属于 Y_j 类别的概率 $P(Y_j \mid S_1, S_2, \cdots, S_p)$ 称为事后概率。

用事后概率来描述某样本属于 Y_j 类别的概率就使得判别的可靠性有一个数量的表达。例如：欲判别某样品属于哪个类别时，可将样品各指标的取值 S_1，S_2，…，S_p 代入判别函数，求得各类别的 Y 值，即 Y_1，Y_2，…，Y_g。此时，事后概率的公式：

$$\begin{cases} P(Y_1 \mid S_1 S_2 \cdots S_p) = \exp(Y_1) / \sum_{j=1}^{g} \exp(Y_j) \\ \\ P(Y_2 \mid S_1 S_2 \cdots S_p) = \exp(Y_2) / \sum_{j=1}^{g} \exp(Y_j) \\ \\ \qquad\qquad\cdots\cdots \\ \\ P(Y_g \mid S_1 S_2 \cdots S_p) = \exp(Y_g) / \sum_{j=1}^{g} \exp(Y_j) \end{cases} \tag{11-5}$$

当 Y_j 过大或者过小时，$\exp(Y_j)$ 将溢出，为避免溢出，可在计算事后概率前将各个 Y_j 值减去（或者加上）一个相同的常数。例如，减去 $Y^* = \max(Y_1, Y_2, \cdots, Y_g)$，此时公式为：

$$P(Y_j \mid S_1 S_2 \cdots S_p) = \exp(Y_j - Y^*) / \sum_{i=1}^{g} (Y_i - Y^*) (j = 1, 2, \cdots, g) \tag{11-6}$$

仅凭哪一个事后概率最大就判断为哪一类别有时是不够的，特别是各类别的事后概率比较接近时。这时可以定义一个事后概率的临界值，只有各类别最大的事后概率大于此值时，才做出判别归类，否则视为其他类别，相当于待查或者可疑，SAS 软件的 DISCRIM 过程提供了这种功能。

（五）判别效果验证

判别函数建立后需要对判别效果进行验证。验证就是将样品逐一用所建立的判别准则进行归类，求出其假阴性率、假阳性率及总的错误率。常用的方法有：

1. 自身验证　将训练样本依次代入判别函数，以考察判别效果。但是，自身验证效果好，并不能说明函数用来判别外部数据效果也好。SPSS中"Summary table"判别符合率表输出的就是自身验证的结果。

2. 外部数据验证　重新再收集一部分数据，用判别函数进行判别，以考察错判是否严重。理论上较好，但是实际上再收集数据较困难，而且再收集的样本同质性难以保证。

3. 样本二分法　采用随机数将样本分为两部分，一般是2:1，多的样本进行训练，用于建立判别函数；少的样本用来效果验证。这种方法可以保证训练样本和验证样本是同质的。但是要求样本量要大，否则建立的判别函数不稳定。

4. 交互验证　该方法是在建立判别函数时依次去掉1例样品，然后用建立的判别函数对该例样品进行判别，从而可以避免强影响点的干扰。SAS、SPSS软件都提供交互验证的功能。SPSS中"Leave-one-out classification"判别符合率表输出的就是交互验证的结果。

三、应用

（一）案例

【例 11-2】为研究某些心电图指标对于区分健康人、主动脉硬化症、冠心病患者的作用，采得23名诊断明确的研究对象的心电图资料，结果见表11-2（数据文件 L11-2.sav），做判别分析。

表 11-2　某地三类人群心电图 5 项指标数据

编号	指标 1	指标 2	指标 3	指标 4	指标 5	人群分类
1	8.11	261.10	13.23	6.00	7.36	健康人
2	9.36	185.39	9.02	5.66	5.99	健康人
3	9.85	249.58	15.61	6.06	6.11	健康人
4	2.55	137.13	9.21	6.11	4.35	健康人
5	6.01	231.34	14.27	5.21	8.79	健康人
6	9.64	231.38	13.03	4.88	8.53	健康人
7	4.11	260.25	14.72	5.36	10.02	健康人
8	8.90	259.51	14.16	4.91	9.79	健康人
9	7.71	273.81	16.01	5.15	8.79	健康人
10	7.51	303.59	19.14	5.70	8.53	健康人
11	8.06	231.03	14.41	5.72	6.15	健康人
12	6.80	308.90	15.11	5.52	8.49	主动脉硬化症
13	8.68	258.69	14.02	4.79	7.16	主动脉硬化症
14	5.67	355.54	15.13	4.97	9.43	主动脉硬化症
15	8.10	476.69	7.38	5.32	11.32	主动脉硬化症
16	3.71	316.12	17.12	6.04	8.17	主动脉硬化症
17	5.37	274.57	16.75	4.98	9.67	主动脉硬化症
18	9.89	409.42	19.47	5.19	10.49	主动脉硬化症

续表

编号	指标 1	指标 2	指标 3	指标 4	指标 5	人群分类
19	5.22	330.34	18.19	4.96	9.61	冠心病
20	4.71	331.47	21.26	4.30	13.72	冠心病
21	4.71	352.50	20.79	5.07	11.00	冠心病
22	3.36	347.31	17.90	4.65	11.19	冠心病
23	8.27	189.56	12.74	5.46	6.94	冠心病

（二）SPSS 操作步骤

打开数据文件 L11-2. sav：Analyze→Classify→Discriminant→"人群分类"移入 Grouping Variable 框→Define Range→Minimum 框填 1，Maximum 框填 3→Continue→"X_1、X_2、…、X_5"移入 Independents 框→Statistiscs→选 Means、Univariate ANOVAs、Fisher's、Unstandardized→Continue→Classification→选 Casewise results、Summary table、Leave-one-out classification、Combined-groups→Continue→Save→Predicted group membership、Discriminant scores→Continue→OK。SPSS 主要输出结果如下：图 11-2 是未标化的典则判别函数的系数（即 Fisher 判别函数），图 11-3 是 Bayes 判别函数的系数矩阵，图 11-4 是判别函数效果评价。

	Function	
	1	2
x_1	.292	−.111
x_2	−.025	−.016
x_3	−.053	.138
x_4	2.452	−.188
x_5	.783	.488
(Constant)	−13.788	.010

Unstandardized coefficients

图 11-2　L11-2. sav 的未标化的典则判别函数的系数（即 Fisher 判别函数）

	原分类		
	健康人	主动脉硬化	冠心病
x_1	7.455	6.859	6.729
x_2	−.479	−.411	−.447
x_3	.266	.297	.536
x_4	101.358	95.875	96.139
x_5	29.598	27.488	28.573
(Constant)	−366.979	−335.715	−339.229

Fisher's linear discriminant functions

图 11-3　L11-2. sav 的 Bayes 判别函数的系数矩阵

	原分类		Predicted Group Membership			Total
			健康	主动脉硬化	冠心病	
Original	Count	健康	11	0	0	11
		主动脉硬化	0	6	1	7
		冠心病	1	0	4	5
	%	健康	100.0	.0	.0	100.0
		主动脉硬化	.0	85.7	14.3	100.0
		冠心病	20.0	.0	80.0	100.0
Cross-validated[b]	Count	健康	10	0	1	11
		主动脉硬化	1	4	2	7
		冠心病	1	1	3	5
	%	健康	90.9	.0	9.1	100.0
		主动脉硬化	14.3	57.1	28.6	100.0
		冠心病	20.0	20.0	60.0	100.0

a. 91.3% of original grouped cases correctly classified.

b. Cross validation is done only for those cases in the analysis. In cross validation, each case is classified by the functions derived from all cases other than that case.

c. 73.9% of cross-validated grouped cases correctly classified.

图 11-4　L11-2.sav 的判别函数效果评价

思考题

1. 聚类分析和判别分析的区别?
2. 聚类分析的结果如何解释?
3. 判别分析的结果如何解释?

第三篇

分类型变量资料统计分析

扫一扫，查阅本章数字资源，含PPT、音视频、图片等

【学习目的】

通过本章的学习，掌握相对数、动态数列的计算方法及指数的编制方法。

【学习要点】

比、构成比、率的概念，时期数列与时点数列的编制方法，发展水平与平均发展水平、增长量与平均增长量、发展速度与平均发展速度、增长速度与平均增长速度的计算方法，数量指标指数，质量指标指数的编制，指数体系的应用以及率的标准化计算。

分类型资料统计描述主要可以分为相对数、动态数列以及指数，分类型资料统计描述和参数估计可以参考图 12-1 所示的基本分析思路。

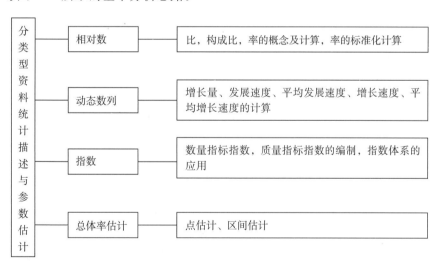

图 12-1　分类型资料统计描述与参数估计基本思路

第一节　相对数

医学研究中的资料通常可以分为计量资料、计数资料和等级资料等三大类。计量资料的统计描述常是描述其集中趋势和离散趋势，计数资料和等级资料的统计描述则常用率、构成比、相对比等统计指标。这些指标都是通过两个指标之比来构造的，所以统称为相对数（relative number）。

一、相对数的种类

用来对比的两个数，既可以是绝对数，也可以是平均数和相对数。例如，人口密度是人口数与土地面积两个绝对数之比等。相对数的特点是把两个对比的具体数值概括化或抽象化，使人们对事物有一个清晰的概念。

常用的相对数有率、构成比和相对比。为进一步分析现象间的关系，常需用率、构成比、相对比等指标来描述，它是两个有联系的指标数值对比的结果。

如表 12-1 中第（1）栏、第（2）栏、第（3）栏，不同年龄组的检查人数和高血压患病人数，这些均是绝对数，绝对数是统计分析的基本数据。但是仅有绝对数是不够的，绝对数不便于比较，如表 12-1 中"20～"岁组高血压患病人数为 140 人，"50～60"岁组高血压患病人数为 100 人，这并不能说明"20～"岁组高血压患病情况比"50～60"岁组严重，因为两组的检查人数不同。

如表 12-1 中第（4）栏构成比、第（5）栏患病率以及第（6）栏相对比（即各年龄组高血压患病率与"20～"岁组患病率之比），相对数是计数资料常用的统计指标。

表 12-1　某单位高血压患病情况

年龄（岁）(1)	检查人数(2)	患病人数(3)	构成比（%）(4)	患病率（%）(5)	各年龄组患病率与"20～"岁组患病率之比（6）
20～	2000	140	33.3	7.0	1.00
40～	1500	180	42.9	12.0	1.71
50～60	500	100	23.8	20.0	2.86
合计	4000	420	100.0	10.5	

（一）相对比(ratio)

相对比简称比，是 A、B 两个有关联指标之比，计算公式为：

$$相对比 = \frac{A}{B} \quad （或 \times 100\%）\tag{12-1}$$

相对比中 A、B 两指标可以是性质相同的，也可以是性质不同的。可以是绝对数，也可以是相对数。相对比说明 A 是 B 的多少倍或百分之几。

如表 12-1 中第（6）栏"40～"岁组高血压患病率（12%）与"20～"岁组高血压患病率（7%）之比，即 0.12/0.07＝1.71，表示"40～"岁组患病率为"20～"岁组患病率的 1.71 倍。

【例 12-1】某单位医疗制度改革前一年支付医疗费 53.8 万元，改革后一年支付医疗费 41.1 万元。问改革后医疗费是改革前的百分之几？减少了百分之几？

$$\frac{41.1}{53.8} \times 100\% = 76.4\%$$

$$\frac{53.8 - 41.1}{53.8} \times 100\% = 23.6\%$$

改革后医疗费仅为改革前的 76.4%，减少了 23.6%。

【例 12-2】某年某医院年平均每日门诊人次（A）为 1782 人，病床数（B）450 张，求平均每日门诊人次与病床数之比。

$$\frac{1782}{450}=3.96$$

平均每日门诊人次与病床数之比为 3.96：1。

（二）构成比(proportion)

构成比又称构成指标，它表示事物内部各组成部分所占的比重或分布。

构成比的计算公式为：

$$构成比=\frac{某一组成部分的观察单位数}{同一事物各组成部分观察单位总数}\times100\%\qquad(12\text{-}2)$$

如表 12-1 中第(4)栏患病人数构成比，其中"20～"岁年龄组患病人数占全部患病总数的比重＝（140/420）×100％＝33.3％。依次可求出"40～""50～60"岁各年龄组患病人数占全部患病人数的比重分别为 42.9％和 23.8％。可见在全部患病人数中"40～"岁组患者所占比重最大，但并不意味着该年龄组患病率最高。

构成比有两个特点：

1. 各部分构成比之和为 100％或 1　　如表 12-1 中第(4)栏各年龄组患病人数构成比之和为 100％。

2. 某一部分所占比重变化会导致其他部分的比重相应变化　　全部患病人数之和为 100％，假如"20～"岁组患病人数增多，所占比重增大，其余各年龄组所占比重会相应减少。

（三）率(rate)

率又称频率指标，说明某现象的发生频率或强度。计算公式如下。

$$率=\frac{发生某现象的观察单位数}{可能发生某现象的观察单位总数}\times比例基数\qquad(12\text{-}3)$$

比例基数可为 100％、1000‰、10 万/10 万等。比例基数的选择，主要依据习惯，如治愈率、有效率习惯上用百分率，出生率、死亡率习惯上用千分率，某病死亡率（如恶性肿瘤死亡率）习惯上用十万分率等。对于不常用的频率指标，选择比例基数时，原则上应使结果保留1～2 位整数为宜。

如表 12-1 中第(5)栏，"20～"岁组高血压患病率为该年龄组患病人数除以该年龄组检查人数，即$\frac{140}{2000}\times100\%=7\%$，表示"20～"岁组高血压的患病的频率。依次可求出其余各年龄组的高血压患病率，可见"50～60"岁组患病率最高。

常用的率有治愈率、缓解率、复发率等。它们也是频率的估计值，符合数理统计中的二项分布或多项分布，也可以简单地进行可信区间的计算和统计推断。

相对数的意义不同、算法也不同，表 12-2 对常用相对数及其算法和用途进行归纳。

表 12-2　常用相对数的算法和用途

相对数	公式	说明问题
率	$\dfrac{发生某现象的观察单位数}{可能发生某现象的单位总数}$	某现象的发生概率或强度
构成比	$A\div(A+B+\cdots)$	事物内部各组成部分所占比重或分布
相对比	$A\div B$	A 为 B 的若干倍或百分之几

二、应用相对数时的注意事项

1. 构成比与率不能相互混淆　构成比说明事物内部各组成部分所占的比重，而率则说明某事物或现象的发生频率或强度。常见的错误之一是以构成比代替率来说明问题。如表 12-1 中"40～"岁组患病人数占全部患病人数的构成比最大（42.9％），而"50～60"岁组占患病总数的比重最轻（23.8％），并不能说明"40～"岁组最容易患高血压，而"50～60"岁组不易患高血压，欲知患高血压的频率，应该计算患病率。表 12-1 所示，高血压患病率随年龄升高而升高，"50～60"岁组高血压患病率最高。但由于该年龄组检查人数最少，所以患病人数低于其他两组，使其构成比最低。

2. 样本含量太小时不宜计算相对数　一般来说观察单位足够多时，计算的相对数比较稳定，能够正确反映实际情况。观察单位少时，偶然性大。如某医师用某疗法治疗 3 例病人，治愈 2 例，便报告治愈率达 66.7％，但以后其他医师用该疗法治疗多例病人，治愈率不一定均达到 66.7％。由此可见，观察例数少，结果不稳定，不能反映事物的客观规律性，有时甚至造成错觉。观察例数少，最好用绝对数来表示。如果必须用率表示，要同时列出率的置信区间。但在严格设计、严格控制实验条件的动物实验中，每组用 10 只动物，也可求相对数。

3. 对各组观察例数不等的几个率不能直接相加算平均数求其总率　如表 12-1 中计算某单位高血压总患病率，不应为各年龄组患病率直接相加后算均数。

$$总患病率 = \frac{7.0\% + 12.0\% + 20.0\%}{3} = 13.0\%（错误计算）$$

正确计算应该是：

$$总患病率 = \frac{各年龄组患病人数之和}{各年龄组检查人数之和} = \frac{140 + 180 + 100}{2000 + 1500 + 500} \times 100\% = 10.5\%$$

4. 在比较相对数时应注意资料的可比性　可比性是指对研究结果有影响的非处理因素在各处理组之间应尽可能相同或相近。因为影响率（或构成比）的因素往往是多方面的，只有控制了其他方面因素的影响即保证各组的可比性，才能正确反映处理因素的效应。在实验性研究中（如评价某种新药或新疗法效果的研究），不论研究结果为计数资料还是计量资料都要保证不同处理组间的可比性。如不同医院病人的病情构成不同，则不能盲目比较治愈率，应对其构成进行调整和控制，即率的标准化（见本章第四节）。

第二节　动态数列

动态数列（dynamic series）是一系列按时间顺序排列起来的统计指标，包括绝对数、相对数或平均数，用以说明事物在时间上的变化和发展趋势。动态数列由两个基本要素构成：一个是资料所属的时间；另一个是各时间上的统计指标数值，习惯上称之为动态数列中的发展水平。研究动态数列具有重要的作用。通过动态数列的编制和分析，首先可以描述社会经济现象的发展状况和结果；其次可以研究社会经济现象的发展速度、发展趋势，探索现象发展与变化的规律，并据此进行统计预测；最后可以利用不同的但有相互联系的数列进行对比分析或相关分析。

根据动态数列指标的时间特点可以分为以下两类：①时点动态数列：各指标为间断的若干时间点上的数据，如一段时期内每年年中人口数、年末人口数、年末人口性别比例等。时点数列有如下特点：数列中各个指标的数值是不能相加的，数列中每一个指标数值的大小与其时间间隔长短没有直接联系，数列中每个指标的数值通常是通过一定时期登记一次而取得的。②时期动态数列：各指标为一定时期内陆续发生而累计的数据。如一段时期内每年某传染病的发病率、某慢性病的患病率等。时期数列的特点是：数列中各个指标的数值是可以相加的，数列中每一个指标数值的大小与所属的时期长短有直接的联系，数列中每个指标的数值通常是通过连续不断的登记而取得的。

动态数列常用的分析指标见表 12-3 第（3）栏至第（8）栏。

表 12-3　某地 2000～2008 年医院床位发展动态

年份（1）	发展水平	绝对增长量		发展速度（%）		增长速度（%）	
	床位数（2）	累计（3）	逐年（4）	定基（5）	环比（6）	定基（7）	环比（8）
2000	1800	—	—	100.00	100.00	—	—
2001	2300	500	500	127.78	127.78	27.78	27.78
2002	2600	800	300	144.44	113.04	44.44	13.04
2003	2700	900	100	150.00	103.84	50.00	3.84
2004	2800	1000	100	155.56	103.70	55.56	3.70
2005	3000	1200	200	166.67	107.14	66.67	7.14
2006	3400	1600	400	188.89	113.33	88.89	13.33
2007	4000	2200	600	222.22	117.65	122.22	17.65
2008	4300	2500	300	238.89	107.50	138.89	7.50

一、发展水平与平均发展水平

（一）发展水平

在动态数列中，各项具体的指标数值叫做发展水平或动态数列水平。它反映社会经济现象在不同时期所达到的水平，是计算其他动态分析指标的基础。

发展水平一般是指总量指标，如国内生产总值、年末人口数等；也可用相对指标来表示，如第三产业产值占国内生产总值比重；或用平均指标来表示，如全国职工年平均工资等。

在动态数列中，第一个指标数值叫最初水平，最后一个指标数值叫最末水平，其余各指标数值叫中间各项水平。在对两个时间的发展水平作动态对比时，作为对比基础时期的水平称为基期水平，作为研究时期的指标水平称为报告期水平或计算期水平。如果用符号 a_0，a_1，a_2，…，a_{n-1}，a_n 代表数列中各个发展水平，则 a_0 就是最初水平，a_n 就是最末水平，其余就是中间各项水平。

（二）平均发展水平

将不同时期的发展水平加以平均而得的平均数称为平均发展水平或序时平均数或动态平均数。它与前面讲的一般平均数有相同的一面，又有明显的区别。相同的是，两者都是将现象的个体差异抽象化，概括地反映现象的一般水平。区别：①平均发展水平是同一现象在不同时期上发展水平的平均，从动态上说明其在某一段时间内发展的一般水平，它是根据动态数列来计算的；而一般平均数是同质总体内各单位标志值的平均，从静态上说明其在具体历史条件下的一般水平，它是根据变量数列来计算的。②平均发展水平是对同一现象不同时间上的数值差异的抽象化，而一般平均数是对同一时间总体某一数量标志值差异的抽象化。此外，平均发展水平还可解决动态数列中某些可比性问题，例如，由于各月的日历天数不同，会影响到企业总产值的大小，如果以计算出各月的每日平均总产值指标来进行对比就具有可比性，更能反映总产值的发展变化情况。

动态数列分时期数列和时点数列，它们各具有不同性质，因而计算序时平均数的方法也就不一样。

1. 由时期数列计算序时平均数　由于数列中各项指标数值相加等于全部时期的总量，因此可直接用数列中各时期指标值之和除以时期项数即得序时平均数。其计算公式如下：

$$\bar{a} = \frac{a_1 + a_2 + \cdots + a_{n-1} + a_n}{n} = \frac{\sum a}{n} \tag{12-4}$$

式中，$\bar{a}$ 为序时平均数；a_1，a_2，$\cdots$，a_{n-1}，a_n 为各期发展水平；n 为时期项数。

【例 12-3】某小企业 2011 年上半年的月平均增加值的计算见表 12-4。

表 12-4　某小企业 2011 年上半年各月工业增加值（万元）

	1月	2月	3月	4月	5月	6月
增加值	214	186	235	392	357	282

$$月均工业增加值 = \frac{214+186+235+392+357+282}{6} = \frac{1666}{6} = 278（万元）$$

2. 由时点数列计算序时平均数　由于不可能掌握现象发展过程中每一时点上的数字，只能间隔一段时间后统计其余额。所以时点数列的序时平均数是假定某一时间间隔内现象的增减变动比较均匀或波动不大的前提下推算出来的近似值。现分别就几种不同情况加以叙述。

【例 12-4】某企业 4 月 1 日职工有 300 人，4 月 11 日新进厂 9 人，4 月 16 日离厂 4 人，则该企业 4 月份平均职工人数：

$$\bar{a} = \frac{300 \times 10 + 309 \times 5 + 305 \times 15}{10+5+15} = 304（人）$$

（1）根据连续时点数列计算序时平均数　对连续变动的连续时点数列求序时平均数，可用简单算术平均法计算，计算公式见式 12-5；对非连续变动的连续时点数列求序时平均数，可用加权算术平均法计算序时平均数，其计算公式见式 12-6。

$$\bar{a} = \frac{\sum a_i}{n} \tag{12-5}$$

$$\bar{a} = \frac{\sum a_i f}{\sum f} \tag{12-6}$$

（2）根据间断时点数列计算序时平均数　对间隔相等的间断时点数列求序时平均数，可采用简单算术平均法计算，计算公式见式 12-7；对间隔不等的间断时点数列，须首末折半后用相应的时点间隔数加权计算，计算公式见式 12-8。

$$\bar{a} = \frac{\frac{a_1+a_2}{2} + \frac{a_2+a_3}{2} + \cdots + \frac{a_{n-1}+a_n}{2}}{n-1} = \frac{\frac{a_1}{2} + a_2 + a_3 + \cdots + a_{n-1} + \frac{a_n}{2}}{n-1} \tag{12-7}$$

式中，$\bar{a}$ 为序时平均数；a_i 为各项时点指标数值；n 为时点个数。这种计算方法称为"首末折半法"。

$$\bar{a} = \frac{\frac{a_1+a_2}{2} f_1 + \frac{a_2+a_3}{2} f_2 + \cdots + \frac{a_{n-1}+a_n}{2} f_{n-1}}{\sum_{n=1}^{n-1} f} \tag{12-8}$$

式中，$\bar{a}$ 为序时平均数，a 为各时点值，f 为各时点间隔的距离。

【例 12-5】 某企业 2017 年第二季度商品库存额资料见表 12-5。

表 12-5　某企业 2017 年第二季度商品库存额（万元）

日期	单位	3 月	4 月	5 月	6 月
月末库存额	万元	100	86	104	114

根据表 12-5 资料，可计算各月和第二季度的平均商品库存额：

$$4 \text{ 月份平均库存额} = \frac{100+86}{2} = 93 \text{（万元）}$$

$$5 \text{ 月份平均库存额} = \frac{86+104}{2} = 95 \text{（万元）}$$

$$6 \text{ 月份平均库存额} = \frac{104+114}{2} = 109 \text{（万元）}$$

$$\text{第二季度平均库存额} = \frac{93+95+109}{3} = 99 \text{（万元）}$$

上述计算第二季度平均库存额的两个步骤，可以合并简化为：

$$\text{第二季度平均库存额} = \frac{\frac{100+86}{2}+\frac{104+86}{2}+\frac{104+114}{2}}{3} = \frac{93+95+109}{3} = 99 \text{（万元）}$$

【例 12-6】 某农场某年生猪存栏数见表 12-6。

表 12-6　某农场某年生猪存栏数

日期	1 月 1 日	3 月 1 日	8 月 1 日	10 月 1 日	12 月 31 日
生猪存栏数（头）	1420	1400	1200	1250	1460

全年生猪平均存栏数＝

$$\left(\frac{1420+1400}{2} \times 2 + \frac{1400+1200}{2} \times 5 + \frac{1200+1250}{2} \times 2 + \frac{1250+1460}{2} \times 3\right) \times$$

$$\frac{1}{2+5+2+3} = \frac{2820+6500+2450+4065}{12} \approx 1320 \text{（头）}$$

二、增长量与平均增长量

（一）增长量

增长量说明社会经济现象在一定时期内所增长的绝对数量，它是报告期水平与基期水平之差，反映报告期比基期增长的水平。根据采用的基期，增长量可以分为逐期增长量和累计增长量。

1. 累计增长量　以最初始数为基础，各年数值与其相减即得，见表 12-3 第（3）栏。

$$\text{累计增长量：} a_1 - a_0, \ a_2 - a_0, \ \cdots, \ a_n - a_0 \tag{12-9}$$

2002 年累计增长量＝2600－1800＝800

2003 年累计增长量＝2700－1800＝900

说明事物在一定时期的绝对增长量。

2. 逐期增长量　下一期数减上一期数，见表 12-3 第（4）栏。

$$\text{逐期增长量：} a_1 - a_0, \ a_2 - a_1, \ \cdots, \ a_n - a_{n-1} \tag{12-10}$$

2002 年逐期增长量＝2600－2300＝300

2003 年逐期增长量＝2700－2600＝100

说明相邻两期的绝对增长量。

逐期增长量与累计增长量的关系是：逐期增长量之和等于累计增长量，即

$$(a_1-a_0)+(a_2-a_1)+\cdots+(a_n-a_{n-1})=a_n-a_0$$

（二）平均增长量

平均增长量说明社会经济现象在一定时期内平均每期增长的数量，从广义来说，它也是一种序时平均数，即是逐期增长量动态数列的序时平均数，反映现象的平均增长水平。其计算公式为：

$$平均增长量=\frac{逐期增长量之和}{逐期增长量个数}=\frac{累计增长量}{动态数列项数-1} \tag{12-11}$$

【例 12-7】"十五"时期我国水泥产量资料如表 12-7 所示，现具体计算增长量和年平均增长量指标。

表 12-7 "十五"时期我国水泥产量（万吨）

年份	水泥产量	增长量	
		逐期	累计
2001	66104	—	—
2002	72500	6396	6396
2003	86208	13708	20104
2004	96682	10474	30578
2005	106400	9718	40296

$$"十五"时期水泥年平均增长量=\frac{6396+13708+10474+9718}{4}$$

$$=\frac{40296}{4}=10074（万吨）$$

$$或=\frac{40296}{5-1}=10074（万吨）$$

三、发展速度与增长速度

（一）发展速度

发展速度是表明社会经济现象发展程度的相对指标。是两个不同时期发展水平的相对比，一般用百分数或倍数表示。计算公式为：

$$发展速度=\frac{报告期水平}{基期水平} \tag{12-12}$$

根据采用的基期，发展速度可分为定基发展速度和环比发展速度。定基发展速度是指以报告期水平与某一固定时期水平之比计算的发展速度，用来说明报告期水平已经发展到了固定时期水平的百分之几（或多少倍），表明这种现象在较长时期内总的发展程度，故称为"总速度"。环比发展速度是以报告期水平与前一时期水平之比计算的发展速度，用来说明报告期水平已经发展到了前一期水平的百分之几（或多少倍），表明这种现象逐期的发展程度。如果计算的单位时间为一年，该指标也可称为

"年速度"。这两种发展速度可用公式表示如下：

$$定基发展速度：\frac{a_1}{a_0}, \frac{a_2}{a_0}, \cdots, \frac{a_n}{a_0}\qquad(12\text{-}13)$$

$$环比发展速度：\frac{a_1}{a_0}, \frac{a_2}{a_1}, \cdots, \frac{a_n}{a_{n-1}}\qquad(12\text{-}14)$$

1. 定基发展速度　即统一用某个时间（年）的数据作基数（一般以初始数据作基数），以各时间数据与之相比（或×100％）。表 12-3 第（5）栏为各年床位数与 2000 年床位数之比。

2002 年定基发展速度＝2600/1800＝1.444（144.44％）

2003 年定基发展速度＝2700/1800＝1.500（150％）

定基发展速度可以反映事物在一定时期的发展速度。

2. 环比发展速度　以前一个时间（年）数据为作基数，以相邻的后一年时间数据与之相比。见表 12-3 第（6）栏。

2002 年环比发展速度＝2600/2300＝1.1304（113.04％）

2003 年环比发展速度＝2700/2600＝1.0384（103.84％）

环比发展速度表示年度之间的波动或发展速度。

3. 定基发展速度和环比发展速度之间的关系

（1）定基发展速度等于环比发展速度的连乘积。即

$$\frac{a_n}{a_0}=\frac{a_1}{a_0}\times\frac{a_2}{a_1}\times\frac{a_3}{a_2}\times\cdots\times\frac{a_n}{a_{n-1}}$$

（2）两个相邻时期的定基发展速度之比，等于它们的环比发展速度。即

$$\frac{a_n}{a_0}\div\frac{a_{n-1}}{a_0}=\frac{a_n}{a_{n-1}}$$

利用以上的关系，可以进行相互推算。

（二）增长速度

增长速度是表明社会经济现象增长程度的相对指标。它可以根据增长量与基期发展水平对比求得。通常用百分比或倍数表示。其计算公式为：

$$增长速度=\frac{增长量}{基期发展水平}\qquad(12\text{-}15)$$

增长速度和发展速度既有区别又有联系。两者的区别在于概念不同：增长速度表示社会经济现象报告期比基期增长的程度，而发展速度则表示报告期与基期相比发展到了什么程度。两者的联系可用公式表示为：

$$增长速度=发展速度-1（或 100％）$$

根据采用的基期，增长速度有定基增长速度和环比增长速度之分。定基增长速度是累计增长量与某一固定时期水平之比的相对数，反映社会经济现象在较长时期内总的增长程度。环比增长速度是逐期增长量与前一期发展水平之比，表示社会经济现象逐期的增长程度。但这两个指标是不能直接进行互相换算的。

1. 定基增长速度　定基发展速度-1（或 100％）。如表 12-3 第（7）栏。

2002 年定基增长速度＝1.4444-1＝0.4444（44.44％）

2003 年定基增长速度＝1.5000-1＝0.5000（50.00％）

定基增长速度表示与初始年相比，一定时期的增长速度。

2. 环比增长速度 环比发展速度－1（或100％）。如表12-3第（8）栏。

2002年环比增长速度＝1.1304－1＝0.1304（13.04％）

2003年环比增长速度＝1.0384－1＝0.0384（3.84％）

环比增长速度表示与前一个时间相比的增长速度，即年度之间的增长速度。

四、平均发展速度与平均增长速度

为了观察社会经济现象在一个较长时期内逐期平均发展变化的程度和逐期平均增长变化的程度，就须计算平均发展速度和平均增长速度指标。

（一）平均发展速度

平均发展速度是各期环比发展速度的序时平均数，可说明一定时期的平均发展速度。由于环比发展速度是根据同一现象在不同时间发展水平对比而得的动态相对数，因此，它不能用上述计算序时平均数的方法来计算。在实际工作中，计算平均发展速度的方法主要有两种，即几何平均法和方程法。本书只介绍几何平均法，计算公式为：

$$平均发展速度＝\sqrt[n]{\frac{第\,n\,年数据}{基期数据}} \qquad (12\text{-}16)$$

用字母表示即为：

$$平均发展速度＝\sqrt[n]{\frac{a_n}{a_0}}$$

式中，a_0 为基期指标；a_n 为第 n 年指标。

据表12-3计算该医院床位数八年平均发展速度：

$$八年平均发展速度＝\sqrt[8]{\frac{4300}{1800}}＝1.115＝111.5\%$$

（二）平均增长速度

平均增长速度是各期环比增长速度的序时平均数，它表明现象在一定时期内逐期平均增长变化的程度。

$$平均增长速度＝平均发展速度－1 \qquad (12\text{-}17)$$

据表12-3计算该医院床位数八年平均增长速度：

$$八年平均增长速度＝1.1150－1＝0.1150＝11.50\%$$

动态数列分析是借助于一系列按顺序排列的统计指标如绝对增长量、发展速度、增长速度及平均发展速度等说明事物在时间上的变化和发展趋势。动态数列常用公式可总结如表12-8。

表12-8 常用动态数列指标

指标	计算公式	意义
累计增长量	各年数据－初始年数据	一定时期的增长量
逐期增长量	后一期数据－相邻前一期数据	相邻两期的增长量
定基发展速度	各年数据/初始年数据	一定时期的发展速度
环比发展速度	后一期数据/相邻前一期数据	两期之间发展速度
定基增长速度	定基发展速度－1	一定时期的增长速度

续表

指标	计算公式	意义
环比增长速度	环比发展速度－1	两期之间增长速度
平均发展速度	$\sqrt[n]{\dfrac{第\,n\,年数据}{基期数据}}$	一定时期的平均发展速度
平均增长速度	平均发展速度－1	一定时期的平均增长速度

【例 12-8】以表 12-3 第（1）栏、第（2）栏资料作动态分析。

由表 12-3 可见，该地 2000 年有病床 1800 张，到 2008 年已达 4300 张，共增加 2500 张，相当于原有床位数的 238.9%，增加了 138.9%。虽然床位每年都有增加，但发展不平衡，2000～2002 年每年增加 500～800 张，每年增速为 27.78% 和 13.04%，而 2003～2005 年每年增加床位 100～200 张，每年增速 3.7%～7.14%，2006～2007 年每年增加 400～600 张，年递增 13.33%～17.65%，2008 年稍有下降。

动态数列分析不仅可以总结过去，而且可以进行预测，即根据平均发展速度公式 12-16 计算几年后达到的数据。如根据表 12-3 资料预测 2009 年的床位数，代入公式 12-16，得：

$$1.115 = \sqrt[9]{\frac{第\,9\,年床位数}{1800}}$$

计算结果：2009 年床位数＝4795（张）

即根据该地 2000～2008 年平均发展速度，到 2009 年该地床位数可达 4795 张。

预测时宜用近期比较稳定的发展速度，可求得较接近实际的预测值。如果用这组数据预测 2015 年的床位数，准确性肯定不如预测 2009 的准确。

第三节　指　数

一、指数编制方法

（一）指数的概念

指数的含义有广义和狭义两种。广义的指数是指一切说明社会经济现象数量变动或差异程度的相对数，如动态相对数、比较相对数、计划完成相对数等都可称为指数。狭义指数是一种特殊的相对数，即专指不能直接相加和对比的复杂社会经济现象综合变动程度的相对数，例如，说明全部零售商品价格总变动的商品零售价格指数，说明一定范围内全部工业产品实物量总变动的工业产品产量指数，等等。统计指数理论主要是探讨复杂现象总体综合变动状况和对比关系。本章所述的指数，主要指这种狭义的指数。

按照统计指标的内容不同，指数可分为数量指标指数和质量指标指数。数量指标指数是说明总体规模变动情况的指数，如工业产品物量指数、商品销售量指数、职工人数指数等。质量指标指数是说明总体内涵数量变动情况的指数，如价格指数、工资水平指数、单位成本指数等。

（二）数量指标指数的编制

数量指标综合指数是说明总体规模变动情况的相对数。例如，商品销售量指数、工业生产指数、农业产品生产量指数、职工人数指数、货物运输量指数等。

以商品销售量指数为例来说明数量指标综合指数公式的形成过程。

【例 12-9】 如表 12-9 所示的东方超市三种商品销售量和相应的商品价格资料。

表 12-9　东方超市三种商品销售量和商品价格资料

商品名称	计量单位	销售量		价格（元）	
		基期 q_0	报告期 q_1	基期 p_0	报告期 p_1
甲	件	480	600	25	25
乙	千克	500	600	40	36
丙	米	200	180	50	70

表 12-9 中，q 为物量（生产量、销售量）；p 为商品价格；下标 1 为报告期；下标 0 为基期。用 k 代表个体指数，如果计算甲、乙、丙三种商品销售量的个体指数，可得：

$$k_{甲} = \frac{q_1}{q_0} = \frac{600 \text{ 件}}{480 \text{ 件}} = 125\%$$

$$k_{乙} = \frac{q_1}{q_0} = \frac{600 \text{ 千克}}{500 \text{ 千克}} = 120\%$$

$$k_{丙} = \frac{q_1}{q_0} = \frac{180 \text{ 米}}{200 \text{ 米}} = 90\%$$

结果表明，甲商品的销售量增加了 25%，乙商品增加了 20%，丙商品减少了 10%。

商品销售量指数并非某种具体商品的个体指数，而是反映多种商品销售量的总指数。在编制数量指标综合指数时要注意以下几个问题：

第一，各种商品的度量单位不相同，它们的商品销售量不能直接相加。如基期的商品销售量，甲商品销售 480 件，乙商品销售 500kg，丙商品销售 200m。这三种商品的销售量是不宜直接相加的。

第二，使用同度量因素，使不能直接相加的指标过渡到能够相加的指标。将各个商品销售量乘以相应的商品价格就可以得到商品销售额：商品销售量×商品价格＝商品销售额。即

$$q \times p = qp$$

这里，商品价格叫做同度量因素，它起着媒介作用，将不能相加的商品销售量过渡到能够相加的商品销售额，因而可以形成总销售额 $\sum qp$。为了比较，需要分别计算两个时期的总销售额。

第三，为了说明商品销售量的变动，同度量因素必须使用同一时期的，即假定两个时期的商品销售额是按同一个时期的价格计算的。用公式表示为：

$$\overline{K}_q = \frac{\sum q_1 p}{\sum q_0 p} \tag{12-18}$$

式中，$\overline{K}_q$ 为销售量总指数；p 为同一时期的价格。

第四，采用不同的同度量因素（价格）会得到不同的结果，具有不同的经济内容。为了突出产量的变动就必须把价格固定下来，也就是分子与分母所乘的价格必须是相同的。三种价格究竟用哪种好，对于这个问题统计学界主要有三种不同的处理方法。

1. 用基期价格作为同度量因素的数量指标指数　计算表的形式如表 12-10 所示。

表 12-10　东方超市三种商品销售量综合指数计算表

商品名称	计量单位	销售量		价格		$q_0 p_0$ (5)	$q_1 p_1$ (6)	$q_1 p_0$ (7)	$q_0 p_1$ (8)
		q_0 (1)	q_1 (2)	p_0 (3)	p_1 (4)				
甲	件	480	600	25	25	12000	15000	15000	12000
乙	千克	500	600	40	36	20000	21600	24000	18000
丙	米	200	180	50	70	10000	12600	9000	14000
合计	—	—	—	—	—	42000	49200	48000	44000

$$\overline{K}_q = \frac{\sum q_1 p_0}{\sum q_0 p_0} \tag{12-19}$$

$$= \frac{48000}{42000} = 114.29\%$$

$$\sum q_1 p_0 - \sum q_0 p_0 = 48000 - 42000 = 6000(元)$$

计算结果，商品销售量总指数为 114.29%。

商品销售量指数的经济内容十分明显，它是两个商品销售额之比，两个商品销售额的数值不同只有一个原因，即各种商品销售量不同。因此，这个公式及其计算结果说明：

（1）多种商品销售量综合变动的方向和程度。上例中有三种商品，销售量有增有减，程度不同，总的来讲，商品销售量增长了 14.29%。

（2）商品销售量变动对商品销售额的影响程度。上例中商品销售量增长了 14.29%，也就是说，它的变动使商品销售额增加 14.29%。

（3）分子和分母相减的差额说明由于商品销售量变动对销售额绝对值的影响。上例中差额为 6000 元，即东方超市由于多销售了商品使销售额增加了 6000 元。

2. 用报告期价格作为同度量因素的数量指标指数　如果不用基期价格作为同度量因素，而用报告期价格作为同度量因素，结果就不同，见表 12-10 所示。

$$\overline{K}_q = \frac{\sum q_1 p_1}{\sum q_0 p_1} \tag{12-20}$$

$$= \frac{49200}{44000} = 118.81\%$$

$$\sum q_1 p_1 - \sum q_0 p_1 = 49200 - 44000 = 5200(元)$$

计算结果，无论是对商品销售量的增长程度还是对销售额的影响都小于用基期价格作为同度量因素的销售量指数。在另外的条件下也可能产生大于前一个指数的情况。

3. 用不变价格作为同度量因素的数量指标指数　如用固定价格（不变价格）作为同度量因素，计算公式如下。

$$\overline{K}_q = \frac{\sum q_1 p_n}{\sum q_0 p_n} \tag{12-21}$$

式中，p_n 为某一时期的固定价格（不变价格）。

在实际中采用不变价格为同度量因素，即在较长一段时期内，不论计算哪一个时期的数量指标综合指数，都采用某一时期的不变价格作为同度量因素。新中国成立后，曾先后使用过 1952 年、1957 年、1970 年、1980 年和 1990 年不变价格。

通过以上三个指数公式的运算产生了这样一个问题，就是同样三种商品，为什么计算出来的商品销售量指数可能各不相同？因此，这个问题再推广一步就是在编制综合指数时，数量指标综合指数是用基期质量指标还是用报告期质量指标作同度量因素的问题。结论：在综合指数中，编制数量指标综合指数往往用基期质量指标作同度量因素较好。

（三）质量指标综合指数

质量指标综合指数是说明总体内涵数量变动情况的相对数。例如商品价格指数、工资水平指数、成本指数、股票价格指数等。

以商品价格指数为例来说明质量指标综合指数的编制方法。

根据表 12-9 的资料，如果计算三种商品价格的个体指数，按照前述方法计算可得：

$$k_甲 = \frac{p_1}{p_0} = \frac{25}{25} = 100\%$$

$$k_乙 = \frac{p_1}{p_0} = \frac{36}{40} = 90\%$$

$$k_丙 = \frac{p_1}{p_0} = \frac{70}{50} = 140\%$$

结果说明，甲商品价格保持不变，乙商品价格降低 10%。丙商品价格提高了 40%。

要说明三种商品价格总的变动情况，需计算价格总指数。同数量指标综合指数编制方法相同，商品价格指数以商品销售量为同度量因素。

1. 以基期销售量为同度量因素的质量指标综合指数　用公式表示如下，并用表 12-10 的资料计算可得：

$$\overline{K}_p = \frac{\sum p_1 q_0}{\sum p_0 q_0}$$

$$= \frac{44000}{42000} = 104.76\%$$

（12-22）

$$\sum p_1 q_0 - \sum p_0 q_0 = 44000 - 42000 = 2000（元）$$

式中，$\overline{K}_p$ 表示价格总指数。

这个公式是由德国经济学家拉斯贝尔于 1864 年提出的，故称拉斯贝尔质量指标指数。

三种商品的购买力保持不变，分子与分母差额表明居民在维持基期生活水平的情况下，报告期比基期多支出 2000 元。

2. 以报告期销售量为同度量因素的质量指标综合指数　可用以下公式表示，并用表 12-10 资料计算可得：

$$\overline{K}_p = \frac{\sum p_1 q_1}{\sum p_0 q_1}$$

$$= \frac{49200}{48000} = 102.5\%$$

（12-23）

$$\sum p_1 q_1 - \sum p_0 q_1 = 49200 - 48000 = 1200（元）$$

这个公式是由德国经济学家派许于 1874 年提出的，故称派许质量指标指数。

三种商品价格平均上涨了 2.5%，分子与分母之差，表明居民在维持报告期生活水平的情况下，出于物价上涨，多支出 1200 元。

3. 用固定时期的销售量作为同度量因素的质量指标综合指数　在综合指数公式中质量指标综合指数注意选择同度量因素。

$$\overline{K}_p = \frac{\sum p_1 q_n}{\sum p_0 q_n} \tag{12-24}$$

以式 12-22 和式 12-23 的价格指数计算公式为例。在式 12-22 取 q_0 为同度量因素。这个指数不反映销售量变动，只反映价格的变动。式 12-23 经过变换可以写成下式：

$$\overline{K}_p = \frac{\sum p_1 q_1}{\sum p_0 q_1} = \frac{\sum p_1 q_0 + \sum p_1 (q_1 - q_0)}{\sum p_0 q_0 + \sum p_0 (q_1 - q_0)}$$

指数相适应的绝对额也可以改写成：

$$\sum p_1 q_1 - \sum p_0 q_1 = \left(\sum p_1 q_0 - \sum p_0 q_0 \right) + \sum (p_1 - p_0)(q_1 - q_0)$$

用表 12-10 的资料计算可得：

$$\sum p_1 q_1 - \sum p_0 q_1 = (44000 - 42000) + [(25 - 25)(600 - 480) + (36 - 40)(600 - 500) + (70 - 50)(180 - 200)] = 2000 - 800 = 1200(元)$$

即 $1200 - 2000 = -800$（元）

两个公式相加的绝对额之间的差额，正好等于共变影响额。

从上面变换的公式可以看出，在价格指数中取报告期销售量为同度量因素，也有销售量和价格同时变动的影响。

综上所述，无论是数量指标综合指数，还是质量指标综合指数取报告期作为同度量因素，都要在指数中包含同度量因素变动的影响。因此，在综合指数中以采用基期指标作为同度量因素为好。

从上面的讨论中，也不能认为用报告期指标作同度量因素的综合公式都不能用。因为，除了上面考虑的因素之外，有时还要考虑研究的目的、资料的问题以及其他问题，因而，用报告期指标作为同度量因素的综合指数公式，在某些情况下还是可以使用的。

二、指数体系

（一）指数体系的概念和作用

指数体系是由二个或二个以上有联系的指数所组成的数学关系式。例如：

商品销售额指数＝商品销售量指数×商品销售价格指数

这就是一个指数体系。在指数体系中，商品销售量与商品销售价格两个指数成为商品销售额指数的两个因素，在上面的关系式中是作为因式出现的。

指数体系的作用可以概括为两点：

1. 推算体系中某一个未知的指数　如商品销售价格指数（物价指数）经常公布，可以用它来推算商品销售量指数。

2. 作为因素分解方法之一　如净产值受工人劳动生产率和工人人数两个因素的影响：净产值＝工人的劳动生产率×工人人数，进一步分解，净产值也可以受三个因素影响，例如：

$$净产值 = 工人劳动生产率 \times 职工人数 \times \frac{工人人数}{职工人数}$$

$$净产值 = \frac{净产值}{工人人数} \times \frac{工人人数}{职工人数} \times 职工人数 = \frac{工人劳动}{生产率} \times \frac{工人人数在全部}{职工中所占比重} \times 职工人数$$

（二）指数体系的编制和使用

1. 两因素综合指数的指数体系 根据同一个资料计算的数量指标指数和质量指标指数之间存在着一定的联系，形成指数体系，它是综合指数因素分析法的基础。指数体系是：

$$总量动态指标 = \frac{\sum p_1 q_1}{\sum p_0 q_0}$$

$$数量动态指标 = \frac{\sum q_1 p_0}{\sum q_0 p_0}$$

$$质量动态指标 = \frac{\sum p_1 q_1}{\sum p_0 q_1}$$

总量动态指标＝数量指标指数×质量指标指数

$$\frac{\sum p_1 q_1}{\sum p_0 q_0} = \frac{\sum q_1 p_0}{\sum q_0 p_0} \times \frac{\sum p_1 q_1}{\sum p_0 q_1} \tag{12-25}$$

$$\sum p_1 q_1 - \sum p_0 q_0 = \left(\sum q_1 p_0 - \sum q_0 p_0 \right) + \left(\sum p_1 q_1 - \sum p_0 q_1 \right) \tag{12-26}$$

根据表 12-10 的资料计算：

$$销售额总动态指标 = \frac{\sum p_1 q_1}{\sum p_0 q_0} = \frac{49200}{42000} = 117.14\%$$

$$销售量指数 = \frac{\sum q_1 p_0}{\sum q_0 p_0} = \frac{48000}{42000} = 114.29\%$$

$$销售价格指数 = \frac{\sum p_1 q_1}{\sum p_0 q_1} = \frac{49200}{48000} = 102.5\%$$

相对数分析：$117.14\% = 114.29\% \times 102.5\%$

绝对数分析：$(49200 - 42000) = (48000 - 42000) + (49200 - 48000)$

$$7200（元）= 6000（元）+ 1200（元）$$

分析数字表明：销售额上升 17.14%（增加 7200 元），是由于销售量上升了 14.29%（影响销售额增加 6000 元）和销售价格上升 2.5%（影响销售额增加 1200 元）共同作用的结果。

上面介绍的因素分析法就是一般常用的指数体系分析法，在这种分析中，要从相对数和绝对数两个方面分析两个因素的变化方向（上升或下降）和变动程度（升降多少）构成。

除了上面介绍的这一套常用的指数体系外，还存在着另一套指数体系，其公式为：

$$\frac{\sum p_1 q_1}{\sum p_0 q_0} = \frac{\sum p_1 q_0}{\sum p_0 q_0} \times \frac{\sum q_1 p_1}{\sum q_0 p_1}$$

仍用表 12-10 案例说明：

$$\frac{49200}{42000} = \frac{44000}{42000} \times \frac{49200}{44000}$$

$117.14\% = 104.76\% \times 111.82\%$

$7200（元）= 2000（元）+ 5200（元）$

2. 多因素指数体系　　多因素指数体系分析法是在两个因素分析法基础上的深入运用，也就是继续运用数量指标综合指数和质量指标综合指数的编制方法，由表及里对所研究的现象作进一步的深入分析，以测定有关因素在不同时间上的变动程度。在多个因素的指数分析中，采用权数的原则和两因素方法相同，如：

$$\dfrac{\text{原材料费用}}{\text{总额指数}} = \dfrac{\text{生产消耗量}}{\text{指数}} \times \dfrac{\text{单位原材料}}{\text{价格指数}}$$

或分解成：

$$\dfrac{\text{原材料费用}}{\text{总额指数}} = \left(\dfrac{\text{生产量}}{\text{指数}} \times \dfrac{\text{单位产品原材料}}{\text{消耗量指数}}\right) \times \dfrac{\text{单位原材料}}{\text{价格指数}}$$

用符号表示：

$$\frac{\sum q_1' p_1}{\sum q_0' p_0} = \frac{\sum q_1' p_0}{\sum q_0' p_0} \times \frac{\sum q_1' p_1}{\sum q_1' p_0}$$

$$\frac{\sum q_1 m_1 p_1}{\sum q_0 m_0 p_0} = \frac{\sum q_1 m_0 p_0}{\sum q_0 m_0 p_0} \times \frac{\sum q_1 m_1 p_0}{\sum q_1 m_0 p_0} \times \frac{\sum q_1 m_1 p_1}{\sum q_1 m_1 p_0} \tag{12-27}$$

绝对数表示：

$$\sum q_1 m_1 p_1 - \sum q_0 m_0 p_0 = \left(\sum q_1 m_0 p_0 - \sum q_0 m_0 p_0\right) + \left(\sum q_1 m_1 p_0 - \sum q_1 m_0 p_0\right)$$
$$+ \left(\sum q_1 m_1 p_1 - \sum q_1 m_1 p_0\right) \tag{12-28}$$

式中，q' 为生产消耗量；q 为生产量；m 为单位产品原材料消耗量；p 为单位原材料价格。

【例 12-10】 某企业三种产品的生产量、单位产品原材料消耗量及原材料费用总额资料，见表 12-11 所示。

表 12-11　总量指标变动的多因素分析计算表

原材料种类	产品种类	生产量		单位产品原材料消耗量		单位原材料价格(元)		原材料费用总额(元)					
		q_0	q_1	m_0	m_1	p_0	p_1	$q_0 m_0 p_0$	$q_1 m_0 p_1$	$q_1 m_1 p_0$	$q_1 m_1 p_1$	$q_0 m_0 p_1$	$q_0 m_1 p_1$
		(1)	(2)	(3)	(4)	(5)	(6)	(7)	(8)	(9)	(10)	(11)	(12)
甲(千克)	A(件)	600	800	0.5	0.4	20	21	6000	8000	6400	6720	6300	5040
乙(米)	B(套)	400	400	1.0	0.9	15	14	6000	6000	5400	5040	5600	5040
丙(米)	C(套)	800	1000	2.2	2.3	30	28	52800	66000	69000	64400	49280	51520
合计	—	—	—	—	—	—	—	64800	80000	80800	76160	61180	61600

$$\frac{\text{原材料费用}}{\text{总额指数}} = \frac{\sum p_1 m_1 q_1}{\sum p_0 m_0 q_0} = \frac{76160}{64800} = 117.53\%$$

$$\frac{\text{原材料费用}}{\text{实际总变动额}} = \sum p_1 m_1 q_1 - \sum p_0 m_0 q_0 = 76160 - 64800 = 11360（元）$$

由于报告期较基期原材料费用支出增长了 17.53%，使原材料费用多支出 11360 元。

$$\frac{\text{生产量}}{\text{指数}} = \frac{\sum q_1 m_0 p_0}{\sum q_0 m_0 p_0} = \frac{80000}{64800} = 123.46\%$$

$$\frac{\text{生产量变动对原材料}}{\text{费用影响的绝对差额}} = \sum q_1 m_0 p_0 - \sum q_0 m_0 p_0 = 80000 - 64800 = 15200（元）$$

由于产量增长了 23.46%，多支出原材料费用 15200 元。

$$原材料单耗指数 = \frac{\sum q_1 m_1 p_0}{\sum q_1 m_0 p_0} = \frac{80800}{80000} = 101\%$$

$$\frac{\text{原材料单耗变动对原材}}{\text{料费用影响的绝对额}} = \sum q_1 m_1 p_0 - \sum q_1 m_0 p_0 = 80800 - 80000 = 800（元）$$

由于单位产品原材料消耗量增长了 1%，多支出原材料费用 800 元。

$$\frac{\text{原材料单价}}{\text{指数}} = \frac{\sum q_1 m_1 p_1}{\sum q_1 m_1 p_0} = \frac{76160}{80800} = 94.26\%$$

$$\frac{\text{原材料单价变动对原材}}{\text{料费用影响的绝对额}} = \sum q_1 m_1 p_1 - \sum q_1 m_1 p_0 = 76160 - 80800 = -4640（元）$$

由于原材料单价降低了 5.76%，节约原材料费用 4640 元。

四个指数之间的关系为：

$$117.53\% = 123.46\% \times 101\% \times 94.26\%$$

四个差额之间的关系为：

$$11360 \text{元} = 15200 \text{元} + 800 \text{元} + （-4640）\text{元}$$

上述分析表明："原材料费用总额"报告期比基期多支出 11360 元，是由于生产量增加使费用超支 15200 元，原材料单耗增加使费用超支 800 元，原材料单价下降使费用减少 4640 元，三者共同作用的结果。

另一套指数体系为：

$$\frac{\sum q_1' p_1}{\sum q_0' p_0} = \frac{\sum q_1' p_1}{\sum q_0' p_1} \times \frac{\sum q_0' p_1}{\sum q_0' p_0}$$

$$\frac{\sum q_1 m_1 p_1}{\sum q_0 m_0 p_0} = \frac{\sum q_1 m_1 p_1}{\sum q_0 m_1 p_1} \times \frac{\sum q_0 m_1 p_1}{\sum q_0 m_0 p_1} \times \frac{\sum q_0 m_0 p_1}{\sum q_0 m_0 p_0}$$

$$\frac{76160}{64800} = \frac{76160}{61600} \times \frac{61600}{61180} \times \frac{61180}{64800}$$

$$117.53\% = 123.64\% \times 100.69\% \times 94.41\%$$

绝对数指数体系：

$$\sum q_1 m_1 p_1 - \sum q_0 m_0 p_0 = \left(\sum q_1 m_1 p_1 - \sum q_0 m_1 p_1 \right) + \left(\sum q_0 m_1 p_1 - \sum q_0 m_0 p_1 \right) + \left(\sum q_0 m_0 p_1 - \sum q_0 m_0 p_0 \right)$$

$$(76160 - 64800) = (76160 - 61600) + (61600 - 61180) + (61180 - 64800)$$

$$11360 （元） = 14560 （元） + 420 （元） + （-3620 元）$$

（三）指数体系中的因素推算

指数体系的一个重要作用，是根据已知因素推算未知因素，例如：

商品销售额指数＝商品销售量指数×销售价格指数

在已知动态指标和两个指数中的一个，可以推算另一个指数。凡是不便直接计算数量综合变动的事物，均可参照下式加以推算：

$$商品销售量指数＝商品销售额指数/销售价格指数$$

又如：

$$货币购买力指数×职工生活费用指数＝1$$

$$货币购买力指数＝\frac{1}{职工生活费用指数}$$

【例 12-11】设某地区商品销售额指数为 111％，销售价格指数为 101％，职工生活费用指数为 102％，则

$$商品销售量指数＝111％÷101％＝110％$$

$$货币购买力指数＝\frac{1}{102％}＝98％$$

推算结果表明：该地区商品销售量上升了 10％，但由于生活费用的上升而使货币购买力下降 2％。

三、几种常用的指数

（一）居民消费价格指数(CPI)

居民消费价格是指城乡居民支付生活消费品和服务项目消费的价格，是社会产品和服务项目的最终价格。它同人民生活密切相关，在整个国民经济价格体系中占有极为重要的地位。居民消费价格指数，是反映一定时期内居民消费价格变动趋势和变动程度的相对数。编制这一指数的目的，在于全面观察居民消费价格变动对居民生活的影响，为党政领导和决策部门掌握消费价格状况、研究和制定居民消费政策、价格政策、工资政策、货币政策以及进行国民经济核算提供科学依据。居民消费价格指数还是反映通货膨胀的重要指标。

居民消费价格指数采用加权算术平均公式编制。年度指数的计算以上年为基期的指数，月度指数分别计算以上年同期和上月为基期的同比和月环比两种指数。计算公式为：

$$\overline{K}=\frac{\sum kW}{\sum W} \tag{12-29}$$

式中，$\overline{K}$ 为居民消费价格总指数，k 为商品（或类）价格指数，W 为权数。

现以表 12-12 为例介绍某市居民消费价格指数的编制方法。

表 12-12　某市居民消费价格指数计算表

商品类别和名称	代表规格品的规格等级牌号	计量单位	平均牌价（元）		权数 W	以上年为基础	个体指数乘权数 k_PW (%)
			上年 p_0	本年 p_1		个体指数 $k_P=\dfrac{p_1}{p_0}$ (%)	
（甲）	（乙）	（丙）	(1)	(2)	(3)	(4)=$\dfrac{(2)}{(1)}$	(5)=(4)×(3)
总指数					100		105.17
（一）食品类					34	105.22	35.77
1. 粮食中类					18	106.98	19.26
（1）粮食小类					75	105.85	79.38
大米	二等粳米	千克	3.8	4.02	88	105.79	93.10

续表

商品类别和名称	代表规格品的规格等级牌号	计量单位	平均牌价（元）			以上年为基础	
			上年 p_0	本年 p_1	权数 W	个体指数 $k_P = \dfrac{p_1}{p_0}$（%）	个体指数乘权数 $k_P W$（%）
（甲）	（乙）	（丙）	(1)	(2)	(3)	$(4) = \dfrac{(2)}{(1)}$	$(5) = (4) \times (3)$
面粉	标准粉	千克	3.2	3.4	12	106.25	12.75
（2）粗粮小类					25	110.38	27.60
2. 肉禽及其制品					36	108.32	39.00
3. 蛋					5	101.00	5.05
4. 水产品					10	98.12	9.81
5. 鲜菜					16	105.00	16.80
6. 鲜果					15	102.00	15.30
（二）烟酒及用品					4	102.34	4.09
（三）衣着					9	102.00	9.18
（四）家庭设备用品及维修服务					6	98.42	5.91
（五）医疗保健及个人用品					10	104.28	10.43
（六）交通和通信					10	100.54	10.05
（七）娱乐教育文化用品及服务					14	102.24	14.31
（八）居住					13	118.71	15.43

计算步骤如下。

（1）计算各个代表规格品的个体零售价格指数。如大米的个体价格指数为：

$$k_P = \frac{p_1}{p_0} = \frac{4.02}{3.8} = 105.79\%$$

（2）把各个个体物价指数乘上相应权数后相加，再计算其算术平均数，即得小类指数。如细粮小类指数为：

$$\overline{K}_p = \frac{\sum k_p p_0 q_0}{\sum p_0 q_0} = \sum k_P W = 105.79\% \times 0.88 + 106.25\% \times 0.12 = 105.85\%$$

（3）把各个小类指数分别乘上相应的权数后，再计算其算术平均数，即得中类指数。如粮食中类指数为：

$$\overline{K}_p = \sum k_P W = 105.85\% \times 0.75 + 110.38\% \times 0.25 = 106.98\%$$

（4）把各中类指数乘上相应的权数后计算其算术平均数，即得某大类指数。如食品类指数为：

$$\overline{K}_p = \sum k_P W = 106.98\% \times 0.18 + 108.32\% \times 0.36 + 101\% \times 0.05 + 98.12\% \times 0.1 + 105\% \times 0.16 + 102\% \times 0.15 = 105.22\%$$

（5）把各大类指数乘上相应的权数后计算其算术平均数即得总指数。

$$\overline{K}_p = \sum k_P W = 105.22\% \times 0.34 + 102.34\% \times 0.04 + 102\% \times 0.09 + 98.42\% \times 0.06 + 104.28\% \times 0.10 + 100.54\% \times 0.10 + 102.24\% \times 0.14 + 118.71\% \times 0.13 = 105.17\%$$

目前，我国的居民消费价格指数（CPI）主要反映居民消费价格的变动，在分类上也包含了居民居住类价格的变动，包括房租、自有住房以及水、电、燃气等项目。对租房者来说，其居住价格变动是通过实际租金来体现的。对拥有住房者来说，其居住价格变动是通过虚拟租金，即一定时期居民住房可能要付出的租金来体现。按国际惯例，商品房价格不直接计入居民消费价格指数。

（二）股票价格指数

股票是由股份公司发给投资者作为入股的凭证，持有者有权分享公司的利益，同时也要承担公司的责任和风险。股票具有"价值"，并可作为"商品"转让。股票"价值"决定了股票价格，但是股票价格会受多种因素的影响而围绕着股票"价值"上下波动，有时这种波动幅度相当大。如股票的供求状况，当市场上可供投资的金融工具很少，股票发行量又很小时，供不应求的局面必然使股票成为抢手货，股票价格也就会大大高于其"价值"。相反，如果股票发行过多，则其价格必然低于其"价值"。除了供求关系以外，股票发行者经营业绩、政治经济形势的变化以及某些机构对股市的控制或操纵等，也都对股票价格产生一定影响。因此，股票价格的变动，已成为反映一个国家、地区的政治、经济形势变动的晴雨表。

以上证指数为例，作为国内外普遍采用的衡量中国证券市场表现的权威统计指标，由上海证券交易所编制并发布的上证指数系列是一个包括上证 180 指数、上证 50 指数、上证综合指数、A股指数、B股指数、分类指数、债券指数、基金指数等的指数系列，其中最早编制的为上证综合指数。为推动长远的证券市场基础建设和规范化进程，2002 年 6 月，上海证券交易所对原上证30 指数进行了调整并更名为上证成分指数（简称上证 180 指数）。上证成分指数的编制方案，是结合中国证券市场的发展现状，借鉴国际经验，在原上证 30 指数编制方案的基础上作进一步完善后形成的，目的在于通过科学、客观的方法挑选出最具代表性的样本股票，建立一个反映上海证券市场的概貌和运行状况、能够作为投资评价尺度及金融衍生产品基础的基准指数。上证 50指数是根据科学、客观的方法，挑选上海证券市场规模大、流动性好的最具代表性的 50 只股票组成样本股，以便综合反映上海证券市场最具市场影响力的一批龙头企业的整体状况。上证红利指数挑选在上海证券交易所上市的现金股息率高、分红比较稳定、具有一定规模及流动性的 50只股票作为样本，以反映上海证券市场高红利股票的整体状况和走势。

上证指数系列从总体上和各个不同侧面反映了上海证券交易所上市证券品种价格的变动情况，可以反映不同行业的景气状况及其价格整体变动状况，从而给投资者提供不同的投资组合分析参照系，随着证券市场在国民经济中的地位日渐重要，上证指数也将逐步成为观察中国经济运行的"晴雨表"。

第四节　率的标准化与参数估计

一、标准化的意义

当两个人群的总率进行比较时，若这两个人群的内部构成（如年龄、性别、病情轻重等）存在差异，而年龄、性别等因素对率有影响（即不同性别、年龄、病情轻重的率不等），此时内部构成的差异会影响到人群总率的高低，为消除构成的影响，需对人群率进行标准化（standardization）。

例如，由表 12-13 可见，甲乙两厂同工种工人某病患病率均随工龄的增加而增高，而且甲厂各工龄组某病患病率均高于乙厂，显然甲厂某病患病情况比乙厂严重。但是在比较两厂患病情况时，使用分工龄组患病率不够综合，为了给人以概括的印象，常是比较两厂某病总患病率。而这里甲厂某病总患病率为 6.0%，乙厂为 8.4%，似乎乙厂患病情况比甲厂严重，这和分工龄组患病率比较结果截然相反。原因何在？见表 12-13，甲乙两厂各工龄组工人构成不同，乙厂工龄≥3年的工人所占比重大于甲厂，使得乙厂某病患病人数相对增多。因此造成了乙厂某病总患病率高于甲厂。显然，上述矛盾是由于甲乙两厂工人工龄构成不同造成的。要正确比较两厂总患病率，必须消除这种构成影响，将两厂工人工龄按照统一标准构成进行校正，使两厂工人工龄长短构成一致。这种选择统一构成，然后计算标准化率的方法称为率的标准化法。

表 12-13　甲乙两厂同种工人某病的患病率

工龄	甲厂			乙厂		
	人数	患病人数	患病率%	人数	患病人数	患病率%
<3 年	400	12	3.0	100	2	2.0
≥3 年	100	18	18.0	400	40	10.0
合计	500	30	6.0	500	42	8.4

率标准化法的基本思想就是采用统一的标准人口构成，以消除人口构成如性别、年龄等不同对人群总率的影响，使得出的标准化率具有可比性。推而广之，两人群发病率、死亡率、出生率、病死率等的比较，亦需考虑人群性别、年龄等构成的影响，也要对率进行标准化。率的标准化方法分直接法和间接法。

二、直接法标准化率

（一）直接法计算标化率所需的条件

1. 资料条件　已知实际人群的年龄别（组）率，且各年龄组率无明显交叉。如低年龄组率甲人群高于乙人群，而高年龄组则乙人群高于甲人群，则形成年龄组率的交叉。

2. 选择标准　选择相互比较的人群合并数据或选择相互比较的人群之一作标准。

（二）直接法标化率的计算

$$p' = \sum \left(\frac{N_i}{N} \right) p_i \tag{12-30}$$

即

$$标准化率（p） = \frac{N_1 p_1 + N_2 p_2 + N_3 p_3 + \cdots + N_i p_i}{N}$$

式中，$\frac{N_i}{N}$ 为标准人口的各年龄人口数除以标准人口的总人口数，即年龄构成比。

直接法的基本思想：以标准人口的各年龄人口构成比 $\left(\frac{N_i}{N} \right)$ 为权重，计算各地区的死亡率（p_i）的加权算术平均数。这样计算出来的标准化率应用了相同的人口年龄构成比，消除了年龄这个混杂因素的影响。

1. 以相互比较的人群合并数据作标准，即以合并各组人口数为标准，计算标准化率。

2. 以相互比较的人群中任一人群的年龄组人口数为标准，计算标准化率。

【例 12-12】以甲乙两厂各工龄组合计人口数为标准，对表 12-13 资料进行标准化，见表 12-14。

表 12-14　标准化患病率计算表（一）

工龄（1）	标准人口数（2）	甲厂		乙厂	
		原患病率%（3）	预期患病人数（4）=（2）×（3）	原患病率%（5）	预期患病人数（6）=（2）×（5）
<3 年	500	3.0	15	2.0	10
≥3 年	500	18.0	90	10.0	50
合计	1000	6.0	105	8.4	60

以甲乙两厂各工龄组合计人口数为标准，即假设两厂均有 1000 人，其中工龄<3 年的 500人，工龄≥3 年的 500 人。以此假设为共同的标准，分别乘以甲、乙两厂不同工龄组原患病率，得出甲、乙两厂预期的患病人数，见表 12-14 第（4）栏和第（6）栏。

甲厂标化患病率＝（15＋90）/（500＋500）×100％＝10.5％

乙厂标化患病率＝（10＋50）/（500＋500）×100％＝6.0％

可见乙厂标化患病率低于甲厂，与分工龄组比较的结论一致，消除了工龄构成不同的影响。

【例 12-13】以表 12-13 资料为例，用甲厂工人人口数为标准，计算标准化率，见表 12-15。

表 12-15　标准化患病率计算表（二）

工龄（1）	甲厂			乙厂		
	人数（2）	患病人数（3）	患病率%（4）	人数（5）	原患病率%（6）	预期患病人数（6）=（5）×（6）
<3 年	400	12	3.0	400	2.0	8
≥3 年	100	18	18.0	100	10.0	10
合计	500	30	6.0	500	8.4	18

以甲厂各工龄组人口数为标准，即假设两厂均有 500 人，其中工龄<3 年的 400 人，工龄≥3年的 100 人。以此假设为共同的标准，乘以乙厂不同工龄组原患病率，得出乙厂预期的患病人数，见表 12-15 第（7）栏。因为是以甲厂为标准，则甲厂的原患病率即可表示为标化患病率。

乙厂标化患病率＝（8＋10）/（400＋100）×100％＝3.6％

甲厂标化患病率为 6.0％，高于乙厂标化患病率 3.6％。

三、应用标准化率要注意的问题

1. 标准化只能解决不同人群内部构成不同对其总率有影响的情况，标准化法不能解决所有可比性问题。

2. 标准化后的率，已经不再反映当时当地的实际水平，它只表示相互比较的几组资料间的相对水平。例如，比较两县食管癌死亡率，标准化死亡率已不是两县当时实际食管癌死亡水平，它只说明在相同的标准下，两县食管癌死亡的相对水平。

3. 由于选择的共同标准不同，计算出来的标准化率会有所不同，但相互比较资料间的相对水平不变，即不论采用何种标准，高者总高，低者总低，即标准化率仅限于采用共同标准进行标准化的组间比较。如例 12-12 和例 12-13 由于选择的标准人口不同，计算出的标准化率不同，但均是甲厂高于乙厂，即它们之间的相对水平不变。

4. 各年龄组的率若出现明显交叉，如低年龄组死亡率，甲地高于乙地，而高年龄组则乙地高于甲地，此时宜比较各年龄组死亡率，而不用标准化法。

四、参数估计

对于分类型资料，若需要由样本统计量来估计总体参数时，根据二项分布的原理，当样本量足够大时，其抽样分布近似于正态分布，可按照正态分布的原理来进行参数估计。

（一）点估计

同第六章的总体均数点估计方法一样，在由样本率 p 估计总体率 π 时，p 的数学期望 $E(p)=\pi$，p 的方差 $\sigma_p^2=\dfrac{\pi(1-\pi)}{n}$。

（二）区间估计

对于样本量足够大的二项分布资料，如 $np \geqslant 5$，且 $n(1-p) \geqslant 5$，由样本率 p 估计总体率 π 的置信区间，计算公式如下：

$$p \pm z_{\frac{\alpha}{2}}\sqrt{\frac{p(1-p)}{n}} \tag{12-31}$$

【例 12-14】 某大型超市管理者欲估计顾客中女性所占比例，在超市出口随机统计了 100 名顾客，其中女性 65 人。试对该超市顾客中女性所占比例进行点估计和 95% 的区间估计。

解：已知 $n=100$，且 $z_{\frac{\alpha}{2}}=1.96$，$p=65/100=65\%$。

（1）点估计：根据 $E(p)=\pi$ 得 $\pi=65\%$

（2）区间估计：根据式 12-31 得

$$p \pm z_{\frac{\alpha}{2}}\sqrt{\frac{p(1-p)}{n}}=65\% \pm 1.96\sqrt{\frac{65\%(1-65\%)}{100}}=65\% \pm 9.35\%$$

即 [55.7%，74.4%]

因此，该超市顾客中女性所占比例的点估计为 65%，95% 的置信区间为 [55.7%，74.4%]。

思考题

1. 常用的相对数指标有哪些？它们的意义和计算有何不同？为什么不能以比代率？

2. 什么情况下进行率的标准化，选择标准构成需注意些什么？

3. 动态数列分析常用的指标有哪些？

第十三章
计数资料假设检验

扫一扫，查阅本章数字资源，含PPT、音视频、图片等

【学习目的】

通过本章的学习，能对常见的计数资料进行假设检验。

【学习要点】

卡方检验的基本思想、常见类型、应用条件与注意事项，Fisher 确切概率法、Kappa 检验和 McNemar 检验的应用。

计数资料又称定性资料或无序分类资料，是将事物按不同的属性归类，清点每一类的数量多少所得到的资料。根据类别数的不同，计数资料分为二分类资料和无序多分类资料。计数资料属于离散型随机变量，其假设检验方法，应根据设计方法、变量的类别数、样本量和分析目的等因素来选择，可以参考图 13-1 的基本分析思路。

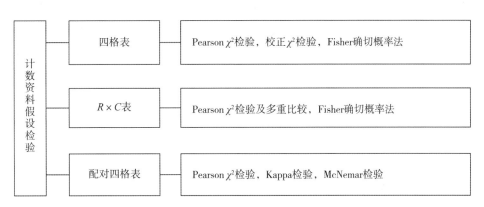

图 13-1　计数资料假设检验的基本思路

第一节　成组设计 2×2 表资料 χ^2 检验

计数资料两样本率（或构成比）的比较，因分组变量与反应变量均为两个水平，其核心数据为 2 行（R）2 列（C），故一般称为四格表资料（表 13-1）。统计学家 Pearson 于 1900 年首先提出用 χ^2 检验来分析此类资料行列变量间的关联性，以判断两样本率（或构成比）的水平是否相同。其基本原理是根据样本实际频数 A 与理论频数 T（期望数）的差异，选择适宜的公式计算检验统计量 χ^2 值，按照一定的把握度推断结论。T 值的计算公式：

$$T_{RC} = \frac{n_R n_C}{n} \tag{13-1}$$

一般根据以下条件进行选择方法：

1. 当总例数 $n \geqslant 40$ 且所有格子的 $T \geqslant 5$ 时，用 Pearson χ^2 检验，包括基本公式法和专用公式法。

2. 当总例数 $n \geqslant 40$ 且有格子的 $1 \leqslant T < 5$ 时，用 Yates 校正 χ^2 检验，包括基本公式校正法和专用公式校正法。

3. 当 $n < 40$ 或 $T < 1$ 时，用 Fisher 确切概率法直接计算概率 P 值。

最小理论频数 T_{RC} 的判断：R 行与 C 列中，行合计中的最小值与列合计中的最小值所对应格子的理论频数最小。

一、Pearson χ^2 检验

（一）基本公式

$$\chi^2 = \sum \frac{(A-T)^2}{T} \tag{13-2}$$

【例 13-1】1912 年 4 月 15 日，载有 2208 人的豪华巨轮 Titanic 号在首航途中与冰山相撞而沉没，事故发生后幸存 718 人，其中 1738 名男性中幸存 374 人，470 名女性中幸存 344 人，试比较男性与女性的幸存率有无差异？

表 13-1　Titanic 号幸存者性别比较（人）

性别	C1 幸存	C2 死亡	合计	幸存率（%）
R1 男性	374（a）	1364（b）	1738	21.52
R2 女性	344（c）	126（d）	470	73.19
合计	718	1490	2208（n）	32.52

（1）建立假设，确定检验水准

H_0：$\pi_1 = \pi_2$，男性与女性总体幸存率相等

H_1：$\pi_1 \neq \pi_2$，男性与女性总体幸存率不等

$\alpha = 0.05$

（2）计算检验统计量　先按式 13-1 计算行合计中的最小值与列合计中的最小值所对应格子的理论频数最小的 T_{21}，以确定是否需要校正 χ^2 值，而其他格子的理论频数则可由减法计算出来。

$$T_{21} = \frac{470 \times 718}{2208} = 152.8$$

因为 $n = 2208$，且每个格子理论数均大于 5，故可按式 13-2 计算 Pearson χ^2 值：

$$\chi^2 = \frac{(374-565.2)^2}{565.2} + \frac{(1364-1172.8)^2}{1172.8} + \frac{(344-152.8)^2}{152.8} + \frac{(126-317.2)^2}{317.2} = 450.1$$

$$自由度\ \nu = (R-1)(C-1) = (2-1)(2-1) = 1$$

（3）确定 P 值，推断结论　查 χ^2 界值表（附表 7）可知，$\chi^2 > \chi^2_{0.05,1} = 3.84$，则 $P < 0.05$。按 $\alpha = 0.05$ 水准，拒绝 H_0，接受 H_1，说明两总体幸存率不等，即可以认为女性幸存率高于男性。

（二）专用公式

对于四格表资料，四个格的理论频数分别为 T_{11}、T_{12}、T_{21}、T_{22}，由式 13-1 计算得：

$$T_{11}=\frac{(a+b)(a+c)}{n}=\frac{(a+b)(a+c)}{a+b+c+d} \quad T_{12}=\frac{(a+b)(b+d)}{n}=\frac{(a+b)(b+d)}{a+b+c+d}$$

$$T_{21}=\frac{(c+d)(a+c)}{n}=\frac{(c+d)(a+c)}{a+b+c+d} \quad T_{22}=\frac{(c+d)(b+d)}{n}=\frac{(c+d)(b+d)}{a+b+c+d}$$

将四格表的实际频数 a、b、c、d 与相应理论频数 T_{11}、T_{12}、T_{21}、T_{22} 代入式 13-2 得四格表资料 χ^2 检验的专用公式 13-3：

$$\chi^2=\frac{(ad-bc)^2 \cdot n}{(a+b)(c+d)(a+c)(b+d)} \tag{13-3}$$

对于例 13-9，用四格表专用公式计算得：

$$\chi^2=\frac{(374 \times 126 - 1364 \times 344)^2 \times 2208}{1738 \times 470 \times 718 \times 1490}=450.1$$

结果与基本公式计算结果一致。

（三）Pearson χ^2 检验 SPSS 操作示例

1. 建立 SPSS 数据文件 以性别（标签 1 表示男性、2 表示女性）、结果（标签 1 表示幸存、2 表示死亡）和人数为变量名，建立 3 列 4 行的数据文件 L13-1.sav。

2. χ^2 检验 ①加权频数：Data →Weight Case→人数→Weight case by；②χ^2 检验：Analyze →Descriptive Statistics→Crosstabs→性别到 Rows，结果到 Column→ Statistics，√Chi-Square、√Contingency coefficient → Cells，√ Expected→ Continue →OK。

3. 结果解读 SPSS 主要输出结果如图 13-2 所示，因 $n>40$，且所有格子的 $T>5$（最小的 $T=152.84$），故用 Pearson χ^2 检验，$\chi^2=450.1$，$P=0.000$，说明两总体幸存率不等，即可以认为女性幸存率高于男性。

	Value	df	Asymp. Sig. (2-sided)	Exact Sig. (2-sided)	Exact Sig. (1-sided)
Pearson Chi-Square	450.148[a]	1	.000		
Continuity Correction[b]	447.796	1	.000		
Likelihood Ratio	428.631	1	.000		
Fisher's Exact Test				.000	.000
Linear -by-Linear Association	449.944	1	.000		
N of Valid Cases	2208				

a. 0 cells (0.0%) have expected count less than 5. The minimum expected count is 152.84.

b. Computed only for a 2×2 table

图 13-2 L13-1.sav 的 χ^2 检验结果

二、校正 χ^2 检验

χ^2 分布是一种连续型的分布，而计数资料的原始数据是不连续的，计算的 χ^2 值是离散性分布，在确定 P 值时往往存在偏差，特别是自由度为 1 的四格表资料，当 n 或 T 较小时，会导致 χ^2 值较大，易出现 P 值偏低的假阳性结论。为纠正此类偏差，英国统计学家 Yates 于 1934 年提出了卡方校正公式，校正后的 χ^2 值记为 χ_c^2。

（一）基本公式法

$$\chi_c^2 = \sum \frac{(|A-T|-0.5)^2}{T} \tag{13-4}$$

（二）专用公式法

$$\chi_c^2 = \frac{(|ad-bc|-n/2)^2 n}{(a+b)(c+d)(a+c)(b+d)} \tag{13-5}$$

【例 13-2】某公共管理班学生的《卫生统计学》成绩如表 13-2 所示，试分析成绩优秀率有无性别差异？

表 13-2　某公共管理班学生《卫生统计学》成绩性别比较（人）

性别	优秀	非优秀	合计	优秀率（%）
男性	2（4.95）	11（8.05）	13	15.38
女性	14（11.05）	15（17.95）	29	48.28
合计	16	26	42	38.10

注：括号内为理论频数。

检验假设：H_0：$\pi_1 = \pi_2$，H_1：$\pi_1 \neq \pi_2$；$\alpha = 0.05$

按式 13-1 计算各观察值的理论频数（表 13-2 括号中的数值）。可见，最小的理论数 $T_{11} < 5$，$n = 42$；应采用 Yates 校正 χ^2 检验。

用式 13-5 计算校正 χ^2 值：

$$\chi_c^2 = \frac{(|2 \times 15 - 11 \times 14| - 42/2)^2 \times 42}{13 \times 29 \times 16 \times 26} = 2.84$$

查 χ^2 界值表（附表 7）得，$\chi_{0.05,1}^2 = 3.84$，$\chi_c^2 < \chi_{0.05,1}^2$，$P > 0.05$。按 $\alpha = 0.05$ 水准，不拒绝 H_0，差别无统计学意义，尚不能认为成绩优秀率有性别差异。

本资料若不校正时，$\chi^2 = 4.12$，$P < 0.05$，结论与之相反。

本资料若采用 SPSS 进行分析，操作同 L13-1.sav，读取结果时选择 Continuity Correction χ^2 值，结论不变。

三、Fisher 确切概率法

对于成组设计 2×2 表的检验，若出现样本量较小（$n < 40$）或理论频数太小（$T < 1$）时，须采用 Fisher 确切概率法（Fisher's exact probability）。Fisher 确切概率法由 R. A. Fisher 于 1934 年提出，是一种直接计算概率的假设检验方法。

（一）基本思想

Fisher 确切概率法的基本思想是：在四格表周边合计固定不变的条件下，先直接计算表内 4 个实际频数各种组合的概率 P_i，再计算单侧或双侧（根据研究目的确定）的累积概率 P，将得到的 P 值与检验水准 α 比较，作出是否拒绝 H_0 的结论。

（二）计算方法

各组合的概率 P_i，可按照公式 13-6 计算：

$$P_i = \frac{(a+b)!\ (b+d)!\ (d+c)!\ (c+a)!}{a!\ b!\ c!\ d!\ n!} \tag{13-6}$$

式中 a、b、c、d 为四格表中的 4 个频数，n 为总例数，i 为四格表周边合计固定不变条件下表内 4 个实际频数变动的某种组合。

理论上总组合数 $\sum i = (n_{R_1}+1)(n_{R_2}+1)$，$\sum p_i = 1$，! 为阶乘符号，$0! = 1$。

因为计算过程较为繁琐，因此，一般建议用软件分析。若采用 SPSS 进行分析，操作同 L13-1.sav，读取结果时选择 Fisher's Exact Test，结论一致。

第二节　成组设计 $R \times C$ 表资料 χ^2 检验及多重比较

成组设计 $R \times C$ 表资料的 χ^2 检验（又称为 $R \times C$ 列联表的独立性检验），主要适用于两个或多个样本率或构成比的比较。

一、成组设计 $R \times C$ 表资料 χ^2 检验

（一）$R \times C$ 表资料的 $\times^2$ 检验方法

对于成组设计 $R \times C$ 表资料的 χ^2 检验，需先计算理论频数 T，当 $1 \leqslant T < 5$ 的格子数不超过 1/5 的格子时用 Pearson χ^2 基本公式，即用式 13-2 计算检验统计量 χ^2 值，也可用行列表专用公式计算：

$$\chi^2 = n\left(\sum \frac{A^2}{n_R n_C} - 1\right) \tag{13-7}$$

式中，n 为总例数，R 和 C 分别为行数和列数，A 为第 R 行第 C 列位置上的实际频数，n_R 为实际频数所在行的行合计，n_C 为实际频数所在列的列合计。

【例 13-3】1912 年 4 月 15 日，载有 2208 人的豪华巨轮 Titanic 号在首航途中与冰山相撞而沉没，事故发生后幸存 718 人，其舱位构成如表 13-3 所示，试比较幸存率有无舱位差异？

表 13-3　Titanic 号不同等级舱位幸存率比较（人）

舱位	C1 幸存	C2 死亡	合计	幸存率（%）
$R1$ 一等舱	203	112	315	64.44
$R2$ 二等舱	118	167	285	41.40
$R3$ 三等舱	178	538	716	24.86
$R4$ 船员舱	219	673	892	24.55
合计	718	1490	2208	32.52

（1）建立假设，确定检验水准　本例为多个样本率比较的 χ^2 检验。

H_0：$\pi_1 = \pi_2 = \pi_3 = \pi_4$，各组总体幸存率全相等

H_1：π_1、π_2、π_3、π_4，各组总体幸存率不等或不全相等

$\alpha = 0.05$

（2）选择方法，计算检验统计量　先按式 13-1 计算行合计中的最小值与列合计中的最小值所对应格子的理论频数最小的 T_{21}，以确定是否需要校正 χ^2 值，而其他格子的理论频数则可由减法计算出来。

$$T_{21} = \frac{285 \times 718}{2208} = 92.7$$

因每个格子理论数均大于 5（最小的 $T=92.7$），故可按式 13-7 计算 χ^2 值：

$\chi^2=201.50$

$\nu=(4-1)(2-1)=3$

（3）确定 P 值，推断结论　查 χ^2 界值表（附表 7）得 $\chi^2_{0.05,3}=7.81$，$\chi^2>\chi^2_{0.05,3}$，$P<0.05$，按 $\alpha=0.05$ 检验水准，拒绝 H_0，接受 H_1，可认为四类舱位的总体幸存率不等或者不全相等。

（二）R×C 表资料的 χ^2 检验的注意事项

1. 资料的理论频数不宜过小　行列表中的理论频数一般不应小于 1，且 $1 \leqslant T < 5$ 的格子数不超过 1/5 的格子，否则应根据情况采用以下四种处理方法：①增加样本含量以增大 T 值，但有些资料无法增大样本含量，如同一批号试剂已用完等。②相邻组合并以增大 T 值：根据专业知识，如果理论频数太小的行或列与性质相近的邻行或邻列合并仍然具有实际意义，可将相邻的行或列合理合并。③剔除理论频数太小的行或列。④采用 Fisher 确切概率法（在 SPSS 软件卡方检验操作时点击 Exact 选项来实现）。

2. 多个样本率或构成比比较　若所得结果 $P>0.05$，统计推断为不拒绝 H_0 时则检验结束；若所得结果 $P<0.05$，统计推断为拒绝 H_0 时，只能认为各总体率或构成比之间总的来说差别有统计学意义，但不能说明任意两者间的差别均有统计学意义。若要进一步推断哪两个总体率或构成比之间有差别，需进一步做多个样本率或构成比的两两比较，即多重比较。

二、多重比较

多个样本率或构成比的比较，经 χ^2 检验，结论为拒绝 H_0，接受 H_1 时，可用 χ^2 分割法把数据整理成多个独立的四格表进行两两比较。在进行多重比较时，不能用原来的检验水准 $\alpha=0.05$，否则会增加犯第Ⅰ类错误的概率，可对检验水准采用 Bonferroni 法进行调整。采用 SPSS 分析时，可在卡方检验单元格中钩选比较列的比例和调整 P 值，以各列（组）的右下标字母的异同来判别组间差异（不需调整 α 值）。

（一）多个实验组与同一对照组比较

如果分析目的是将各实验组与同一个对照组进行比较，而各实验组间不必比较，则 $k-1$ 个实验组分别与同一对照组进行比较时，检验水准用式 13-8 进行调整：

$$\alpha'=\alpha/比较次数=\alpha/(k-1) \tag{13-8}$$

以例 13-3 资料统计分析结果为例，四类舱位的总体幸存率不等或者不全相等，现将三类客舱分别与船员舱进行比较。

H_0：客舱与船员舱幸存率相同

H_1：客舱与船员舱幸存率不同

调整检验水准为：$\alpha'=0.05/(4-1)=0.017$

1. 一等舱与船员舱比较　列出表 13-4，按照四格表计算得 $\chi^2=162.93$，$P<0.017$，拒绝 H_0，接受 H_1，可认为一等舱的总体幸存率高于船员舱。

2. 二等舱与船员舱比较　列出表 13-5，按照四格表计算得 $\chi^2=30.02$，$P<0.017$，拒绝 H_0，接受 H_1，可认为二等舱的总体幸存率高于船员舱。

3. 三等舱与船员舱比较　列出表 13-6，按照四格表计算得 $\chi^2=0.02$，$P>0.017$，不拒绝 H_0，可认为三等舱的总体幸存率与船员舱相同。

表 13-4　一等舱与船员舱比较（人）

舱位	幸存	死亡	合计
一等	203	112	315
船员	219	673	892
合计	422	785	1207

表 13-5　二等舱与船员舱比较（人）

舱位	幸存	死亡	合计
二等	118	167	285
船员	219	673	892
合计	337	840	1177

表 13-6　三等舱与船员舱比较（人）

舱位	幸存	死亡	合计
三等	178	538	716
船员	219	673	892
合计	397	1211	1608

（二）多个实验组间的两两比较

如果分析目的是将各组进行两两比较，可进行 $\dfrac{k(k-1)}{2}$ 次 χ^2 检验。

调整检验水准为：

$$\alpha' = \alpha / 比较次数 = 2\alpha / [k(k-1)] \tag{13-9}$$

如对例 13-3 资料进行两两比较，需要进行 6 次 χ^2 检验，其检验水准调整为：$\alpha' = 0.05/6 = 0.0083$，将表 13-3 数据用 χ^2 分割法整理成 6 个独立的四格表进行两两比较，除了上述三类客舱分别与船员舱比较外，还有下列三类客舱间的相互比较。

1. 一等舱与二等舱比较　按照四格表计算得 $\chi^2 = 31.93$，$P < 0.0083$，拒绝 H_0，接受 H_1，可认为一等舱的总体幸存率高于二等舱。

2. 一等舱与三等舱比较　按照四格表计算得 $\chi^2 = 147.13$，$P < 0.0083$，拒绝 H_0，接受 H_1，可认为一等舱的总体幸存率高于三等舱。

3. 二等舱与三等舱比较　按照四格表计算得 $\chi^2 = 27.79$，$P < 0.0083$，拒绝 H_0，接受 H_1，可认为二等舱的总体幸存率高于三等舱。

第三节　配对设计四格表资料的分析

在统计分析时，配对设计计数资料的形式主要有下列几种：观察同一对子内两个体分别接受不同的处理，或同一批样品用两种不同的处理方法，或两个评估者对研究对象进行逐一评估，以分析不同方法的独立性、一致性与优势性。当变量为二分类时构成配对设计四格表资料，当变量为多分类时构成配对设计方表资料。本节主要讨论配对设计四格表资料的分析，而配对设计方表资料的分析将在等级资料的假设检验中介绍。

一、配对设计计数资料概述

配对设计计数资料的变量为二分类，基本数据构成配对设计四格表资料，如同一批样品用甲乙两法检测，检测结果只有阳性、阴性两种类别，资料整理归纳后四种情况的对子数填入四格表，分别用 a、b、c、d 来标记，原始数据可以表示为表 13-7 所示的构成配对设计四格表形式。

表 13-7 和表 13-1 资料的设计方法不同，表 13-1 是两个独立样本，行合计是事先固定的，而表 13-7 是两种方法对同一批样品进行检测，样本量 n 是固定的，而行合计与列合计却是事先不确定的检测结果。

表 13-7 配对设计四格表一般形式

A	B		合计
	(+)	(−)	
(+)	a	b	n_1
(−)	c	d	n_2
合计	m_1	m_2	n

二、配对设计四格表资料的假设检验

对于类似表 13-7 所示的配对设计的计数资料，两种方法（即行变量和列变量）之间的独立性检验用 Pearson χ^2 检验和列联系数，一致性检验用 Kappa 检验，而要分析两种方法间是否存在差别，则应用优势性检验（McNemar 检验）。

【例 13-4】用两种方法检查 60 名糖尿病患者的尿糖，检查结果见表 13-8，试对两种检查方法进行分析。

表 13-8 两种方法检查结果比较

甲法	乙法		合计
	阳性	阴性	
阳性	25 (a)	14 (b)	39 (n_1)
阴性	4 (c)	17 (d)	21 (n_2)
合计	29 (m_1)	31 (m_2)	60 (n)

(一) 独立性检验

独立性检验的目的是分析两种方法（行变量和列变量）间是否有关联，可用 Pearson χ^2 检验和列联系数来进行分析。

1. 建立假设，确定检验水准

H_0：两种检查方法无关联

H_1：两种检查方法有关联

$\alpha = 0.05$

2. 计算检验统计量

表 13-7 的最小理论数为：$T_{21} = 21 \times 29 / 60 = 10.15$。

满足 Pearson χ^2 检验的基本条件，故用四格表资料 χ^2 检验的专用公式：

$$\chi^2 = \frac{(ad-bc)^2 \cdot n}{(a+b)(c+d)(a+c)(b+d)} = \frac{(25\times17-14\times4)^2 60}{39\times21\times29\times31} = 11.10$$

3. 确定 P 值，推断结论 $\chi^2_{0.05,1}=3.84$，$\chi^2>\chi^2_{0.05,1}$，$P<0.05$，按 $\alpha=0.05$ 水准拒绝 H_0，接受 H_1，可认为两种检查方法之间有关联。

两种检查方法间关系的密切程度，应用 Pearson 列联系数 r_p，其计算公式为：

$$列联系数\ r_p = \sqrt{\frac{\chi^2}{n+\chi^2}} \tag{13-10}$$

本例 $r_p = \sqrt{\dfrac{\chi^2}{n+\chi^2}} = \sqrt{\dfrac{11.10}{60+11.10}} = 0.3951$

说明两种检查方法间关系的密切程度为低度相关。

（二）一致性检验

一致性检验（intraobserver agreement test）即分析评价两种检验方法或同一方法两次检测结果的一致性，如量表的信度分析、诊断试验或筛检试验的评价，常用 Kappa 检验。Kappa 检验用于分析方表资料的两种方法（行、列两变量）检出结果的一致部分是否是由于偶然因素导致的。

Kappa 检验的统计量为 $Kappa$ 值，其计算指标：

1. 观察一致率 P_0 为实际观察到的一致率。

$$P_0 = 观察一致数 / 总检查数 = \sum A_{ii}/n \tag{13-11}$$

2. 机遇一致率 P_e 又称期望一致率，简称期望率。是指由于偶然机会所导致的一致率。

$$P_e = \frac{机遇一致数}{总检查数} = \frac{\sum T_{ii}}{n} = \frac{n_{R1}n_{C1}/n + n_{R2}n_{C2}/n + \cdots + n_{Rk}n_{Ck}/n}{n} = \frac{\sum n_{Ri}n_{ci}}{n^2} \tag{13-12}$$

3. $Kappa$ 值

$$Kappa = (P_0 - P_e) / (1 - P_e) \tag{13-13}$$

$$Z = Kappa/S_k \tag{13-14}$$

式中 S_k 为 $Kappa$ 值的标准误，计算公式为：

$$S_k = \sqrt{P_e + P_e^2 - \frac{\sum R_i C_i (R_i + C_i)}{n^3}} / ((1-P_e)\sqrt{n}) \tag{13-15}$$

$Kappa$ 值取值范围是 $-1 \sim +1$ 之间，若观察一致率大于机遇一致率，则 $Kappa$ 值在 $0\sim1$ 之间，且 $Kappa$ 值越大，说明一致性越好；相反，如果观察一致率小于机遇一致率，则 $Kappa$ 值在 $-1\sim0$ 之间。当两结果完全一致时，$P_0=1$，此时 $Kappa$ 值为 1；$Kappa$ 值为 0，说明观察一致性完全由机遇因素造成；$Kappa$ 值为 -1，说明完全不一致。若 $Kappa$ 值在 $0\sim1$ 之间，Landis 和 Koch 建议使用表 13-9 的 $Kappa$ 统计量接受范围，常作为实际研究工作中的参考标准。

表 13-9　$Kappa$ 值的大小等级解释

$Kappa$ 值	一致性程度	$Kappa$ 值	一致性程度
<0.02	差（Poor）	$0.40\sim$	中等（Moderate）
$0.02\sim$	轻微（Slight）	$0.60\sim$	好（Substantial）
$0.20\sim$	尚可（Fair）	$0.80\sim1.00$	几乎完全一致（Almost Perfect）

H_0：总体 $Kappa=0$，两种检查方法不一致，即一致性是由于随机性所致

H_1：总体 $Kappa\neq0$，两种检查方法具有一致性

$\alpha=0.05$

$$P_0 = \sum x_{ii}/n = (a+d)/n = (25+17)/60 = 0.7000$$

$$P_e = [(39 \times 29) + (31 \times 21)]/60^2 = 0.4950$$

$$Kappa = (P_0 - P_e)/(1 - p_e) = (0.7000 - 0.4950)/(1 - 0.4950) = 0.4059$$

$$\frac{\sum R_i C_i (R_i + C_i)}{n^3} = \frac{39 \times 29 \times (39 + 29) + 21 \times 31 \times (21 + 31)}{60^3} = 0.5128$$

$$S_k = \frac{\sqrt{0.4950 + 0.4950^2 - 0.5128}}{(1 - 0.4950)\sqrt{60}} = 0.1219$$

$$Z = Kappa/S_k = 0.4059/0.1219 = 3.33$$

$Z > 1.96$，$P < 0.05$ 按 $\alpha = 0.05$ 水准拒绝 H_0，接受 H_1，可认为两种检查方法具有一致性。

（三）优势性检验

为比较配对四格表资料中两种方法所得结果（行、列两变量）的差别是否有统计学意义，McNemar 在 1947 年提出优势性检验（或称差别性检验）χ^2 统计量计算公式，即 McNemar χ^2 检验法。

由表 13-8 数据可计算出：

$$甲法检出的阳性率 = \frac{n_1}{n} = \frac{a+b}{n} = \frac{39}{60} = 65.00\%$$

$$乙法检出的阳性率 = \frac{m_1}{n} = \frac{a+c}{n} = \frac{29}{60} = 48.33\%$$

甲法的阳性率－乙法的阳性率 $= \frac{a+b}{n} - \frac{a+c}{n} = \frac{b-c}{n} = \frac{10}{60} = 16.67\%$。若要分析检验两种方法的阳性率有无差别，$a$ 和 d 是两种方法检查结果一致的情况，对比较阳性率差别没有影响，只需要考虑检查结果不一致的 b 和 c。

因此，McNemar 检验的 χ^2 统计量计算公式为：

当 $(b+c) \geq 40$ 时，用一般 χ^2 检验公式：

$$\chi^2 = \frac{(b-c)^2}{b+c} \tag{13-16}$$

当 $(b+c) < 40$ 时，用校正 χ^2 检验公式：

$$\chi_c^2 = \frac{(|b-c|-1)^2}{b+c} \tag{13-17}$$

若要分析中两种检查方法的阳性率是否有差别，McNemar 检验的基本步骤如下：

1. 建立假设，确定检验水准

H_0：总体 $B=C$，即两种方法的总体检测结果相同

H_1：总体 $B \neq C$，即两种方法的总体检测结果不同

$\alpha = 0.05$

2. 计算检验统计量

本例，$b+c = 14+4 = 18 < 40$，选用式 13-17 计算：

$$\chi_c^2 = \frac{(|14-4|-1)^2}{14+4} = 4.50$$

3. 确定 P 值，推断结论

$\chi_c^2 > \chi_{0.05,1}^2 = 3.84$，$P < 0.05$，按 $\alpha = 0.05$ 水准，拒绝 H_0，接受 H_1，两种检验方法总体阳性率差别有统计学意义，结合本例 $b > c$，可认为甲法检查的阳性率高于乙法。

（四）配对设计四格表资料假设检验的 SPSS 操作示例

1. 建立 SPSS 数据文件 以甲法（标签 1 表示阳性、2 表示阴性）、乙法（标签 1 表示阳性、2 表示阴性）和频数为变量名，建立 3 列 4 行的数据文件 L13-4. sav。

2. χ^2 检验 ①加权人数：Data →Weight Case→频数→Weight case by；②χ^2 检验：Analyze →Descriptive Statistics→Crosstabs→甲法到 Rows，乙法到 Column→ Statistics，√Chi－Square、√Contingency coefficient 、√Kappa、√McNemar→ Continue →OK。

3. 结果解读 SPSS 主要输出结果如图 13-3 和图 13-4 所示，Pearson $\chi^2 = 11.10$，$P = 0.001$；列联系数为 0.395，$P = 0.001$；McNemar 检验 $P = 0.031$；$Kappa = 0.41$，$P = 0.001$。由此可见，统计软件计算的各项结果及其引出的推断结论结论，均与上述公式计算法一致。

	Value	df	Asymp. Sig. (2-sided)	Exact Sig. (2-sided)	Exact Sig. (1-sided)
Pearson Chi-Square	11.096[a]	1	.001		
Continuity Correction[b]	9.365	1	.002		
Likelihood Ratio	11.740	1	.001		
Fisher's Ex act Test				.001	.001
Linear-by-Linear Association	10.911	1	.001		
McNemar Test				.031[c]	
N of Valid Cases	60				

a. 0 cells (0.0%) have expected count less than 5. The minimum expected count is 10.15.

图 13-3 L13-4. sav 的 Pearsonχ^2 检验和 McNemar 检验结果

		Value	Asymp. Std. Error[a]	Appro x. T[b]	Approx. Sig.
Nominal by Nominal	Contingency Coefficient	.395			.001
Measure of Agreement	Kappa	.406	.111	3.331	.001
N of Valid Cases		60			

图 13-4 L13-4. sav 的列联系数和 Kappa 检验结果

思考题

1. 简述卡方检验的常见类型及其主要用途。

2. 简述行列表资料 χ^2 检验的注意事项。

实验七 计数资料假设检验的 SPSS 案例分析

【实验 1】

1912 年 4 月 15 日，载有 2208 人的豪华巨轮 Titanic 号在首航途中与冰山相撞而沉没，事故发生后幸存 718 人，其中 2099 名成年人中幸存 661 人，109 名儿童中幸存 57 人，结果如表 13-10

所示，试比较幸存率有无年龄差异？

表 13-10 Titanic 号幸存者年龄比较（人）

组别	幸存	死亡	合计	幸存率（%）
成年	661	1438	2099	31.49
儿童	57	52	109	52.29
合计	718	1490	2208	32.52

（1）建立 SPSS 数据文件　如图 13-5 录入数据，以组别（标签 1 表示成年、2 表示儿童）、结果（标签 1 表示幸存、2 表示死亡）和例数为变量名，建立 3 列 4 行数据集 E13.1.sav。

（2）操作步骤　①加权频数：Data → Weight Case→例数→ Weight case by；② χ^2 检验：Analyze → Descriptive Statistics → Crosstabs→性别到 Rows，结果到 Column → Statistics，√ Chi-Square、√ Contingency coefficient → Cells，√ Expected→ Continue →OK。

	组别	结果	例数
1	1	1	661
2	1	2	1438
3	2	1	57
4	2	2	52

图 13-5　数据集 E13.1.sav

（3）结果解读　根据资料特征与分析的要求，对 SPSS 输出结果进行分析与表达。

【实验 2】

某院公共管理班与市场营销班学生的《卫生统计学》均由同一名教师任教，总学时数相同，成绩如表 13-11 所示，试分析两个班学生《卫生统计学》的及格率有无差异？

表 13-11 不同班级《卫生统计学》及格率比较（人）

组别	及格	不及格	合计
公共管理班	39	3	42
市场营销班	56	7	63
合计	95	10	105

（1）建立 SPSS 数据文件　如图 13-6 录入数据，以组别（标签 1 表示管理、2 表示营销）、结果（标签 1 表示及格、2 表示不及格）和人数为变量名，建立 3 列 4 行数据集 E13.2.sav。

（2）操作步骤　①加权频数：Data → Weight Case→人数→ Weight case by；② χ^2 检验：Analyze→Descriptive Statistics→Crosstabs →组别到 Rows，结果到 Column → Statistics，√ Chi-Square、√ Contingency coefficient → Cells，√ Expected→ Continue →OK。

	组别	结果	人数
1	1	1	39
2	1	2	3
3	2	1	56
4	2	2	7

图 13-6　数据集 E13.2.sav

（3）结果解读　根据资料特征与分析的要求，对 SPSS 输出结果进行分析与表达。

【实验 3】

某院 2014 届本科毕业生中，某公共管理班 A、B 两间寝室学生考取硕士研究生的情况如表 13-12 所示，试分析两个寝室的学生读研率有无差异？

表 13-12　两个寝室的学生读研率比较（人）

组别	读研	未读研	合计
A	2	6	8
B	4	3	7
合计	6	9	15

（1）建立 SPSS 数据文件　如图 13-7 录入数据，以组别（标签 1 表示 A、2 表示 B）、结果（标签 1 表示读研、2 表示未读研）和人数为变量名，建立 3 列 4 行数据集 E13.3.sav。

（2）操作步骤　①加权频数：Data →Weight Case→人数→Weight case by；②χ^2 检验：Analyze→Descriptive Statistics→Crosstabs→组别到 Rows，结果到 Column→ Statistics，√Chi-Square、√Contingency coefficient → Cells，√ Expected→ Continue →OK。

	组别	结果	人数
1	1	1	2
2	1	2	6
3	2	1	4
4	2	2	3

图 13-7　数据集 E13.3.sav

（3）结果解读　根据资料特征与分析的要求，对 SPSS 输出结果进行分析与表达。

【实验 4】

某商场对 200 名会员进行四类主要商品的满意度调查，结果如表 13-13 所示，试分析该四类主要商品的满意度有何差异？

表 13-13　某商场会员对商品的满意度比较（人）

商品	满意	不满意	合计	满意率（%）
食品	172	28	200	86.0
日用品	188	12	200	94.0
电器	156	44	200	78.0
服装	118	82	200	59.0
合计	634	166	800	79.2

（1）建立 SPSS 数据文件　如图 13-8 录入数据，以商品（标签 1 表示食品、2 表示日用品、3 表示电器、4 表示服装）、结果（标签 1 表示满意、2 表示不满意）和人数为变量名，建立 3 列 8 行数据集 E13.4.sav。

（2）操作步骤　①加权频数：Data →Weight Case→人数→Weight case by；②χ^2 检验：Analyze→Descriptive Statistics→Crosstabs→商品到 Column（s），结果到 Row（s）→ Statistics，√Chi-Square、√ Contingency coefficient → Cells，√ Expected，√ Compare column proportions，√ Adjusted p-values，√ Row，√ Total → Continue →

	商品	结果	人数
1	1	1	172
2	1	2	28
3	2	1	188
4	2	2	12
5	3	1	156
6	3	2	44
7	4	1	118
8	4	2	82

图 13-8　数据集 E13.4.sav

OK。若四类主要商品的满意度有差异，则采用卡方分割法进行多重比较，根据每组数据右下角标注的小写英文字母是否相同来推断组间差异。

（3）结果解读　根据资料特征与分析的要求，对 SPSS 输出结果进行分析与表达。

【实验 5】

某企业在进行产品质量管理考核时，将经过权威部门鉴定过的不合格产品 50 件，分别采用经验法和仪器法两种方法进行检查，以阳性表示发现问题，阴性表示未发现问题，结果见表 13-14，试对两种检查方法进行分析。

表 13-14 两种方法检查结果比较（件）

经验法	仪器法		合计
	阳性	阴性	
阳性	23	16	39
阴性	9	2	11
合计	32	18	50

（1）建立 SPSS 数据文件　如图 13-9 录入数据，以经验法（标签 1 表示阳性、2 表示阴性）、仪器法（标签 1 表示阳性、2 表示阴性）和频数为变量名，建立 3 列 4 行的数据集 E13.5.sav。

（2）操作步骤　①加权人数：Data →Weight Case→频数→ Weight case by；②χ^2 检验：Analyze→Descriptive Statistics→ Crosstabs→经验法到 Rows，仪器法到 Column → Statistics，√Chi-Square、√Contingency coefficient、√Kappa、√McNemar → Continue →OK。

	经验法	仪器法	频数
1	1	1	23
2	1	2	16
3	2	1	9
4	2	2	2

图 13-9　数据集 E13.5.sav

（3）结果解读　根据资料特征与分析的要求，对 SPSS 输出结果进行分析与表达。

第十四章
等级资料假设检验

扫一扫，查阅本章数字资源，含PPT、音视频、图片等

【学习目的】

通过本章的学习，能对常见的等级资料进行假设检验。

【学习要点】

秩和检验、Kruskal－Wallis H 检验的应用条件与注意事项，Ridit 分析、Kappa 检验和 Bowker 检验的应用、配对设计方表资料的分析。

等级资料的假设检验，应根据设计方法、变量的类别数、样本量和分析目的等因素选择检验方法，可以参考图 14-1 所示的基本分析思路。

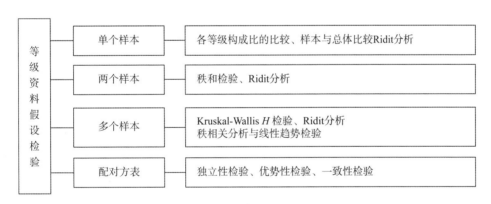

图 14-1 等级资料假设检验的基本思路

第一节 单个样本等级资料检验

一、单个样本各等级构成比比较

单个样本各等级构成比的比较主要采用非参数检验中的游程检验和卡方检验进行。

（一）单样本等级资料的游程检验

1. 游程检验 游程检验可以检验单样本等级资料的取值是否是随机的。依时间或其他顺序排列的有序数列中，具有相同属性的事件或符号的连续部分称为一个游程，每个游程含有事件或符号的个数称为游程的长度。在一个有序数列中，游程的个数记为 r，游程的长度记为 L。例如，

符号序列（－－＋＋－－＋＋＋－－）前面两个"－"属性相同、连续出现，构成一个长度为2的游程。这个符号序列共有游程个数$r=5$，游程的长度L依次为2、2、1、3、2。游程检验可以分为游程个数检验和游程长度检验两种。这里介绍游程个数检验。

设样本序列中，两类事件的观察值个数分别为n_1、n_2，建立H_0：两类事件的发生是随机的。若序列的观察值是用数值大小表示的，可以用中位数法变换为两类事件：各观察值中大于中位数M者标"＋"号，小于中位数M者标"－"号，等于中位数M者弃去不计。在n_i较小时，可查附表13（游程个数检验r界值表），r值在上、下界范围外时拒绝H_0。在n_i较大时，r的分布近似均数$1+2n_1n_2/n$、方差$2n_1n_2（2n_1n_2-n）/n^2（n-1）$的正态分布，即

$$Z=\frac{\left|r-1-\dfrac{2n_1n_2}{n}\right|-0.5}{\sqrt{\dfrac{2n_1n_2（2n_1n_2-n）}{n^2（n-1）}}}\quad n=n_1+n_2 \tag{14-1}$$

【例14-1】某省在43家医疗机构进行改革试点，改革后的效果按照显效、有效、不变、变差、显著变差5个等级分别评为1、0.72、0.47、0.28、0分，各时间的平均分如表14-1所示，作游程检验。

表 14-1　各时点的效果平均分（分）

时间	t_1	t_2	t_3	t_4	t_5	t_6	t_7	t_8	t_9	t_{10}	t_{11}	t_{12}	t_{13}	t_{14}
平均分	0.45	0.43	0.52	0.66	0.62	0.57	0.60	0.65	0.55	0.63	0.69	0.70	0.65	0.67

解：

H_0：此改革的效果是随机的

H_1：此改革的效果不是随机而是有时间倾向的

中位数$M=（0.62+0.63）/2=0.625$，各观察值中大于中位数M者标"＋"号，小于中位数M者标"－"号，等于中位数M者弃去不计。得到游程个数$r=6$的符号序列，即－－－＋－－－－＋－＋＋＋＋＋符号序列中，"＋""－"号的个数分别为$n_1=7$、$n_2=7$，查附表13，$r=6$在$\alpha=0.05$的r界值范围4～12内，单侧$P>0.05$，不能以$\alpha=0.05$水准单侧检验拒绝H_0。所以，此改革的过程是随机的，不能认为有时间倾向。

2. SPSS 操作示例

（1）建立SPSS数据文件　以时间、平均分为变量名，建立2列14行的数据文件L14-1. sav。

（2）游程检验　Analyze→Nonparametric Test→Legacy Dialogs→Runs，平均分到Test Variable List，Cut Point→Median√ →OK。

（3）结果解读　SPSS主要输出结果如图14-2所示，$Z=-0.835$，$P=0.404$，说明此改革的过程是随机的，不能认为有时间倾向。由此可见，统计软件计算的各项结果及其引出的推断结论，均与上述公式计算法一致。

	平均分
Test Value[a]	.63
Cases < Test Value	7
Cases >= Test Value	7
Total Cases	14
Number of Runs	6
Z	-.835
Asymp. Sig. (2-tailed)	.404

a. Median

图 14-2　L14-1. sav 的游程检验

（二）单样本等级资料的卡方检验

单组资料总频数为N，分类数为k，设理论频数T按等概率计算，称无差假说，即

$$T = N/k \tag{14-2}$$

单样本卡方检验研究观察的实际频数 A 与估计的理论频数 T 的拟合性，$H_0: A = T$，统计量为：

$$\chi^2 = \sum \frac{(A-T)^2}{T} = \frac{k \sum A^2}{n} - n \qquad \nu = k - 1 \tag{14-3}$$

【例 14-2】在某管理行业服务满意度调查的 500 人中，非常满意 24%，满意 20%，不置可否 8%，不满意 12%，非常不满意 36%，判断各种态度有无不同。

解： 五种态度的理论数相同，即 $k=5$，$T=100$。故 $H_0: A=T$，$H_1: A \neq T$。

$$\chi^2 = \frac{(500 \times 0.24 - 100)^2}{100} + \frac{(500 \times 0.20 - 100)^2}{100} + \frac{(500 \times 0.08 - 100)^2}{100} +$$

$$\frac{(500 \times 0.12 - 100)^2}{100} + \frac{(500 \times 0.36 - 100)^2}{100} = 120$$

或 $\chi^2 = \dfrac{5\ (120^2 + 100^2 + 40^2 + 60^2 + 180^2)}{500} - 500 = 120$

自由度 $\nu = k - 1 = 4$，查 χ^2 界值表（附表 7）可知，$\chi^2 > \chi^2_{0.05,4} = 9.4877$，则 $P < 0.05$。按 $\alpha = 0.01$ 水准的单侧检验，拒绝 H_0，接受 H_1，差异有统计学意义，说明五种态度的百分数不同。

二、样本与总体比较 Ridit 分析

（一）Ridit 分析的思想

对于等级资料进行分析可以使用秩和检验，在各组均为大样本的情况下可以采用 Ridit 分析。Ridit 的 Rid 是 Relative to an identified distribution 的缩写，-it 是 unit 的字尾，译为与特定分布相参照的单位。

参照单位法的基本思想是：选用一个容量大的样本作基准，称为参照组；用选定的参照组计算各等级的标准值，称为参照单位；用参照单位计算各对比组的平均参照值进行比较。

设参照组分为如表 14-2 所示的 k 个等级，总频数 $n = \sum\limits_{i=1}^{k} m_i$，第 i 等级频数 m_i，则频率为：

$$f_i = m_i / n \tag{14-4}$$

参照组的前 $i-1$ 个等级的频率与第 i 等级的频率之半的和，称为第 i 等级的参照单位或 Ridit 值，简称 R 值，记为 R_i，即：

$$R_i = f_1 + f_2 + \cdots f_{i-1} + \frac{1}{2} f_i \tag{14-5}$$

表 14-2　参照组等级

等级	频数	频率
1	m_1	f_1
2	m_2	f_2
…	…	…
k	m_k	f_k

由式 14-5 可得出下面结论（也可用于计算参照单位各等级的 R 值），即

$$R_1 = \frac{1}{2} f_1 \qquad R_i = R_{i-1} + \frac{f_{i-1} + f_i}{2} \ (1 < i < k) \qquad R_k = 1 - \frac{1}{2} f_k \tag{14-6}$$

参照组 R 值的样本均数为：

$$\bar{R}=0.5 \tag{14-7}$$

R 值的样本均数以各等级频数与相应 R 值的加权平均计算，即

$$\bar{R}=\frac{1}{n}(R_1m_1+R_2m_2+\cdots+R_km_k)$$

$$=\frac{1}{n}\left[\frac{1}{2}\cdot\frac{m_1}{n}\cdot m_1+\left(\frac{m_1}{n}+\frac{1}{2}\cdot\frac{m_2}{n}\right)\cdot m_2+\cdots+\left(\frac{m_1}{n}+\cdots+\frac{m_{i-1}}{n}+\frac{1}{2}\cdot\frac{m_i}{n}\right)\cdot m_i\right]$$

$$=\frac{1}{2n^2}(m_1+m_2+\cdots+m_k)^2=\frac{n^2}{2n^2}=0.5$$

其他样本组称为对比组，均以参照组的 R 值为各等级的标准。对比组 R 值的样本均数按各等级频数与相应参照组 R 值的加权平均计算，一般与 0.5 有差异。

Broos 指出：参照单位 R 服从 $[0,1]$ 上的均匀分布，密度函数 $f(x)=1$ $(0\leqslant x\leqslant1)$。由均匀分布的理论可知，R 值的总体均数、方差及样本均数 $\bar{R}$ 的标准误分别为：

$$\mu_R=\frac{1}{2},\ \sigma_R^2=\frac{1}{12},\ \sigma_{\bar{R}}=\frac{\sigma_R}{\sqrt{n}}=\frac{1}{\sqrt{12n}} \tag{14-8}$$

由中心极限定理，当 n 充分大时，$\bar{R}$ 近似服从正态分布，即

$$\bar{R}\sim N\left(\mu_R,\ \frac{1}{\sqrt{12n}}\right)\quad\frac{\bar{R}-\mu_R}{\sigma_{\bar{R}}}\sim N(0,1) \tag{14-9}$$

因而对比组、参照组总体均数 μ_R 的 $1-\alpha$ 置信区间分别为：

$$\bar{R}\mp Z_{\frac{\alpha}{2}}\cdot\frac{1}{\sqrt{12n}} \tag{14-10}$$

$$0.5\mp Z_{\frac{\alpha}{2}}\cdot\frac{1}{\sqrt{12n}} \tag{14-11}$$

用对比组及参照组总体均数 μ_R 的置信区间进行比较，称为 Ridit 分析或参照单位分析。

（二）样本与总体比较的 Ridit 分析

样本（对比组）与总体（标准组）比较的 Ridit 分析，可以采用两种方法：

1. 区间估计法 视容量较大的总体（标准组）为参照组，在对比组总频数 $\geqslant50$ 时，分别按式 14-10、式 14-11 计算对比组总体均数的 $1-\alpha$ 置信区间与标准组总体均数 μ_R 的置信区间，看是否有交叠而作出判断。

2. 假设检验法 在对比组总频数 $\geqslant50$ 时，检验 H_0：对比组与标准组效果相同。检验统计量为：

$$Z=(\bar{R}-0.5)\sqrt{12n} \tag{14-12}$$

【例 14-3】 经验证明用甲方案进行医疗制度的改革有显著效果，现用乙方案在 114 家医疗机构进行改革，实验结果见表 14-3。用 Ridit 分析判断乙方案的效果是否不同于甲方案？

表 14-3 两种方案进行医疗制度改革的效果（家）

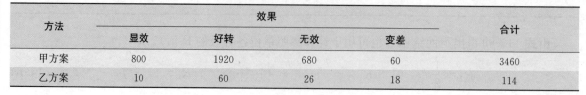

方法	效果				合计
	显效	好转	无效	变差	
甲方案	800	1920	680	60	3460
乙方案	10	60	26	18	114

（1）区间估计法 因为甲方案为比较的标准，所以作为参照组，计算各等级所对应的 R 值，即

$$R_1 = \frac{1}{2} \times \frac{800}{3460} = 0.1156$$

$$R_2 = \frac{800}{3460} + \frac{1}{2} \times \frac{1920}{3460} = 0.5087$$

$$R_3 = \frac{800}{3460} + \frac{1920}{3460} + \frac{1}{2} \times \frac{680}{3460} = 0.8844$$

$$R_4 = 1 - \frac{1}{2} \times \frac{60}{3460} = 0.9913$$

计算比较组（指乙方案）的样本均数 $\bar{R}$，即

$$\bar{R} = (10 \times 0.1156 + 60 \times 0.5087 + 26 \times 0.8844 + 18 \times 0.9913) / 114 = 0.6361$$

计算各组总体均数 μ_R 的 95% 置信区间，即

$$参照组\ 0.5 \mp 1.96 / \sqrt{12 \times 3460} = (0.4904, 0.5096)$$

$$比较组\ 0.6361 \mp 1.96 / \sqrt{12 \times 114} = (0.5831, 0.6891)$$

乙方案与甲方案比较，样本均数 $\bar{R}$ 值大于 0.5，且 95% 的置信区间与标准组无交叠，所以乙方案与标准组甲方案的效果差异有统计学意义。

（2）假设检验法 检验 H_0 为乙方案与标准组甲方案效果相同。

检验统计量 $Z = (\bar{R} - 0.5)\sqrt{12n} = (0.6361 - 0.5)\sqrt{12 \times 114} = 5.0338$

$$Z > Z_{\frac{0.05}{2}} = 1.96$$

双侧 $P < 0.05$ 拒绝 H_0，接受 H_1，可以认为乙方案与甲方案的效果差异有统计学意义。

第二节　两个样本等级资料检验

对于二维列联表，除了双向无序列联表外，其他列联表与等级有关。单向有序表资料的分组为两分类时，称为两组独立样本。如前所述，对于等级资料进行分析可以使用秩和检验，在各组均为大样本的情况下可以采用 Ridit 分析。本节介绍采用秩和检验方法和 Ridit 分析方法进行两个样本等级资料的检验。

一、秩和检验

（一）两个样本等级资料的秩和检验方法

两组独立样本的等级资料进行比较时，若样本容量较小选用第八章中学习的秩和检验。

两个样本等级资料的秩和检验方法的步骤：

1. 建立检验假设，确定检验水准

H_0：两个总体分布位置相同

H_1：两个总体分布位置不同

$\alpha = 0.05$

2. 编秩 确定各等级的合计、秩范围、平均秩。

3. 求检验统计量 Z_C 的值

$$Z_C = \frac{|T - n_1(N+1)/2| - 0.5}{\sqrt{n_1 n_2(N+1)/12} \cdot \sqrt{1 - \sum(t_i^3 - t_i)/(N^3 - N)}} \tag{14-13}$$

其中，n_1 为样本含量较小组的个体数，T 为容量 n_1 样本的秩和，t_i 为第 i 个相同秩个数。

4. 推断结论 根据 P 值，推断结论。

【例 14-4】某中医院医生分别用祖传及一般针灸疗法治疗哮喘病人 46 例及 28 例，数据如表 14-4 的第（1）栏、第（2）栏、第（3）栏所示，判断祖传针灸疗法的疗效是否高于一般针灸疗法。

解：这是单向有序列联表且样本容量较小，选用第八章中学习的秩和检验。

建立假设，确定检验水准。

H_0：两总体分布相同

H_1：两总体分布不同

$\alpha = 0.05$

表 14-4　一般针灸疗法与祖传针灸疗法治疗哮喘病人疗效比较（例）

疗效 (1)	一般针灸法 (2)	祖传针灸法 (3)	合计 (4)	秩范围 (5)	平均秩 (6)	一般法秩和 (7)	祖传法秩和 (8)
无效	5	3	8	1~8	4.5	22.5	13.5
好转	14	15	29	9~37	23	322	345
显效	5	16	21	38~58	48	240	768
痊愈	4	12	16	59~74	66.5	266	798
合计	$n_1=28$	$n_2=46$	$N=74$			$T_1=850.5$	$T_2=1924.5$

在表 14-4 的第（4）栏计算各等级的合计数，第（5）栏计算秩次范围，第（6）栏按范围的上下界之半计算平均秩次，第（7）栏、第（8）栏列按平均秩次与人数之积计算秩和。如疗效为"无效"者合计 8 例，平均秩次为（1+8）/2＝4.5，一般针灸法组"无效"的秩和为 4.5×5＝22.5。

确定 $T=850.5$。各疗效重复数，$t_1=8$，$t_2=29$，$t_3=21$，$t_4=16$，计算校正值 Z_C 得到：

$$Z_C = \frac{|T - n_1(N+1)/2| - 0.5}{\sqrt{n_1 n_2(N+1)/12} \cdot \sqrt{1 - \sum(t_i^3 - t_i)/(N^3 - N)}}$$

$$= \frac{|850.5 - 28 \times 75/2| - 0.5}{\sqrt{28 \times 46 \times 75/12} \cdot \sqrt{1 - [(8^3 - 8) + (29^3 - 29) + (21^3 - 21) + (16^3 - 16)]/(74^3 - 74)}}$$

$$= 2.3305$$

由 $Z_C > Z_{0.05/2}$，双侧 $P < 0.05$，以 $\alpha = 0.05$ 水准的双侧检验拒绝 H_0，两总体的分布不同。由 $T_1 < T_2$，可以认为祖传针灸疗法的疗效高于一般针灸疗法。

（二）两个样本等级资料秩和检验的 SPSS 操作示例

1. 建立 SPSS 数据文件 以疗法（标签 1 表示一般针灸法、2 表示祖传针灸法）、疗效（标签 1 表示无效、2 表示好转、3 表示显效、4 表示痊愈）和频数为变量名，建立 3 列 8 行的数据文件 L14-2.sav。

2. 秩和检验 ①加权人数：Data→Weight Case→频数→Weight case by；②秩和检验：Analyze → Nonparametric Test → Legacy Dialogs → 2 Independent Sample →疗效到 Test Variable，疗法到 Grouping Variable，Define Groups→输入"1""2"→OK。

3. 结果解读　SPSS 主要输出结果如图 14-3 和图 14-4 所示。图 14-3 显示：一般针灸法共 28 例，平均秩次为 30.38，秩次之和为 850.50；祖传针灸法共 46 例，平均秩次为 41.84，秩次之和为 1924.50；图 14-4 显示：Mann-Whitney U 统计量为 444.50，Wilcoxon W 统计量为 850.500，$Z = -2.34$，$P = 0.019$，按 $\alpha = 0.05$ 的水准拒绝原假设。两总体分布位置不同，由于 $T_1 < T_2$，所以祖传针灸疗法的疗效高于一般针灸疗法。由此可见，统计软件计算的各项结果及其引出的推断结论，均与上述公式计算法一致。

	疗法	N	Mean Rank	Sum of Ranks
疗效	一般针灸法	28	30.38	850.50
	祖传针灸法	46	41.84	1924.50
	Total	74		

图 14-3　L14-2. sav 的秩和表

	疗效
Mann-Whitney U	444.500
Wilcoxon W	850.500
Z	−2.336
Asymp. Sig. (2 -tailed)	.019

a. Grouping Variable:疗法

图 14-4　L14-2. sav 的 Mann-Whitney U 检验

二、Ridit 分析

当两个样本的等级资料进行比较，且各组总频数均≥50 时，使用 Ridit 分析。

1. 区间估计法　视容量较大的样本为参照组，在各组容量较小时可以取合并组为参照组。例如，研究新、旧药物的疗效时，可以选用旧药为参照组。研究患者与正常人对比时，可以选用正常人为参照组。分别按式 14-10、式 14-11 计算对比组总体均数 μ_R 的 $1-\alpha$ 置信区间与参照组总体均数 μ_R 的置信区间，若两对比组 R 总体均数的置信区间无重叠部分，则以显著性水平 α 拒绝 H_0：$\mu_i = \mu_j$（两组效果相同），认为两组 R 值总体均数的差异有统计学意义。这时，若等级按"差"到"好"顺序排列，则样本均数 $\bar{R}$ 较大的组效果较佳；反之，则 $\bar{R}$ 较小的组效果较佳。

2. 假设检验法　在两个对比组总频数均≥50 时，检验 H_0：两个对比组效果相同，检验统计量为：

$$Z = \frac{\bar{R}_1 - \bar{R}_2}{\sqrt{\frac{1}{12}\left(\frac{1}{n_1} + \frac{1}{n_2}\right)}} \tag{14-14}$$

在拒绝 H_0 时认为两组 R 值总体均数的差异有统计学意义。这时，若等级按"差"到"好"顺序排列，则样本均数 $\bar{R}$ 较大的组效果较佳；反之，则 $\bar{R}$ 较小的组效果较佳。

【例 14-5】某公共管理班学生采用两种方法提高学习《卫生统计学》的效果，实验组采用课外小组实践式，对照组采用课上小组讨论式，学习效果如表 14-5 所示，判断两种方法的效果有无差异。

表 14-5 不同方法提高学习《卫生统计学》效果比较（人）

方法	效果				合计
	变差	无效	好转	显效	
课外实践	8	23	28	33	92
课上讨论	12	26	16	24	78
合计	20	49	44	57	170

　　方法的分类标志课外实践、课上讨论是无序的，效果的分类标志变差、无效、好转、显效是越来越好的顺序，这是单向有序列联表。两组样本容量均大于 50，可以使用 Ridit 分析（表 14-6）。

　　解：（1）区间估计法　取两组的合并组作为参照组，计算各等级所对应的 R 值，即

$$R_1 = \frac{1}{2} \times \frac{20}{170} = 0.0588$$

$$R_2 = \frac{20}{170} + \frac{1}{2} \times \frac{49}{170} = 0.2618$$

$$R_3 = \frac{20}{170} + \frac{49}{170} + \frac{1}{2} \times \frac{44}{170} = 0.5353$$

$$R_4 = 1 - \frac{1}{2} \times \frac{57}{170} = 0.8324$$

表 14-6 两种方法合并为参照组的 R 值计算表（人）

等级 k	变差	无效	好转	显效	合计
频数 m_i	20	49	44	57	170
频率 f_i	0.1176	0.2882	0.2588	0.3353	1
R_i 值	0.0588	0.2618	0.5353	0.8324	

　　计算课外实践组的样本均数 $\bar{R}_1$，即

$$\bar{R}_1 = (8 \times 0.0588 + 23 \times 0.2618 + 28 \times 0.5353 + 33 \times 0.8324)/92 = 0.5320$$

　　计算课上讨论组的样本均数 $\bar{R}_2$，即

$$\bar{R}_2 = (12 \times 0.0588 + 26 \times 0.2618 + 16 \times 0.5353 + 24 \times 0.8324)/78 = 0.4622$$

　　计算各组总体均数 μ_R 的 95% 置信区间，即

$$课外实践组 \ 0.5320 \mp 1.96/\sqrt{12 \times 92} = (0.4730, 0.5909)$$

$$课上讨论组 \ 0.4622 \mp 1.96/\sqrt{12 \times 78} = (0.3981, 0.5263)$$

　　课外实践组与课上讨论组比较，95% 的置信区间有交叠，差异无统计学意义。不能认为课外实践组与课上讨论组提高学习《卫生统计学》的效果不同。

　　（2）假设检验法　建立检验 H_0：课外实践与课上讨论效果相同。

$$检验统计量 \ Z = \frac{\bar{R}_1 - \bar{R}_2}{\sqrt{\frac{1}{12}\left(\frac{1}{n_1} + \frac{1}{n_2}\right)}} = 1.642 < Z_{\frac{0.05}{2}} = 1.96$$

　　双侧 $P > 0.05$，不拒绝原假设，差异无统计学意义。所以，不能认为课外实践组与课上讨论组提高学习卫生统计学的效果不同。

第三节 多个样本等级资料检验

一、Kruskal-Wallis H 检验

单向有序表资料的分组为多分类时，称为多个独立样本的等级资料。多个样本的等级资料进行比较时，若样本容量较小选用 Kruskal-Wallis H 秩和检验。

（一）Kruskal-Wallis H 检验的方法

1. 基本步骤 多个样本等级资料 Kruskal-Wallis H 检验方法的步骤如下：

（1）建立检验假设，确定检验水准。

H_0：各总体分布相同

H_1：各总体分布不同

$\alpha = 0.05$

（2）编秩：确定各等级的合计、秩范围、平均秩。

（3）求检验统计量 H_c 的值：

$$H_c = \frac{H}{1 - \sum (t_i^3 - t_i)/(N^3 - N)} \tag{14-15}$$

其中，$H = \dfrac{12}{N(N+1)} \sum \dfrac{T_i^2}{n_i} - 3(N+1)$ （14-16）

T_i 为容量 n_i 样本的秩和，t_i 为第 i 个相同秩个数。

（4）查附表 7（χ^2 界值表）进行比较，得出结论。

（5）在各总体分布不全相同结论下可进行多重比较，方法与第九章介绍的相同，在此不赘述。

【例 14-6】 测得四种人群对动画片的喜爱程度，调查数据如表 14-7 的前 5 列所示，判断 4 种人群对动画片的喜爱程度是否不同。

表 14-7 四种人群对动画片的喜爱程度数据（人）

调查结果 (1)	儿童 (2)	青少年 (3)	中年 (4)	老年 (5)	合计 (6)	秩次范围 (7)	平均秩次 (8)	儿童 (9)	青少年 (10)	中年 (11)	老年 (12)
不喜欢	0	3	5	3	11	1~11	6.0	0.0	18.0	30.0	18.0
一般	2	5	7	5	19	12~30	21.0	42.0	105.0	147.0	105.0
喜欢	9	5	3	3	20	31~50	40.5	364.5	202.5	121.5	121.5
非常喜欢	6	2	2	0	10	51~60	55.5	333.0	111.0	111.0	0.0
合计	17	15	17	11	60			739.5	436.5	409.5	244.5

解：这是单向有序列联表且样本容量较小，选用 Kruskal-Wallis H 秩和检验。

建立假设，确定检验水准。

H_0：四个总体分布相同

H_1：四个总体分布不全相同

$\alpha = 0.05$

在表 14-7 的第（6）栏计算各等级的合计数，第（7）栏计算秩次范围，第（8）栏按范围的上下界之半计算平均秩次，第（9）栏至（12）栏按平均秩次与人数之积计算秩和。如调查结果

为"不喜欢"者合计 11 例，平均秩次为（1+11）/2＝6.0，青少年组"不喜欢"的秩和为 6.0×3＝18.0。

在表 14-7 计算各组秩和，$n_1＝17$、$T_1＝739.5$，$n_2＝15$、$T_2＝436.5$，$n_3＝17$、$T_3＝409.5$，$n_4＝11$、$T_4＝244.5$，$N＝60$。各调查结果的重复数，$t_1＝11$、$t_2＝19$、$t_3＝20$、$t_4＝10$，计算 H 统计量及校正 H_C 统计量得到：

$$H=\frac{12}{60\times61}\times\left(\frac{739.5^2}{17}+\frac{436.5^2}{15}+\frac{409.5^2}{17}+\frac{244.5^2}{11}\right)-3\times61=14.2757$$

$$H_C=\frac{14.2757}{1-\dfrac{(11^3-11)+(19^3-19)+(20^3-20)+(10^3-10)}{60^3-60}}=15.5058$$

$\nu=k-1=3$，查附表 7（χ^2 界值表），$\chi^2_{0.05(3)}=7.8147$，单侧 $P<0.05$，以 $\alpha=0.05$ 水准的单侧检验拒绝 H_0，接受 H_1，认为四个总体分布不全相同。可以认为 4 种人群对动画片的喜爱程度不全相同。多重比较结果，1 与 2 组、1 与 3 组、1 与 4 组均有 $P<0.01$，其他两组之间均 $P<0.05$。可以认为，儿童对动画片的喜爱程度高于其他三组。

【例 14-7】用三种用药方案治疗急性脑出血所致脑神经功能障碍，判断三种用药方案的疗效有无差异。

解：视分组为无序，即为单向有序列联表且样本容量较小，选用 Kruskal-Wallis H 秩和检验。

建立假设，确定检验水准：

H_0：三个总体分布相同

H_1：三个总体分布不全相同

$\alpha=0.05$

在表 14-8 的第（8）栏至第（10）栏计算秩和，$n_1=30$、$T_1=1732.5$，$n_2=30$、$T_2=1388.0$，$n_3=30$、$T_3=974.5$，$N=90$。计算 H 统计量及校正 H_C 统计量得到：

$$H=\frac{12}{90\times91}\times\left(\frac{1732.5^2}{30}+\frac{1388.0^2}{30}+\frac{974.5^2}{30}\right)-3\times91=14.0696$$

$$H_C=\frac{14.0696}{1-\dfrac{(30^3-30)+(27^3-27)+(20^3-20)+(13^3-13)}{90^3-90}}=15.2584$$

$\nu=k-1=2$，查附表 7（χ^2 界值表），$\chi^2_{0.05(2)}=5.9915$，单侧 $P<0.05$，以 $\alpha=0.05$ 水准的单侧检验拒绝 H_0，接受 H_1，认为三个总体分布不全相同。可以认为三种方案的疗效不全相同。多重比较结果，1 与 3 组 $P<0.05$，2 与 3 组 $P<0.05$，1 与 2 组 $P>0.05$，故用药时间越长疗效越高。

表 14-8　三种方案治疗脑神经功能障碍编秩计算（例）

结果 （1）	A （5~7 天） （2）	B （10~12 天） （3）	C （21~30 天） （4）	合计 （5）	秩次 范围 （6）	平均 秩次 （7）	A 秩和 （8）	B 秩和 （9）	C 秩和 （10）
痊愈	5	9	16	30	1~30	15.5	77.5	139.5	248.0
显著	7	10	10	27	31~57	44.0	308.0	440.0	440.0
好转	10	7	3	20	58~77	67.5	675.0	472.5	202.5
无效	8	4	1	13	78~90	84.0	672.0	336.0	84.0
合计	30	30	30	90			1732.5	1388.0	974.5

2. SPSS 操作示例 对于例 14-6 Kruskal-Wallis H 检验方法的 SPSS 操作步骤如下：

（1）建立 SPSS 数据文件 以人群（标签 1 表示儿童、2 表示青少年、3 表示中年、4 表示老年）、调查结果（标签 1 表示"不喜欢"、2 表示"一般"、3 表示"喜欢"、4 表示"非常喜欢"）和频数为变量名，建立 3 列 16 行的数据文件 L14-3.1.sav。

（2）Kruskal-Wallis H 秩和检验 ①加权人数：Data →Weight Case→频数→Weight case by；②Kruskal-Wallis H 秩和检验：Analyze→Nonparametric Tests→Independent Samples→Fields→将"调查结果"送入 Test Fields ，"人群"（变量的 Measure 类型设为"Nominal"）送入 Groups→Settings→Customize test→Kruskal-Wallis One-Way ANOVA（k Samples）→Run。多重比较时双击输出结果→View：Pairwise Comparisons，取调整 P 值（Adj.Sig）与检验水准 0.05 比较。

（3）结果解读 SPSS 主要输出结果如图 14-5 和图 14-6 所示。图 14-5 显示：儿童共 17 例，平均秩次为 43.50；青少年共 15 例，平均秩次为 29.10；中年人共 17 例，平均秩次为 24.09；老年人共 11 例，平均秩次为 22.23；χ^2 统计量为 15.506，$P=0.001$，按 $\alpha=0.01$ 的水准拒绝原假设，四个总体分布位置不全相同。图 14-6 为多重比较结果，儿童与老年、中年的 $P<0.05$。可以认为，儿童对动画片的喜爱程度高于中年和老年。由此可见，统计软件计算的各项结果及其引出的推断结论，均与上述公式计算法一致。

	调查结果
Chi-Square	15.506
df	3
Asymp.Sig.	.001
a. Kruskal Wallis Test	
b. Grouping Variable：人群	

人群	N	Mean Rank
儿童	17	43.50
青少年	15	29.10
中年	17	24.09
老年	11	22.23
Total	49	–

图 14-5 L14-3.1.sav 的 Kruskal-Wallis H 检验结果

Sample1-Sample2	Test Statistic	Std. Error	Std.Test Statistic	Sig.	Adj.Sig.
中年–儿童	19.412	5.748	3.377	.001	.004
老年–儿童	21.273	6.484	3.281	.001	.006
青少老–儿童	14.400	5.936	2.426	.015	.092
老年–中年	1.861	6.484	.287	.774	1.000
老年–青少年	6.873	6.652	1.033	.302	1.000
中年–青少年	5.012	5.936	.844	.399	1.000

图 14-6 L14-3.1.sav 的多重比较

对于例 14-7 可以采用相同的方法进行实验，在此不赘述，详见本节的电脑实验部分。

二、Ridit 分析

多样本有序分类资料的 Kruskal-Wallis H 秩和检验一般是在各组样本量较小的时候使用，且结论只得出多组间总的差别，若要知道两两间是否有差别需要进一步检验。在各组均为大样本时还可以进行 Ridit 分析，它的优点在于只要一次就能得出两两间比较的结果。

1. 区间估计法 多组的等级资料进行比较时，视容量较大的样本为参照组，或者可以把资料按等级合并，以合并组为参照组。在各对比组总频数≥50 时，分别按式 14-10 与式 14-11 计算各对比组总体均数 μ_R 的 $1-\alpha$ 置信区间与标准组总体均数 μ_R 的置信区间，若各对比组 R 总体均数的置信区间无重叠部分，则以显著性水平 α 拒绝 H_0，认为各组 R 值总体均数的差异有统计学意义。这时，若等级按"差"到"好"顺序排列，则样本均数 $\bar{R}$ 较大的组效果较佳；反之，则 $\bar{R}$ 较小的组效果较佳。

2. 假设检验法 在 H_0："各组效果相同"的假设下，在各组总频数均≥50 时，可根据参照组的参照单位值计算各对比组的 R 值样本均数，再用统计量检验各组的 R 值总体均数是否不同。

k（＞2）个对比组进行比较时，使用卡方统计量：

$$\chi^2 = 12 \sum_{i=1}^{k} n_i(\bar{R}_i - 0.5)^2 \qquad \nu = k-1 \qquad (14\text{-}17)$$

在拒绝 H_0 时，若等级按从"差"到"好"顺序排列，则样本均数较大的组效果较佳；反之，则较小的组效果较佳。

【例 14-8】用三个中药方剂治疗心脑血管疾病，同时设不给药组作为对照，各组疗效分为无效、好转、显效三级，结果如表 14-9 所示，问各方剂之间疗效有无差异？

表 14-9 三组中药方剂的治疗效果（例）

疗效	疗法			
	不给药组	1 号方组	2 号方组	3 号方组
1 无效	114	20	21	33
2 好转	20	45	63	40
3 显效	2	34	35	7
合计	136	99	119	80

解：

（1）区间估计法

取不给药组作为参照组，计算各等级所对应的 R 值，即

$$R_1 = \frac{114}{2} \times \frac{1}{136} = 0.4191$$

$$R_2 = \left(114 + \frac{20}{2}\right) \times \frac{1}{136} = 0.9118$$

$$R_3 = 1 - \frac{2}{2} \times \frac{1}{136} = 0.9926$$

计算比较组（指 1 号、2 号、3 号方组）的样本均数 $\bar{R}$，即

$$\bar{R}_1 = (20 \times 0.4191 + 45 \times 0.9118 + 34 \times 0.9926)/99 = 0.8400$$

$$\bar{R}_2 = (21 \times 0.4191 + 63 \times 0.9118 + 35 \times 0.9926)/119 = 0.8486$$

$$\overline{R}_3 = (33 \times 0.4191 + 40 \times 0.9118 + 7 \times 0.9926) / 80 = 0.7156$$

计算各组总体均数 μ_R 的 95% 置信区间，即

$$不给药组 \ 0.5 \mp 1.96 / \sqrt{12 \times 136} = (0.4515，0.5485)$$

$$1 号方组 \ 0.8400 \mp 1.96 / \sqrt{12 \times 99} = (0.7831，0.8969)$$

$$2 号方组 \ 0.8486 \mp 1.96 / \sqrt{12 \times 119} = (0.7967，0.9005)$$

$$3 号方组 \ 0.7156 \mp 1.96 / \sqrt{12 \times 80} = (0.6523，0.7789)$$

所有给药三组与不给药组比较，样本均数 $\overline{R}$ 值都大于 0.5，且 95% 的置信区间与不给药组无交叠，与不给药组的疗效差异有统计学意义，可以认为所有给药组的疗效都优于不给药组。

3 号方组与 1、2 号方组的区间无交叠，3 号方组与 1、2 号方组之间疗效差异有统计学意义，由 $\overline{R}_3 < \overline{R}_1$、$\overline{R}_2$，可以认为 3 号方组的疗效不如 1、2 号方组。

（2）假设检验法　由上可知 $\overline{R}_1 = 0.8400$，$\overline{R}_2 = 0.8486$，$\overline{R}_3 = 0.7156$。

1 号方组与参照组进行比较，计算得到：

$$Z = (0.8400 - 0.5) \times \sqrt{12 \times 99} = 11.7194$$

双侧 $P < 0.05$，1 号方组与不给药组的 R 值总体均数的差异有统计学意义。

类似地，2、3 号方组与参照组进行比较的 Z 值分别为 13.1739、6.6811，双侧 $P < 0.05$，2、3 号方组均与不给药组的 R 值总体均数的差异有统计学意义。可以认为 1、2、3 号方组的疗效都优于不给药组。1、2 号方组进行比较，计算得到：

$$Z = \frac{0.8400 - 0.8486}{\sqrt{\dfrac{1}{12} \times \left(\dfrac{1}{99} + \dfrac{1}{119} \right)}} = -0.2190$$

双侧 $P > 0.05$，不拒绝 H_0，1、2 号方组 R 值总体均数的差异无统计学意义。不能认为 1、2 号方两组疗效不同。1、2、3 号方组进行比较，计算得到：

$$\chi^2 = 12 \times [99 \times (0.8400 - 0.5)^2 + 119 \times (0.8486 - 0.5)^2 + 80 \times$$
$$(0.7156 - 0.5)^2] = 355.5321$$

$\nu = 3 - 1 = 2$，查附表 7，$\chi^2_{0.05(2)} = 5.9915$，$\chi^2 > 9.2103$，单侧 $P < 0.05$，拒绝 H_0，接受 H_1，认为 1、2、3 号方组 R 值总体均数的差异有统计学意义。可以认为 1、2、3 号方三组的疗效不全相同。

三、秩相关分析与线性趋势检验

（一）秩相关分析

对于等级或相对数的资料，或不服从正态分布的资料，或总体分布类型不知的资料，不宜采用积矩相关系数（属于参数统计法）作相关分析，可用等级相关系数（属于非参数统计法）作相关分析。由于非参数统计法用秩计算相关系数，也称为秩相关。

1. 秩相关分析方法　常用的秩相关分析方法有 Spearman 法和 Kendall 法。两法都要先分别将两个变量按原始数值由小到大编秩（遇相同观察值时取平均秩），都是用等级相关系数（rank correlation coefficient，分别记为 r_S 和 r_K，取值范围和意义同 r）作检验统计量，基本思想都是

利用两个变量秩次排列的一致性来表示两个变量间直线关系密切程度和方向。

Spearman 法是在 X、Y 分别由小到大排秩后，计算检验统计量 r_S 值，公式为：

$$r_S = 1 - \frac{6\sum d^2}{n^3 - n} \tag{14-18}$$

相同秩次较多时，检验统计量要换为校正值 r_{SC}，公式为：

$$r_{SC} = \frac{(n^3 - n)/6 - (T_X + T_Y) - \sum d^2}{\sqrt{[(n^3 - n)/ - 2T_X][(n^3 - n)/6 - 2T_Y]}} \tag{14-19}$$

式中，n 为对子数，d 为每配对秩次之差，T_X（或 T_Y）$= \sum (t_j^3 - t_j)/12$；t_j 为 X（或 Y）中第 j 个相同秩次的个数。

用 X 与 Y 的秩次作变量值，按积矩相关系数的公式也可计算出 r_S。r_S 是总体相关系数 ρ_S 的估计值，查附表 21（r_S 界值表），在 $P \leqslant \alpha$ 时，以 α 水准拒绝 $H_0 : \rho_S = 0$。

Kendall 法是将 X 的秩次按从小到大顺序排列后，计算配对的 Y 的每个秩次下面大于自己秩次的秩次个数，进行合计，合计值记为 S。检验统计量 r_K 值的计算公式为：

$$r_K = \frac{4S}{n^2 - n} - 1 \tag{14-20}$$

相同秩次较多时，检验统计量要换为校正值 r_{KC}，即

$$r_{KC} = \frac{2S}{\sqrt{[(n^2 - n)/2 - U_X][(n^2 - n)/2 - U_Y]}} - 1 \tag{14-21}$$

式中 U_X（或 U_Y）$= \sum (t_j^2 - t_j)/2$，t_j 为 X（或 Y）中第 j 个相同秩次的个数，n 为对子数。查附表 22（r_K 界值表），在 $P \leqslant \alpha$ 时，以 α 水准拒绝 $H_0 : \rho_K = 0$。

【例 14-9】调查某省 12 个市的职工年平均工资数 X 与就诊频繁程度 Y 资料如表 14-10 的第（1）栏、第（3）栏、第（6）栏、第（8）栏所示。研究该省 12 个市的职工年平均工资数 X 与就诊频繁程度 Y 之间有无联系。

表 14-10　年平均工资数 X 与就诊频繁程度 Y 的情况

编号	X (1)	X秩次 (2)	Y (3)	Y秩次 (4)	秩差 (5)	编号	X (6)	X秩次 (7)	Y (8)	Y秩次 (9)	秩差 (10)
1	54270	6	较多	9	−3	7	74240	7	较少	3.5	3.5
2	13790	2	较多	9	−7	8	106400	8	较少	3.5	4.5
3	16500	3	适中	7	−4	9	126170	9	较少	3.5	5.5
4	31050	4	较少	3.5	0.5	10	129000	10	较少	3.5	6.5
5	42600	5	较多	9	−4.0	11	143880	11	频繁	11.5	−0.5
6	12160	1	频繁	11.5	−10.5	12	200400	12	较少	3.5	8.5

解： 这是等级资料，为绘制散点图，先量化就诊频繁程度，较少、适中、较多、频繁，分别量化为 0、1、2、3。由如图 14-7 所示的散点图可以看出，该省 12 个市职工年平均工资数 X 与就诊频繁程度 Y 之间的关系无直线趋势，故本例不必进行直线相关分析。为说明计算过程，还是

进行 Spearman 检验。

H_0：$\rho = 0$

H_1：$\rho \neq 0$

$\alpha = 0.05$

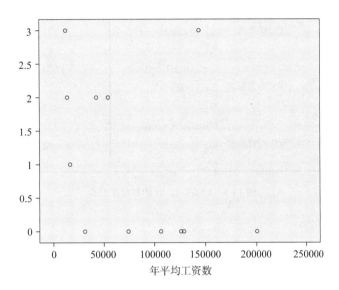

图 14-7 年平均工资数 X 与就诊频繁程度 Y 的散点图

分别将两个变量从小到大编秩，计算出每对观察值的秩次之差 d，填入表 14-10 的第（2）栏、第（4）栏、第（5）栏、第（7）栏、第（9）栏、第（10）栏。遇相同观察值时，取平均秩，如 Y 中有 6 个"较少"，秩次从 1～6，平均秩次为 $(1+2+\cdots+6)/6 = 3.5$。本例有就诊频繁程度等级 6 个"较少"，3 个"较多"，2 个"频繁"，由 $n=12$，计算得到：

$$\sum d^2 = 378, \quad T_Y = [(6^3-6) + (3^3-3) + (2^3-2)]/12 = 20$$

$$r_{SC} = \frac{(12^3-12)/6 - (0+20) - 378}{\sqrt{[(12^3-12)/6 - 2\times0][(12^3-12)/6 - 2\times20]}} = -0.422$$

查附表 21（r_S 界值表），$r_{0.05/2(12)} = 0.587$，$|r| < r_{0.05/2(12)}$，双侧 $P > 0.05$，按 $\alpha = 0.05$ 水准，不拒绝 H_0，不能认为该省 12 个市的职工年平均工资数 X 与就诊频繁程度 Y 之间有直线相关关系。

2. SPSS 操作示例

（1）建立 SPSS 数据文件 以年平均工资数、就诊频繁程度（标签 0 表示"较少"、1 表示"适中"、2 表示"较多"、3 表示"频繁"）为变量名，建立 2 列 12 行的数据文件 L14-3.2. sav。

（2）秩相关检验 Analyze →Correlate → Bivariate→年平均工资数、就诊频繁程度到 Variable→Correlation Coefficients，$\sqrt{}$ Spearman，$\sqrt{}$ Kendell's tau _ b→OK。

（3）结果解读 SPSS 主要输出结果如图 14-8 所示：Kendall's tau _ b 相关系数为 -0.377，双侧检验 $P = 0.117$；Spearman 相关系数为 -0.422，$P = 0.172$，双侧 $P > 0.05$，不能以 $\alpha = 0.05$ 水准拒绝 H_0，不能认为该省 12 个市职工年平均工资数 X 与就诊频繁程度 Y 之间有直线相关关系。由此可见，统计软件计算的各项结果及其引出的推断结论，均与上述公式计算法一致。

			年平均工资数	就诊频繁程度
Kendall's tau_b	年平均工资数	Correlation Coefficient	1.000	-.377
		Sig. (2-tailed)	.	.117
		N	12	12
	就诊频繁程度	Correlation Coefficient	-.377	1.000
		Sig. (2-tailed)	.117	.
		N	12	12
Spearman's rho	年平均工资数	Correlation Coefficient	1.000	-.422
		Sig. (2-tailed)	.	.172
		N	12	12
	就诊频繁程度	Correlation Coefficient	-.422	1.000
		Sig. (2-tailed)	.172	.
		N	12	12

图 14-8　L14-3.2.sav 的秩相关分析

(二) 线性趋势检验

双向有序 $R \times C$ 表资料，由于它比无序 $R \times C$ 表资料所蕴含的信息丰富，除可推断两个分类变量是否存在相关关系外，还可通过 χ^2 分解推断其相关是否为线性相关。其基本思想是：首先计算 $R \times C$ 表的总 χ^2，然后将总 χ^2 值分解成线性回归分量与偏离线性回归分量。若两分量均有统计学意义，说明两分类变量存在相关关系，但关系不一定是简单的直线关系；若线性回归分量有统计学意义，偏离线性回归分量无统计学意义时，说明两分类变量不仅存在相关关系，而且是线性关系。

计算步骤如下：

1. 计算 $R \times C$ 表的总 χ^2 值，按照式 13-7 计算 χ^2 值。

2. 计算线性回归分量 $\chi^2_{回归}$。先给两个有序变量分别赋予分值（1，2，3，…），再计算线性回归的 χ^2 分量，即 $\chi^2_{回归}$。

$$\chi^2_{回归} = \frac{b^2}{S_b^2} \qquad \nu_{回归} = 1 \tag{14-22}$$

式中，b 为回归系数，S_b^2 为 b 的方差。

$$b = \frac{l_{xy}}{l_{xx}} \tag{14-23}$$

$$S_b^2 = \frac{l_{yy}}{n l_{xx}} \tag{14-24}$$

式中，l_{xx}、l_{yy} 分别为变量 X、Y 的离均差平方和，l_{xy} 为变量 X、Y 的离均差积和。

$$l_{xx} = \sum f X^2 - \frac{(\sum f X)^2}{\sum f} \tag{14-25}$$

$$l_{yy} = \sum f Y^2 - \frac{(\sum f Y)^2}{\sum f} \tag{14-26}$$

$$l_{xy} = \sum f X Y - \frac{(\sum f X)(\sum f Y)}{\sum f} \tag{14-27}$$

3. 计算偏离线性回归分量 $\chi^2_{偏}$。

$$\chi^2_{偏} = \chi^2_{总} - \chi^2_{回归}, \quad df_{偏} = df_{总} - df_{回归} \tag{14-28}$$

【例 14-10】某研究者欲研究年龄与血压等级之间的关系，将 278 例受试者资料整理成表 14-11，试分析年龄与血压等级之间是否存在线性变化趋势？

表 14-11　年龄（X）与血压等级（Y）的关系

年龄（岁）（X）	血压等级（Y）				合计
	正常	轻度高血压	中度高血压	重度高血压	
20～	70	22	4	2	98
30～	27	24	9	3	63
40～	16	23	13	7	59
≥50	9	20	15	14	58
合计	122	89	41	26	278

（1）建立检验假设，确定检验水准。

H_0：年龄与血压等级之间无线性关系

H_1：年龄与血压等级之间有线性关系

$\alpha = 0.05$

（2）以年龄为 X，血压等级为 Y，计算检验统计量并用式 14-28 作 χ^2 分解。

本例最小理论频数 $T_{44} = \dfrac{58 \times 26}{278} = 5.42$，按照式 13-7 计算得：

$$\chi^2_{总} = 71.43, \quad df_{总} = (4-1)(4-1) = 9$$

对年龄变量 X 由小到大赋值为 1、2、3、4；对血压的等级 Y 由小到大赋值为 1、2、3、4，据表 14-11 计算得：

$$\sum fX = 98 \times 1 + 63 \times 2 + 59 \times 3 + 58 \times 4 = 633$$

$$\sum fX^2 = 98 \times 1^2 + 63 \times 2^2 + 59 \times 3^3 + 58 \times 4^4 = 1809$$

$$\sum fX = 122 \times 1 + 89 \times 2 + 41 \times 3 + 26 \times 4 = 527$$

$$\sum fX^2 = 122 \times 1^2 + 89 \times 2^2 + 41 \times 3^2 + 26 \times 4^2 = 1263$$

$$\sum fXY = 70 \times 1 \times 1 + 22 \times 1 \times 2 + \cdots + 14 \times 4 \times 4 = 1349$$

按照式 14-25、式 14-26、式 14-27，计算得 $l_{xx} = 367.6727$，$l_{yy} = 263.9748$，$l_{xy} = 149.0324$

按照式 14-23、式 14-24，计算得 $b = \dfrac{149.0324}{367.6727} = 0.4053$，$S_b^2 = \dfrac{263.9748}{278 \times 367.6727} = 0.0026$

按照式 14-22 计算得：$\chi^2_{回归} = \dfrac{0.4053^2}{0.0026} = 63.18$，$df_{回归} = 1$

按照式 14-28 计算得：$\chi^2_{偏} = 71.43 - 63.18 = 8.25$，$df_{偏} = 9 - 1 = 8$

列 χ^2 分解表，见表 14-12。

表 14-12　表 14-11 的 χ^2 分解表

变异来源	χ^2	自由度	P
总变异	71.43	9	＜0.005
线性回归分量	63.18	1	＜0.005
偏离线性回归分量	8.25	8	0.25～0.5

由表 14-12 看出，线性回归分量有统计学意义，偏离线性回归分量无统计学意义，可以认为年龄与血压之间不仅存在相关关系且为线性关系。结合表 14-11 的资料说明血压的等级随着年龄的增加而升高。

第四节　配对设计方表资料分析

在计数资料的配对设计中，观察对象按某些近似条件 1:1 配对，或同一批样品（或标本）用两种方法或手段进行检测，当检测结果的分类数 $k \geq 3$ 时，则构成配对设计方表。配对设计方表的行数与列数相等且对称，即 $R = C = k$。

表 14-13　配对设计 $K \times K$ 方表资料的一般形式

变量1	变量2				合计
	1	2	⋯	K	
1	A_{11}	A_{12}	⋯	A_{1K}	n_1
2	A_{21}	A_{22}	⋯	A_{2K}	n_2
⋯	⋯	⋯	⋯	⋯	⋯
K	A_{K1}	A_{K2}	⋯	A_{KK}	n_K
合计	m_1	m_2	⋯	m_K	n

对于类似表 14-13 所示的配对设计方表资料，两种方法（即行变量和列变量）之间的独立性检验用 Pearson χ^2 检验和列联系数，要分析两种方法间是否存在差别，则应用优势性检验即 Bowker 检验（McNemar 检验的推广），一致性检验用 Kappa 检验。

一、独立性检验

独立性检验的目的是分析两种方法（行变量和列变量）间是否有关联，可用 Pearson χ^2 检验和列联系数来进行分析。

【例 14-11】两个专家组对 147 所医院进行质量管理等级判定，结果见表 14-14。试分析两个专家组的判定结果是否相同？

表 14-14　两个专家组的判定结果（所）

甲专家组	乙专家组			合计
	一级	二级	三级	
一级	58	2	3	63
二级	1	42	7	50
三级	8	9	17	34
合计	67	53	27	147

（1）建立假设，确定检验水准

H_0：两个专家组的判定结果无关联

H_1：两个专家组的判定结果有关联

$\alpha = 0.05$

（2）计算检验统计量

表 14-14 的最小理论数为：$T_{12} = \dfrac{34 \times 27}{147} = 6.24 > 5$。

满足 Pearson χ^2 检验的基本条件。

$$\chi^2 = N\left(\sum_{i,\,j=1}^{k} \frac{A_{ij}^2}{m_i n_j} - 1\right) = 147 \times \left(\frac{58^2}{63 \times 67} + \frac{2^2}{63 \times 53} + \frac{3^3}{63 \times 27} + \frac{1^2}{50 \times 67}\right.$$

$$\left. + \frac{42^2}{50 \times 53} + \frac{7^2}{50 \times 27} + \frac{8^3}{34 \times 67} + \frac{9^2}{34 \times 53} + \frac{17^2}{34 \times 27} - 1\right) = 131.35$$

（3）确定 P 值，推断结论　$\chi^2_{0.05(4)} = 9.4877$，$\chi^2 > \chi^2_{0.05(4)}$，$P < 0.05$，按 $\alpha = 0.05$ 的水准，拒绝 H_0，接受 H_1，可认为两个专家组的判定结果有关联。

两个专家组的判定结果关系的密切程度，应用 Pearson 列联系数 r_p，其计算公式为：

$$\text{列联系数 } r_p = \sqrt{\frac{\chi^2}{n + \chi^2}} \tag{14-29}$$

本例中
$$r_p = \sqrt{\frac{\chi^2}{n + \chi^2}} = \sqrt{\frac{131.35}{147 + 131.35}} = 0.687$$

说明两个专家组的判定结果间关系较密切。

二、优势性检验

（一）Bowker 检验的思想与方法

对于配对设计两分类资料，经典的方法是使用 McNemar 检验。而对于配对设计方表资料，可以使用 Bowker 检验（Bowker's test）。该检验是由 A. H. Bowker 在 1948 年提出的。Bowker 检验也称为平方表（square table）检验或对称检验（test of symmetry），是 McNemar 检验的一般化及扩展。

Bowker 检验的基本思想是检验平方表主对角线上下对称格子中的频数是否相等。若上下对称格子中的频数相等，则认为两种方法或两种检测手段的效果没有差别。若上下对称格子中的频数不相等，经检验，计算的统计量大于或等于统计量的临界值时，则认为两种检测方法的效果不相同。

Bowker 检验的小样本计算法是一种精确概率的直接计算法，计算非常繁琐。大样本近似法计算相对简单。在大样本情况下，Bowker 检验统计量近似卡方分布，故采用了卡方检验。统计量的计算公式为：

$$\chi^2 = \sum_{i=1}^{k} \sum_{i<j} \frac{(A_{ij} - A_{ji})^2}{A_{ij} + A_{ji}} \tag{14-30}$$

式中，k 为类别数。在原假设（H_0：两个专家组的判定结果相同）成立时，式 14-30 中的统计量服从自由度为 $k(k-1)/2$ 的 χ^2 分布。当 $k=2$ 时，式 14-30 便回到式 13-16，这说明本节的方法是 McNemar 检验的推广。

对于例 14-11 若要分析两个专家组的判定结果是否有差别，Bowker 检验的基本步骤如下：

1. 建立假设，确定检验水准

H_0：两个专家组的判定结果相同

H_1：两个专家组的判定结果不同

$\alpha = 0.05$

2. 计算检验统计量

$$\chi^2 = \sum_{i=1}^{k} \sum_{i<j} \frac{(A_{ij} - A_{ji})^2}{A_{ij} + A_{ji}} = \frac{(2-1)^2}{2+1} + \frac{(3-8)^2}{3+8} + \frac{(7-9)^2}{7+9} = 2.856 \qquad \nu = 3$$

3. 确定 P 值，推断结论　$\chi^2 < \chi^2_{0.05,3} = 7.8147$，$P > 0.05$，按 $\alpha = 0.05$ 水准，不拒绝 H_0，两个专家组的判定结果差别无统计学意义。

（二）Bowker 检验的分割

若 Bowker 检验结果 $P > 0.05$ 时，可认为两种检测方法的效果相同。当检验结果的 $P \leqslant 0.05$ 时，即平方表中至少有一对对称格子中的频数或频率不相同。如果要想知道哪些对称格子中的频数或频率不相同，则需要将平方表分割为若干个四格表，再对四格表进行 McNemar 检验。平方表的分割方法，一般可根据平方表中对称格子的组合数，将平方表分割为若干个配对设计的四格表。平方表的分割不是任意四个格子的组合。在平方表中，从左上方到右下方的主对角线称为对称轴。以此对称轴为主线，对其上方与下方对称的格子进行分割组合。根据卡方分布的可加性原理，多个四格表计算的卡方值的合计应等于用 Bowker 检验计算的总卡方值。当对分割的四格表进行多次 McNemar 检验后，会增大第一类错误即 α 值。故应对显著性水平 α 值进行调整。

调整显著性水平 α 值的方法：

平方表中对称格子的组合数即为分割出的四格表的个数。组合数公式为：组合数 $= k(k-1)/2$。平方表分割后，对分割出的若干个四格表进行多次 McNemar 检验。此时检验水准使用调整后的检验水准，用 α' 表示。全部检验的次数为 Bowker 检验作为一次，再加上平方表分割后的组合次数。调整检验水准 α' 值的计算公式为：

$$\alpha' = \frac{\alpha}{\dfrac{k(k-1)}{2} + 1} \tag{14-31}$$

分割后的四格表 McNemar 检验的判断标准，根据 $\alpha = 0.05$，自由度 $\nu = 1$ 调整检验水准，然后以调整后的检验水准 α' 值相对应的卡方界值为判断标准，见表 14-15。而不再以自由度为 1 的一般卡方界值为判断标准。应特别注意：当平方表主对角线上下对称格子的频数合计为零时，应减去该组合的个数。

表 14-15　多个四格表 McNemar 检验的检验水准值与 χ^2 界值表

方表类型	分割后四格表数（个）	调整检验水准	调整 χ^2 界值
3×3 表	3	0.0125	6.24
4×4 表	6	0.0071	7.24
5×5 表	10	0.0045	8.03

三、一致性检验

双向有序且属性相同的列联表，是一种特殊检验问题的方表，它分析评价两种检验方法或同一方法两次检测结果的一致性，如量表的信度分析、诊断试验或筛检试验的评价，常用 Kappa 检验（Kappa test）或称一致性检验（intraobserver agreement test）。Kappa 检验用于分析方表资料的两种方法（行、列两变量）检出结果的一致部分是否是由于偶然因素导致的。

对例 14-11 进行 Kappa 检验。

1. 建立假设，确定检验水准

H_0：两个专家组的判定结果不一致

H_1：两个专家组的判定结果一致

$\alpha = 0.05$

2. 计算检验统计量　由式 13-11 两个专家组的判定结果一致的观察频数（主对角元之和）及观察一致率分别为：

$$\sum A_{ii} = 58 + 42 + 17 = 117$$

$$P_0 = \sum A_{ii}/n = 117/147 = 0.7959$$

在 H_0 假设下两个专家组的判定结果不一致，即两个专家组的判定结果一致的观察频数是偶然机会造成的，三个等级的机遇一致数分别是：

$$63 \times 67/147 = 28.7143 \quad 50 \times 53/147 = 18.0272 \quad 34 \times 27/147 = 6.2449$$

由式 13-12 机遇一致数及机遇一致率分别为：

$$\sum E = 28.7143 + 18.0272 + 6.2449 = 52.9864$$

$$P_e = 52.9864/147 = 0.3604$$

$Kappa$ 统计量为：

$$K = (P_0 - P_e) / (1 - P_e) = (0.7959 - 0.3604) / (1 - 0.3604) = 0.6809$$

由表 13-9 知，$K > 0.4$，说明两个专家组的判定结果一致程度较好。

若用置信区间分析两个专家组的判定结果的一致性，则利用式 13-15 可以计算 K 的标准误 S_K 得到：

$$S_K = \frac{\sqrt{0.3604 + 0.3604^2 - (63 \times 67 \times 130 + 50 \times 53 \times 103 + 34 \times 27 \times 61)/147^3}}{(1 - 0.3604) \times \sqrt{147}} = 0.0597$$

K 值总体均数 μ_K 的 95% 置信区间为：

$$0.6809 \mp 1.960 \times 0.0597 = (0.5639, 0.7978)$$

置信区间含有 0.75，可以认为 K 值总体均数 μ_K 与 0.75 的差异无统计学意义。

若用 Z 检验分析两个专家组的判定结果的一致性，则由式 13-14 可以计算得到：

$$Z = 0.6809/0.0597 = 11.4112$$

3. 确定 P 值，推断结论　双侧概率 $P < 0.05$，按 $\alpha = 0.05$ 水准，拒绝 H_0，接受 H_1，K 值总体均数 μ_K 与 0 的差异有统计学意义。可以认为两个专家组的判定结果一致。

四、方表资料假设检验 SPSS 操作示例

1. 建立 SPSS 数据文件　以甲专家组（标签 0 表示一级、1 表示二级、2 表示三级）、乙专家组（标签 0 表示一级、1 表示二级、2 表示三级）和频数为变量名，建立 3 列 9 行的数据文件 L14-4. sav。

2. χ^2 检验　①加权人数：Data →Weight Case→频数→Weight case by；②χ^2 检验：Analyze→ Descriptive Statistics → Crosstabs → 甲专家组到 Rows，乙专家组到 Columns → Statistics，√Chi－Square、√Contingency coefficient 、√Kappa、√McNemar→ Continue →OK。

3. 结果解读　SPSS 主要输出结果如图 14-9 和图 14-10 所示，Pearson $\chi^2 = 131.355$，$P = 0.000$；列联系数为 0.687，$P = 0.001$；Bowker 检验 $P = 0.414$；$Kappa = 0.681$，$P = 0.000$。由此可见，统计软件计算的各项结果及其引出的推断结论，均与上述公式计算法一致。

	Value	df	Asymp. Sig. (2-sided)
Pearson Chi -Square	131.355[a]	4	.000
Likelihood Ratio	142.635	4	.000
Linear-by-Linear Association	60.585	1	.000
McNemar-Bowker Test	2.856	3	.414
N of Valid Cases	147		

a. 0 cells (0.0%) have expected count less than 5. The minimum expected count is 6.24.

图 14-9　L14-4. sav 的 Pearson χ^2 检验和 Bowker 检验结果

		Value	Asymp. Std. Error[a]	Approx. T[b]	Approx. Sig.
Nominal by Nominal	Contingency Coefficient	.687			.000
Measure of Agreement	Kappa	.681	.050	11.411	.000
N of Valid Cases		147			

a. Not assuming the null hypothesis.

b. Using the asymptotic standard error assuming the null hypothesis.

图 14-10　L14-4. sav 的列联系数和 Kappa 检验结果

思考题

1. 两组或多组等级资料的比较，能否用 χ^2 检验，为什么？
2. 简述配对设计方表资料检验的方法。

实验八　等级资料假设检验的 SPSS 案例分析

【实验 1】

某院公共管理班的卫生统计学成绩如表 14-16 所示，试分析这个班男生与女生《卫生统计学》的分数有无显著差异？

表 14-16　公共管理班卫生统计学分数性别比较（人）

组别	分数				
	＜60	60～69	70～79	80～89	90～100
男生组	4	11	20	18	2
女生组	1	9	25	16	3

（1）建立 SPSS 数据文件　如图 14-11 录入数据，以组别（标签 1 表示男生组、2 表示女生组）、分数（标签 0 表示＜60、1 表示 60～69、2 表示 70～79、3 表示 80～89、4 表示 90～100）和频数为变量名，建立 3 列 10 行数据集 E14.1. sav。

（2）Mann-Whitney U 检验　①加权人数：Data →Weight Case→频数→Weight Case by；②秩和检验：Analyze →Nonparametric Test→Legacy Dialogs → 2 Independent Sample→分数到 Test Variable，组别到 Grouping Variable ，Define Groups 给出组的范围："1" "2"→Test

Type，√Mann-Whitney U→OK。

	组别	分数	频数
1	1	0	4
2	1	1	11
3	⋮	⋮	⋮
9	2	3	16
10	2	4	3

图 14-11 数据集 E14.1.sav

（3）结果解读 根据资料特征与分析的要求，对 SPSS 输出结果进行分析与表达。

【实验2】

某研究组拟探讨紫草提取物对银屑病的治疗，以常规治疗有效药复方达克宁为标准治疗组。各抽取病情相同，条件相近的银屑病患者 500 例，进行比较分析，结果见表 14-17。问该中草药合剂是否对银屑病治疗有效？

表 14-17 两种药治疗银屑病疗效分析（例）

分组	无效	好转	显效	痊愈	合计
标准组	15	25	369	91	500
紫草组	6	27	334	133	500

（1）建立 SPSS 数据文件 如图 14-12 录入标准组数据，以疗效（标签 0 表示"无效"、1 表示"好转"、2 表示"显效"、3 表示"痊愈"）标准组、紫草组为变量名，建立 3 列 4 行数据集 E14.2.sav。

（2）Ridit 分析 ①加权人数：Data →Weight Case→标准组→Weight case by。②计算标准组各疗效的 Ridit 值：Transform→Rank Cases→疗效到 Variable，Rank Types，√Proportion estimate → Rankit→Continue→OK，标准组各疗效的 Ridit 值为 P 疗效列，如图 14-13 所示。③检验紫草组：把标准组人数换成紫草组人数作加权处理，然后进行检验。Data→Weight Cases，Frequency Variable 中标准组出，紫草组进→OK 。Analyze→Compare Means→One Sample T Test，Proportion estimate 到 Test Variable，Test Value：0.5→OK。

	疗效	标准组	紫草组
1	0	15	6
2	1	25	27
3	2	369	334
4	3	91	133

图 14-12 数据集 E14.2.sav

	疗效	标准组	紫草组	P疗效
1	0	15	6	.0.150
2	1	25	27	.0.550
3	2	369	334	.4490
4	3	91	133	.9090

图 14-13 数据集 E14.2.sav

（3）结果解读　根据资料特征与分析的要求，对 SPSS 输出结果进行分析与表达。

【实验3】

用三种方案治疗急性脑出血所致脑神经功能障碍，结果见表 14-18，判断三种方案的疗效有无差异。

表 14-18　三种方案治疗脑神经功能障碍疗效（例）

用药	痊愈	显效	好转	无效	合计
A（5～7天）	5	7	10	8	30
B（10～12天）	9	10	7	4	30
C（21～30天）	16	10	3	1	30
合计	30	27	20	13	90

（1）建立 SPSS 数据文件　如图 14-14 录入数据，以用药（标签 1 表示 A、2 表示 B、3 表示 C）、疗效（标签 1 表示"无效"、2 表示"好转"、3 表示"显著"、4 表示"痊愈"）和频数为变量名，建立 3 列 12 行数据集 E14.3.sav。

	用药	疗效	频数
1	1	4	5
2	1	3	7
3	⋮	⋮	⋮
11	3	2	3
12	3	1	1

图 14-14　数据集 E14.3.sav

（2）Kruskal-Wallis H 秩和检验　①加权人数：Data →Weight Case→频数→Weight case by。②Kruskal-Wallis H 秩和检验：Analyze→Nonparametric Tests→Independent Samples→Fields→将"疗效"送入 Test Fields，"用药"（变量的 Measure 类型设为"Nominal"）送入 Groups→Settings→Customize test→Kruskal-Wallis One-Way ANOVA（k Samples）→Run。多重比较时双击输出结果→View：Pairwise Comparisons，取调整 P 值（Adj. Sig）与检验水准 0.05 比较。

（3）结果解读　根据资料特征与分析的要求，对 SPSS 输出结果进行分析与表达。

【实验4】

某中药厂对三种中药：六味地黄丸、双黄连含片、柴胡滴丸进行满意度调查，结果如表 14-19 所示，试分析这三种中药的满意度有何差异？

表 14-19　三种中药的满意度调查结果（人）

分类	非常满意	满意	不置可否	不满意	合计
六味地黄丸	17	51	33	7	108
双黄连含片	5	11	52	24	92
柴胡滴丸	3	17	47	26	93
合计	25	79	132	57	293

（1）建立 SPSS 数据文件　如图 14-15 录入标准组数据，以满意度（标签 1 表示"非常满意"、2 表示"满意"、3 表示"不置可否"、4 表示"不满意"）和六味地黄丸、双黄连含片、柴

胡滴丸为变量名，建立 4 列 4 行数据集 E14.4.sav。

	满意度	六味地黄丸	双黄连含片	柴胡滴丸
1	1	17	5	3
2	2	51	11	17
3	3	33	52	47
4	4	7	24	26

图 14-15　数据集 E14.4.sav

（2）Ridit 分析　①加权人数：Transform→ Compute → Target Variable 框标准→六味地黄丸 "+" 双黄连含片 "+" 柴胡滴丸→ OK→Data→Weight Cases →标准进→OK。②计算标准组各满意度的 Ridit 值：Transform → Rank Case，满意度入 Variable→ Rank Types ，√ Proportion estimate→ Continue →OK。③计算对比组：Data→Weight Cases，分别操作标准出六味地黄丸进、六味地黄丸出双黄连含片进、双黄连含片出柴胡滴丸进→ OK → Analyze→ Descriptive Statistics →Explore → PROPORTION of 疗效入 Dependent List→OK。

（3）结果解读　根据资料特征与分析的要求，对 SPSS 输出结果进行分析与表达。

【实验 5】

甲、乙两名调查员同时对 86 家中医院进行卫生情况调查，结果如表 14-20。问 2 人调查结果的一致性如何？

表 14-20　甲乙调查员对 86 家中医院卫生情况调查结果（家）

甲调查员	乙调查员				合计
	优秀	良好	一般	较差	
优秀	4	3	1	10	18
良好	2	5	6	8	21
一般	10	13	4	12	39
较差	2	1	2	3	8
合计	18	22	13	33	86

（1）建立 SPSS 数据文件　如图 14-16 录入数据，以甲调查员（标签 0 表示 "优秀"、1 表示 "良好"、2 表示 "一般"、3 表示 "较差"）、乙调查员（标签 0 表示 "优秀"、1 表示 "良好"、2 表示 "一般"、3 表示 "较差"）和频数为变量名，建立 3 列 16 行的数据文件 E14.5.sav。

	甲调查员	乙调查员	频数
1	0	0	4
2	0	1	3
3	⋮	⋮	⋮
15	3	2	2
16	3	3	3

图 14-16　数据集 E14.5.sav

（2）χ^2 检验　①加权人数：Data →Weight case→频数→Weight Case by；②χ^2 检验：Analyze→ Descriptive Statistics → Crosstabs → 甲调查员到 Rows，乙调查员到 Columns → Statistics，√Chi-Square、√Contingency coefficient 、√Kappa、√McNemar→ Continue →OK。

（3）结果解读　根据资料特征与分析的要求，对 SPSS 输出结果进行分析与表达。

第十五章
Logistic 回归分析

【学习目的】

通过本章的学习，掌握 Logistic 回归模型的基本形式，Logistic 回归的用途。熟悉 Logistic 回归的参数估计与假设检验方法、Logistic 回归分析中自变量筛选方法，应用 SPSS 软件实现 Logistic 回归分析及结果解释与表达。了解异常值与共线性诊断，不同类型的 Logistic 回归解决问题的侧重点。

【学习要点】

Logistic 回归基本概念、基本类型，Logistic 回归模型，Logistic 回归的应用，两分类自变量的两分类 Logistic 回归分析，其他类型自变量的两分类 Logistic 回归分析，累加 Logit 模型，广义 Logit 模型。

多重线性回归分析要求应变量为连续型的正态分布变量，自变量与应变量呈线性关系。当应变量为分类变量，自变量与应变量呈对数线性关系时，处理此类资料常用 Logistic 回归（Logistic Regression）分析。

第一节　Logistic 回归分析概述

Logistic 回归分析是利用 Logistic 回归模型研究分类应变量与自变量（影响因素）之间关系的一种非线性回归方法。Logistic 回归模型是由德国数学家、生物学家 P. E. Verhust 于 1837 年研究人口发展特征建立起来的离散型概率模型。Logistic 回归分析是一种适用于应变量为分类变量的回归分析，在生物学、医药学、心理学、经济学、社会学等研究领域得到了广泛的应用。

一、Logistic 回归的分类

按研究设计不同，Logistic 回归分为非条件（成组设计）Logistic 回归和条件（配对或配伍设计）Logistic 回归，在此基础上结合应变量类型，Logistic 回归分类如下：

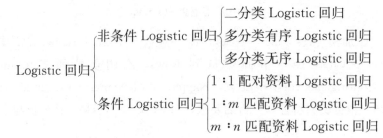

Logistic 回归
- 非条件 Logistic 回归
  - 二分类 Logistic 回归
  - 多分类有序 Logistic 回归
  - 多分类无序 Logistic 回归
- 条件 Logistic 回归
  - 1∶1 配对资料 Logistic 回归
  - 1∶m 匹配资料 Logistic 回归
  - m∶n 匹配资料 Logistic 回归

二、Logistic 回归模型的建立

二分类随机事件是最基本的分类问题，多分类问题可以转化为二分类问题来解决。设应变量 Y 为二分类变量，其类别编码分别用"0"和"1"来表示。

$$Y=\begin{cases}1 & \text{出现阳性结果（治愈、发病等）}\\ 0 & \text{出现阴性结果（未治愈、未发病等）}\end{cases}$$

由于应变量 Y 受到 m 个自变量 X_1，X_2，$\cdots$，X_m 的影响，故后验概率 $P=P\,(Y=1\mid X_1$，X_2，$\cdots$，$X_m)$ 表示在 m 个自变量作用下阳性结果发生的概率，简记为 π；阴性结果发生的概率则为 $1-\pi$。后验概率 P 服从二项分布，是一种离散型分布，这与多重线性回归模型的应变量 Y 服从正态分布的连续性变量不同。

Logistic 回归模型可以表示如下线性形式：

$$\ln\left(\frac{\pi}{1-\pi}\right)=\beta_0+\beta_1 X_1+\beta_2 X_2+\cdots+\beta_m X_m+\varepsilon \tag{15-1}$$

其中，阳性率 π 的取值在 $[0，1]$ 范围内，β_0 为常数项，β_j 为偏回归系数，X_j 为自变量，$j=1$，2，$\cdots$，m，ε 为残差。

$\ln\left(\frac{\pi}{1-\pi}\right)$ 简记为 Logit (π)。Logit 变换把在 $[0，1]$ 上取值的 π 变换到在 $(-\infty，+\infty)$ 上取值的 Logit (π)。当 π 趋向于 0 时，Logit (π) 趋向于 $-\infty$；当 π 趋向于 1 时，Logit (π) 趋向于 $+\infty$。Logit (π) 值在 $(-\infty，+\infty)$ 间，对方程右边 X_1，X_2，$\cdots$，X_m 取值没有任何限制。

用样本估计总体，则为：

$$\text{Logit}\,(P)\;=\ln\left(\frac{P}{1-P}\right)=b_0+b_1 X_1+b_2 X_2+\cdots+b_m X_m \tag{15-2}$$

式中 P，b_0，b_1，$\cdots$，b_m 为参数 π，β_0，β_1，β_2，$\cdots$，β_m 的估计值。

如果把 Logit (P) 看成应变量，那么 Logistic 回归模型与多重线性回归模型在形式上是一致的，不同的是：①Logistic 回归模型中应变量是分类变量，而不是连续的，其误差（残差）的分布是二项分布，而不是正态分布，所有的分析均是建立在二项分布的基础上进行的。②Logistic 回归系数的估计采用最大似然估计法和迭代法而不是最小二乘法，系数及模型的检验采用 Ward 检验、似然比检验或记分检验而不是 t 检验和 F 检验。

式 15-2 可改写成以下几种等价的表达形式：

$$\frac{P}{1-P}=e^{b_0+b_1 X_1+b_2 X_2+\cdots+b_m X_m} \tag{15-3}$$

$$P=\frac{e^{b_0+b_1 X_1+b_2 X_2+\cdots+b_m X_m}}{1+e^{b_0+b_1 X_1+b_2 X_2+\cdots+b_m X_m}} \text{或} P=\frac{1}{1+e^{-(b_0+b_1 X_1+b_2 X_2+\cdots+b_m X_m)}} \tag{15-4}$$

$$1-P=\frac{1}{1+e^{b_0+b_1 X_1+b_2 X_2+\cdots+b_m X_m}} \tag{15-5}$$

式 15-3 有助于对"比值比"概念的理解和把握。式 15-4 与式 15-5 分别是以阳性率与阴性率来表达 Logistic 回归模型，可作为 Logistic 回归的概率预测模型，用于对某种事件发生的概率进行预测和判别。式 15-4 能够较好地吻合生物体的剂量-反应曲线。

令 $Z=b_0+b_1 X_1+b_2 X_2+\cdots+b_m X_m$ 则式 15-4 变为 $P=\frac{1}{1+e^{-z}}$，Z 与 P 之间的 Logistic 曲

线如图 15-1 所示。

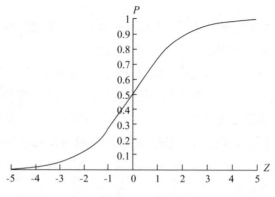

图 15-1　Logistic 函数的图形

P 值的变化范围在 0～1 之间，随 Z 值的增加或减少以点（0，0.5）为中心呈对称 S 形变化，与生物体的剂量-反应曲线相吻合（剂量为横轴，反应阳性率为纵轴）。该曲线亦称为生长曲线（时间为横轴，生长速度为纵轴），反映生物的生长过程一般为发展初期生长速度较慢，发展时期速度较快，成熟时期速度由最快开始变慢进入饱和状态。诸多经济社会发展事件有此特征与规律。

三、Logistic 回归模型的评价

（一）Logistic 回归模型的参数估计

Logistic 回归模型的参数估计采用最大似然估计法（maximum likelihood estimate，MLE）。其基本思想是首先建立似然函数或对数似然函数，求似然函数或对数似然函数达到最大时参数的取值，即为参数的最大似然估计值。

当各事件为独立发生时，n 个观察对象所构成的似然函数 $L(\theta)$ 是每一个观察对象的似然函数贡献量的乘积。

即
$$L(\theta) = \prod_{i=1}^{n} \pi_i^{Y_i}(1-\pi_i)^{1-Y_i} \quad i=1, 2, \cdots, n \tag{15-6}$$

式中的 $\prod$ 为观察对象从 $i=1$ 到 n 的连乘积；Y_i 为应变量，其取值为 0 或 1；π_i 为预测概率，可由相应观察对象的自变量 X_{1i}，X_{2i}，$\cdots$，X_{mi} 及其相应参数 β_j（$j=0$，1，$\cdots$，m）的估计值 β_j（$j=0$，1，$\cdots$，m）通过式 15-4 求得。为得到 Logistic 回归的参数估计值，需使上述似然函数最大化，然而，使该似然函数最大化的实际过程是非常困难的。考虑对数似然函数 ln [$L(\theta)$] 是似然函数 $L(\theta)$ 的单调函数，使 ln [$L(\theta)$] 取得最大值的 θ 值同样使 $L(\theta)$ 取得最大值。通过分析 ln [$L(\theta)$]，使上述似然函数中相乘各项转变为对数项的相加，于是使得数学运算变得较为容易。将上述似然函数 $L(\theta)$ 两边取自然对数，得对数似然函数 ln [$L(\theta)$] 为：

$$\ln[L(\theta)] = \sum_{i=1}^{n}[Y_i \ln\pi_i + (1-Y_i)\ln(1-\pi_i)] \tag{15-7}$$

式中的 $\sum_{i=1}^{n}$ 为 i 从 1 到 n 的连加。用 ln [$L(\theta)$] 取一阶导数求解参数。相对于参数 β_j，令 ln [$L(\theta)$] 的一阶导数为 0，即 $\dfrac{\partial \ln [L(\theta)]}{\partial \beta_j}=0$，采用 Newton-Raphson 迭代算法解方程组，可得参

数 β_j 的估计值 b_j 和 b_j 的渐进标准误 S_{b_j}。由于迭代计算复杂，SPSS 统计分析结果给出参数 β_j 的估计值 S_{b_j}，所以这里不详述。

（二）偏回归系数与标准偏回归系数

1. 偏回归系数 β_j Logistic 回归分析中的偏回归系数 β_j 与流行病学中的两个重要指标 OR 和 RR 有紧密的联系。由式 15-1 Logistic 回归模型看出，常数项 β_0 表示暴露剂量为 0 时的个体发病与不发病概率之比的自然对数；偏回归系数 β_j（$j=1$，2，$\cdots$，m）表示在其他自变量不变的情况下，自变量 X_j 改变一个单位时引起的 Logit（P）的改变量，它与用来衡量危险因素作用大小的"比值比"或称"优势比（odds ratio，OR）"存在对应关系。比值比（或优势比）适用于病例-对照研究。

当 $\beta_j = 0$ 时，$OR_j = 0$，说明暴露因素 X_j 对疾病发生不起作用；当 $\beta_j > 0$ 时，$OR_j > 1$，说明暴露因素 X_j 是疾病发生的一个危险因素；当 $\beta_j < 0$ 时，$OR_j < 1$，说明暴露因素 X_j 是疾病转归的一个保护因素。各个暴露因素的 OR_j 计算与模型常数项 β_0 无关，因此，在危险因素分析时把 β_0 视为常数。

在发病率较低（小于 5% 或小于 1%）的情况下，由于 P 很小，优势比 OR 可近似估计相对危险度（relative risk，RR），相对危险度 $RR = \pi_1 / \pi_0$，适用于队列研究。

$$OR_j = \frac{\pi_1 / (1 - \pi_1)}{\pi_0 / (1 - \pi_0)} \approx \frac{\pi_1}{\pi_0} = RR \qquad (15\text{-}8)$$

相对危险度 RR 表明暴露组发病率或死亡率是对照组发病率或死亡率的多少倍。说明暴露组发病或者死亡的危险性是非暴露组的倍数。RR 值越大，表明暴露的效应越大，暴露与结局的关联的强度越大。

虽然 β_j 为 OR 或 RR 的自然对数值，但对同一资料分析时，由于对危险因素的赋值形式不同，可能使 β_j 的含义、大小及符号发生变化。所以在解释结果时，一定要结合具体的自变量来分析，不能僵硬地套用 β_j 的含义来解释。本章在实例中予以分析和说明。

另外，由样本资料得到的 b_j 是参数 β_j 的估计值，比数比为 $OR_j = e^{b_j}$。

2. 标准偏回归系数 与多重线性回归类似，比较各自变量对事件发生概率的贡献大小，也需采用没有量纲的标准偏回归系数 b_i' 绝对值的大小来判断。Logistic 回归的标准偏回归系数 b_i' 由下列公式计算：

$$b_i' = \frac{b_i s_i}{\pi / \sqrt{3}} \qquad (15\text{-}9)$$

式中，b_i 为偏回归系数，s_i 为自变量的样本标准差，$\pi = 3.1416$。

SPSS 软件能求得偏回归系数及其变量的样本标准差，但不能直接输出标准偏回归系数，标准偏回归系数需按式 15-13 应用计算器或手工计算而得。对于自变量均为没有量纲的分类变量，不需求标准化偏回归系数 b_i'，可直接利用偏回归系数绝对值大小比较各自变量对事件发生概率的贡献。

（三）Logistic 回归系数的假设检验

建立 Logistic 回归模型后，需要检验模型中所有自变量整体来看是否有统计学意义以及对各偏回归系数是否为零。通常可以选用下列三种假设检验之一来完成。

1. 似然比检验（likelihood ratio tests，LRTs） 其基本思想是通过比较包含与不包含某一个或几个待检验影响因素的两个模型的对数似然函数变化来进行检验，其统计量 $G=-\ln(L)$（又称 Deviance）。当样本含量较大时，G 近似服从自由度为待检验因素个数 $k-p-1$ 的 χ^2 分布。

H_0：$\beta=0$；H_1：$\beta\neq 0$；$\alpha=0.05$。

G 的计算公式为：

$$G=-2\ln L_p-(-2\ln L_k)\approx\chi^2_{k-p-1} \tag{15-10}$$

其中 $\ln L_P$ 为未包含影响因素时的对数似然值，而 $\ln L_k$ 为包含影响因素时的对数似然值。

当 $P>\alpha$ 时，不拒绝 H_0；当 $P\leqslant\alpha$ 时，拒绝 H_0，接受 H_1，认为从整体上看影响因素对应变量有影响。

2. 比分检验（score test） 用已知的未包含某个或几个待检验影响因素的模型为基础（模型中已有 p 个影响因素），保留模型中参数的估计值。假定新增待检验影响因素加入基础模型中，由此构成新模型（此时模型中影响因素增加至 k 个），且新模型中新增影响因素的回归系数值均为 0，计算似然函数的一阶偏导数（称为有效比分）和信息阵（二阶偏导数），将两者相乘，即得比分检验统计量 S。当样本量较大时，S 近似服从自由度为待检验因素个数 $k-p$ 的 χ^2 分布。

3. Wald 检验（Wald test） Wald 检验即为广义的 t 检验，其检验统计量为 Z：

$$Z=\frac{b_j}{S_{b_j}}\quad\text{或}\quad\chi^2=\left(\frac{b_j}{S_{b_j}}\right) \tag{15-11}$$

式中，Z 为标准正态统计量，b_j 为总体偏回归系数 β_j 的估计值，S_{b_j} 为偏回归系数估计值 b_j 的标准误。

总体偏回归系数 β_j 的可信区间估计按如下公式进行：

$$\beta_j\text{ 的 }95\%\text{ 的可信区间为：}b_j-1.96S_{b_j}\sim b_j+1.96S_{b_j} \tag{15-12}$$

$$OR_j\text{ 的 }95\%\text{ 的可信区间为：}e^{b_j-1.96S_{b_j}}\sim e^{b_j+1.96S_{b_j}} \tag{15-13}$$

上述三种方法中，一般认为，似然比检验最为可靠，它既适合单自变量的假设检验，也适合多自变量的同时检验。比分检验结果一般与似然比检验一致。在小样本时，比分检验统计量较似然比检验统计量更接近 χ^2 分布，应用它犯 I 类错误的概率要小些。Wald 检验未考虑各影响因素间的综合作用，比较适合单个自变量的检验。当影响因素间有共线性时，结果不如前两者可靠。不过，在大样本时，使用三者得到的结果是一致的。

（四）Logistic 回归模型的拟合优度

对所建立的 Logistic 回归模型应进行拟合优度，是通过比较模型预测的与实际观测的事件发生于不发生的频数有无差别来进行检验。拟合优度检验是 Logistic 回归分析过程中不可缺少的一部分，如果模型拟合的效果好，说明所得出的结论更加符合事实；如果模型拟合的不好，预测值与实际值差别较大，说明得出的结论是不可靠的。

H_0：模型的拟合效果好；H_1：模型的拟合效果不好；检验水准 α 一般取 0.10 或 0.20。

如果模型预测值与实际观测值相近，检验统计量偏小，对应 P 值较大。当 $P>\alpha$ 时，不拒绝 H_0，可认为模型拟合效果好。评价拟合优度常用方法有似然比检验、Hosmer-Lemeshow 检验（H-L 检验）、偏差检验（Deviance）和 Pearson χ^2 检验，分别计算统计量 $-2\ln(L)$、χ^2_{HL}、χ^2_D 和 χ^2_P。统计量值越小，对应的概率越大，说明模型拟合的越好。这里只介绍前两种方法。

1. 似然比检验 如同偏回归系数的似然比检验原理一样，对于某特定回归方程，其 $-2\ln(L)$ 愈小，该回归方程的拟合效果愈好。SPSS 软件对 Logistic 回归整体拟合优度检验时，以所得回归方程与仅含常数项的回归方程（参照）比较，判断拟合效果是否改善。如果要判断回归方程的拟合优度是否达到较好状态，常以所建立的回归方程为基础，再向方程中引入变量，如新的自变量、已知自变量的二次项或交互项，并用似然比检验判断拟合效果是否改善，如果没有进一步改善，则以此方程为最终结果。

2. Hosmer-Lemeshowz（H-L 检验）　该方法根据模型预测概率的大小将所观测的样本分为 10 等份，然后根据每一组应变量实际观测值 A 与回归方程预测值 χ^2 计算 Pearson χ^2 拟合统计量，$\chi^2 = \sum (A\text{-}T)^2 / T$，自由度为组数减 2（组数通常为 10 或略少些，应尽量保证每个组预测频数不小于 5，否则易犯 I 类错误）。当自变量增多且含有连续型变量时，用 H-L 检验的统计量服从 χ^2 分布。H-L 检验的原假设 χ^2 是预测值和观测值之间差异无统计学意义，因此，当 $P > \alpha$ 时，说明模型拟合效果较好。

（五）Logistic 回归模型的预测准确度

预测准确度（predicted percentage correct）可以间接判断模型的拟合程度。评价 Logistic 回归模型的预测准确度可采用广义决定系数（generalized coefficient of determination），包括 Cox-Snell R^2 系数和 Nagelkerke R^2 系数，广义决定系数越大，说明变异中被模型解释的比例越大，模型预测的准确度越高。也可以用秩次相关指数预测概率与观测值之间的关联性分析，包括 Somers'D、Goodman-Kruskal Gamma、Kendall's Tau-a 和 c 秩相关指标、预测准确率等，指标值高的模型有较高的预测能力。

（六）Logistic 回归的样本含量

Logistic 回归分析的最大似然估计法必须建立在大样本的基础上才能保障参数估计的稳定性，如果样本量较少，标准误较大，使最大似然估计法获得的参数估计不稳定，或者使可能有专业意义的变量变得无统计学意义。一般认为 Logistic 回归分析所需的样本量取决于进入模型的自变量个数、每个自变量所需的分层数、应变量水平数、显著性检验水平等条件。非条件 Logistic 回归分析要求样本含量较大。经验法认为样本量应为自变量个数的 15～20 倍，总例数应在 60 例以上；Logistic 回归分析还要求每一分类下必须有一定的观察例数，每个自变量至少包含 10 个阳性结果才能得到稳定结果。随着自变量个数的增加，自变量各个水平间交叉分类数成倍增加，要求样本量足够大，否则，不能保证参数估计的可靠性，或出现检验效能不足，OR 可信区间极宽等情况。原则上要保证每个分析变量在分层后，每层内的频数数量不少于 5 例为宜。条件 Logistic 回归分析所需样本含量一般少于非条件 Logistic 回归分析，但原则上不低于于 50 对。当某变量某一类例数特别少，如年龄别，<60 岁有 110 人，60 岁～有 130 人，70 岁～有 50 人，80 岁～有 3 人，可能会出现 OR 可信区间特别宽包括 1，而 $P \leqslant 0.05$，其解决的办法是合并例数少的类，将 70 岁～和 80 岁～合并为一类。

（七）共线性和交互作用问题

与多重线性回归一样，在拟合 Logistic 回归模型后，应进一步检查自变量间是否存在多重共线性问题，即自变量间是否存在高度相关问题。目前 22.0 以下版本的 SPSS 统计软件的 Logistic 回归过程尚没有提供多重共线性诊断选项，替代方法之一是运用相同的应变量与自变量，拟合多重线性回归模型进行相应的共线性诊断，如果确实出现了多重共线性，解决的方法同多重线性回归分析中的相关方法，包括删除不重要的自变量、增加样本含量、改变解释变量的形式（如对于横截面数据采用相对数变量，对于时间序列数据采用增量型变量）、逐步回归法、先做主成分回归去除多重共线性的影响之后再做 Logistic 回归等。

多因素 Logistic 回归模型对回归系数的解释都是指在其他所有自变量固定的情况下的优势比，当影响因素间存在交互作用时，Logistic 回归模型的回归系数的解释变得更为复杂，应特别小心。解释模型中的每个回归系数必须考虑的四个特征：统计学意义、影响方向、影响强度、关系形式（线性还是非线性）。

（八）异常值与强影响案例

异常值是指观测中相对于自变量值而言其应变量取值非常特殊的情况。在 Logistic 回归分析中，如果一个观测的实际结果属于一种类型而其预测事件却在另一类型上有很高的发生概率，便认为是异常值。而强影响案例是指一个对于回归估计有重大影响的观测。SPSS 软件提供残差指标、杠杆度（Leverage）（LEV _ 1）、Cook 距离（COO _ 1）、DFBET 一套指标（DFB0 _ 1、DFB1 _ 1……）等选择项，作为异常值和强影响案例的识别诊断。残差指标有非标准化残差（RES _ 1）、Logit 残差（LRE _ 1）、学生化残差（SRE _ 1）、标准化残差（ZRE _ 1）（又称 Pearson 残差）和 Deviance 残差（DEV _ 1），其中最常用的是标准化残差，其值一般不宜大于 1.96，最大不超过 2.58。SPSS 软件提供这些指标选项并在原始数据集中输出。

四、筛选自变量与建立优化回归模型

在流行病学调查时，影响因素 X_i 通常为多分类变量，常用 1，2，…，k 分别表示 k 个不同类别。进行 Logistic 回归分析前需将多分类变量转换成 $k-1$ 个指示变量或哑变量（design/dummy variable），这样只是变量都是一个二分类变量，每一个指示变量均有一个回归系数，其解释同前。

当影响因素 X_i 为等级变量时，如果每个等级的作用相同，可按计量资料处理，以最小或最大等级作参考组，并按照 0，1，2，…等级次序，此时 e^b 表示 X_i 增加一个等级时的优势比，$e^{k \cdot b}$ 表示 X_i 增加 k 个等级时的优势比；如果每个等级的作用不同，则可按多分类资料处理。

影响因素 X_i 为连续性计量资料时，e^b 表示 X_i 增加一个计量单位时的优势比，其实际意义不大。通常将计量资料按照分析目的和专业要求重新转变为等级有序资料，此时 OR 的实际意义较大。在计量变量（或分组后的变量）与 $LogitP$ 不呈线性关系的特殊情况下，例如，研究年龄与冠心病的关系，从理论上讲，年轻时年龄增加 10 岁，与年老时年龄增加 10 岁，患病风险变化不同，即 OR 的意义不等同。此时应将计量变量分组转变为无序分类变量，引入哑变量进行分析。

与多重线性回归一样，多重 Logistic 回归也可对自变量进行筛选，只保留对回归方程具有统计学意义的自变量。可采用向前选择法、向后剔除法、逐步回归法及全部进入回归法等进行自变量筛选。在多重 Logistic 回归中，筛选自变量仍以逐步回归法多见，不过，此时的检验方法不是方差分析，而是似然比检验、比分检验或 Wald 检验。

当采用统计学与专业知识结合的方法，筛选进入方程的自变量还不满意时，可以考虑对常用 Logistic 回归方程进行必要的修改，如方程中增加变量的二次项或相关自变量的交互项等，使拟合方程更加符合客观实际。

五、Logistic 回归的应用

Logistic 回归是一种概率型模型，已成为应变量为分类变量资料的最常用统计分析方法。

Logistic 回归模型的应用条件：①应变量各观测值 Y_i（$i=1, \cdots, n$）应相互独立，故不能用于研究传染性疾病。②各观察对象的观察时间长短应相同。③多个自变量的联合作用是相乘而不是相加。④自变量与 Logit（P）为线性关系。

Logistic 回归模型的应用：①流行病学危险因素分析的病例对照研究、队列研究和横截面研究、临床疗效研究、卫生服务研究等。②各种调整非处理因素影响的临床试验数据分析。③分析药物或毒物的剂量反应关系。④非条件 Logistic 回归还可用于对某种事件发生的概率进行预测和判别。通过建立 Logistic 回归模型，预测在不同的自变量情况下发生某病或某种情况的概率有多大。

第二节 二分类资料的 Logistic 回归

如果应变量 Y 是二分类变量，其取值只有两种：阳性（编码为 1）和阴性（编码为 0），这时要说明阳性发生的概率 P（$Y=1$）与自变量 X_i 间的关系，可进行应变量为二分类资料的 Logistic 回归。二分类 Logistic 回归的自变量可以是分类变量（包括二分类和多分类变量）和数值变量。二分类 Logistic 回归采用 SPSS 统计软件的 Binary Logistic 过程实现统计分析。Logistic 回归方程如下：

$$\text{Logit}（P）=\ln\left(\frac{p}{1-p}\right)=b_0+b_1X_1+b_2X_2 \tag{15-14}$$

Logistic 回归分析对自变量的类型没有特别要求：

（1）自变量为分类变量时，根据分类变量的类型可以进行如下处理：①二分类变量，常用 0，1 或 1，2 进行赋值表示。②无序多分类变量，需要使用哑变量表示。③有序多分类变量（等级资料），当 y 的改变在每个等级近似相等，可以将等级量化值直接进入分析；如果 y 在每个等级的变化不相等时，可按无序多分类变量的处理方式，进行哑变量转化。

（2）自变量为数值变量时，根据研究目的可以直接进入分析，也可以将其转化为分类变量，并分别进行赋值。

Logistic 回归分析后，与多重线性回归分析一样，可以根据标准偏回归系数判断因素的影响作用大小，还需根据模型拟合优度检验结果判断模型对数据拟合情况。

一、二分类自变量资料的二分类 Logistic 回归

两个自变量均为二分类资料的 Logistic 回归分析与一个自变量为二分类资料的 Logistic 回归分析在步骤方法上是相同的，只是增加了一个自变量，在建立 Logistic 回归方程时需要对两个自变量对应的参数进行估计，计算两个比数比。另外，两个自变量均有意义时，看哪个自变量影响作用更大些，同多重线性回归一样，也是比较标准偏回归系数绝对值的大小。

【例 15-1】某医师为探索成年男性吸烟、饮酒与冠心病关系的病例对照研究，分别调查成年男性 285 例冠心病新发病例和 715 例健康人对照，结果见表 15-1，试对资料进行 Logistic 回归分析。

表 15-1 吸烟、饮酒与冠心病的关系

序号（NO）	病例-对照（Y）	吸烟（X_1）	饮酒（X_2）	频数（f）
1	0	0	0	110
2	0	0	1	120
3	0	1	0	135
4	0	1	1	350
5	1	0	0	30
6	1	0	1	35
7	1	1	0	60
8	1	1	1	160

注：表中"0"表示对照、不吸烟、不饮酒；"1"表示病例、吸烟、饮酒。

应用 SPSS 软件默认的 Enter 法，即强迫法将所有的自变量同时进入模型，输出的主要结果见表 15-2、表 15-3、表 15-4。

表 15-2 模型系数总检验

		Chi-square	df	Sig.
	Step	8.928	2	0.012
Step 1	Block	8.928	2	0.012
	Model	8.928	2	0.012

模型系数总检验得到 $P \leqslant 0.05$，拒绝 H_0，接受 H_1（H_0，$\beta_1 = \beta_2 = \cdots \beta_k = 0$，$H_1：\beta_j \neq 0$（$j = 1, 2, \cdots, k$）），表明至少有一个自变量的作用有统计学意义。

表 15-3 模型综合分析

Step	-2 Log likelihood	Cox & Snell R Square	Nagelkerke R Square
1	1186.300[a]	0.009	0.013

a. Estimation terminated at iteration number 4 because parameter estimates changed by less than .001.

模型综合分析：给出 -2 倍的似然对数值为 1186.300，结合模型系数总检验结果，可认为模型成立；但该数值较大，结合两统计量值 0.009 和 0.013，综合认为模型拟合度不够理想。

表 15-4 进入方程中的自变量及其有关参数的估计与检验

选入变量	b	标准误 S_b	Wald χ^2	自由度 v	P	OR	OR 可信区间
吸烟	0.465	0.165	7.951	1	0.005	1.593	1.152, 2.201
饮酒	0.040	0.153	0.067	1	0.795	1.040	0.771, 1.404
常数项	-1.285	0.162	62.663	1	0.000	0.277	—

可见，吸烟的回归系数为 0.465，Wald χ^2 为 7.951，$P = 0.005$，有统计学意义。吸烟的 $OR = 1.593$，说明吸烟男性患冠心病是不吸烟男性的 1.593 倍；饮酒的回归系数为 0.040，Wald χ^2 为 0.067，$P = 0.795$，无统计学意义。其 Logistic 回归方程为：

$$\text{Logit}(P) = -1.285 + 0.465 \text{吸烟} + 0.040 \text{饮酒}$$

值得一提的是，本例采用强迫法将所有的自变量同时进入模型，得到的回归模型总体具有统计学意义，但饮酒的回归系数无统计学意义，所以该模型不是最佳模型，决定系数 R^2 提示本模型纳入的冠心病危险因素尚不够全面。此外，病例对照研究中，病例组与对照组的人数比例是人为规定的，不代表自然人群中真实的病人与正常人的构成分布，因此，根据病例对照研究资料建立的 Logistic 回归方程，常数项意义不大，主要针对结果中自变量的回归系数及其相应的 OR 值的意义作解释，不宜直接用于所研究事件发生概率的预测和判别。

二、非二分类自变量资料的二分类 Logistic 回归

如果自变量是多分类变量或数值变量时，应先对自变量进行变量赋值，然后再进行二分类 Logistic 回归分析。

【例 15-2】为更好地利用卫生资源，某市卫生行政部门采用多阶段分层整群随机抽样进行卫生服务利用的入户调查，调查了 1160 名成年居民（18 岁及以上）两周患病就诊情况，调查因素包括性别、年龄、文化程度、社会医疗保障、自感疾病严重程度、最近医疗点距离、年人均收入、城乡类型和是否就诊。变量赋值与数据资料见表 15-5、表 15-6。试分析影响该市成年居民两周患病就诊的因素是什么？

表 15-5　影响该市成年居民两周患病就诊的可能因素与赋值

序号	可能因素	变量名	赋值说明
1	性别	X_1	男＝1，女＝2
2	年龄	X_2	<40 岁＝1，40 岁～＝2，50 岁～＝3，60 岁～＝4
3	文化程度	X_3	小学及以下＝1，初中＝2，高中及中专＝3，大专＝4，大学及以上＝5
4	社会医疗保险	X_4	无＝0，有＝1
5	自感疾病严重程度	X_5	不严重＝1，一般＝2，严重＝3
6	最近医疗点距离（km）	X_6	<3＝0，≥3＝1
7	年人均收入（元）	X_7	<2000＝1，2000～＝2，4000～＝3，≥6000＝4
8	城乡类型	X_8	农村＝0，城市＝1
7	是否就诊	Y	否＝0，是＝1

表 15-6　影响该市成年居民两周患病就诊可能因素的部分原始资料

患者编号	性别	年龄	文化程度	社会医疗保险	自感疾病严重程度	最近医疗点距离	年人均收入	城乡类型	是否就诊
ID	X_1	X_2	X_3	X_4	X_5	X_6	X_7	X_8	Y
1	1	2	2	1	2	0	1	1	0
2	1	4	4	1	3	0	4	1	0
3	1	4	1	1	2	0	1	0	0
...	...	...	...	...	...	...	...	...	...
1158	2	4	2	1	2	0	3	1	0
1159	2	3	1	1	2	0	3	0	0
1160	1	1	1	1	2	0	3	0	1

应用 SPSS 软件默认的 Enter 法，输出的主要结果见表 15-7。

表 15-7　进入方程中的自变量及其参数的估计与检验

选入变量	b	标准误 S_b	Wald χ^2	自由度 ν	P	OR	95%C. I. for EXP（B） Lower	95%C. I. for EXP（B） Upper
X_1	0.030	0.135	0.051	1	0.821	1.031	0.792	1.343
X_2	−0.072	0.066	1.214	1	0.271	0.930	0.818	1.058
X_3	0.152	0.065	5.481	1	0.019	1.164	1.025	1.322
X_4	1.292	0.573	5.079	1	0.024	3.641	1.183	11.199
X_5	0.438	0.106	16.912	1	0.000	1.549	1.257	1.908
X_6	−0.872	0.472	3.418	1	0.064	0.418	0.166	1.054
X_7	−0.221	0.096	5.304	1	0.021	0.802	0.665	0.968
X_8	1.036	0.163	40.332	1	0.000	2.817	2.047	3.879
常数项	−2.710	0.737	13.507	1	0.000	0.067	—	—

表中第 2 列为偏回归系数，第 3 列为偏回归系数的标准误，第 4 列为 Wald χ^2 检验统计量值，第 6 列为 Wald χ^2 对应的概率 P 值。偏回归系数有统计学意义的自变量为 X_3、X_4、X_5、X_7、X_8，说明这些因素对建立 Logistic 回归模型有贡献，即文化程度越高、有社会医疗保险、自感疾病严重程度、年人均收入偏低以及城市的患者更容易到医院就诊，而性别、年龄和最近医疗点距离等因素对成年居民两周患病医院就诊影响不明显。

本例进行 Logistic 逐步回归分析。选用 Forward LR 逐步法，进入模型标准 $\alpha_{引入}=0.05$，剔除模型标准 $\alpha_{引入}=0.10$。SPSS 输出结果给出逐步回归分析的每一步内容，最后汇总给出引入或未引入回归模型的自变量检验结果。下面给出 SPSS 软件 Logistic 逐步回归汇总第 5 步（最后一步）被引入方程变量对应的参数估计、标准误、Wald χ^2 检验和 OR 值及其总体 OR 的 95%可信区间，见表 15-8。

表 15-8　Logistic 逐步回归汇总自变量及其参数的估计与检验

步骤与选入变量		b	标准误 S_b	Wald χ^2	自由度 ν	P	OR	95%C. I. for EXP（B） Lower	95%C. I. for EXP（B） Upper
第五步	X_3	0.162	0.063	6.703	1	0.010	1.176	1.040	1.329
	X_4	1.206	0.569	4.490	1	0.034	3.340	1.095	10.188
	X_5	0.432	0.106	16.573	1	0.000	1.541	1.251	1.897
	X_7	−0.202	0.095	4.562	1	0.033	0.817	0.679	0.983
	X_8	0.976	0.154	40.100	1	0.000	2.654	1.962	3.590
	常数项	−2.860	0.670	18.208	1	0.000	0.057	—	—

Logistic 逐步回归法方程为：

$$\text{Logit}(P) = -2.860 + 0.162X_3 + 1.206X_4 + 0.432X_5 - 0.202X_7 + 0.976X_8$$

结合 OR 值及其总体 95%可信区间可得出：文化程度高一个等级的两周患病居民到医院就诊的可能性是低一个等级的 1.176 倍；有社会医疗保险的两周患病居民到医院就诊的可能性是无社会医疗保险的 3.340 倍；自感疾病严重程度高一个等级的两周患病居民到医院就诊的可能性是低

一个等级的 1.541 倍；年人均收入 X_7 的回归系数为 -0.202，OR 值为 0.817，总体 OR 的 95％ 可信区间为（0.679，0.983），年人均收入偏低比较高者更容易到医院就诊；城市的患者到医院就诊的可能性是农村的 2.654 倍。

本例 Logistic 逐步回归法建立的模型总体成立，且引入自变量的回归系数有统计学意义，较强迫法将所有的自变量引入建立的模型要好些。Hosmer-Lemeshow 拟合检验，卡方值为 15.910，$P=0.044$，说明回归模型拟合效果尚可。但 Logistic 回归模型的预测准确度方面，只有常数项时，预测准确率为 67.2％，筛选变量引入后，预测准确率为 68.3％，只提高了 1.1％。Cox-Snell R^2 系数和 Nagelkerke R^2 系数分别为 0.080 和 0.112，按预测准确率达 80.0％及其以上为强，则该回归模型的预测能力还不够强。

第三节 多分类资料的 Logistic 回归

在医学科学研究中常常遇到应变量为多分类变量（polytomous variable），也常常把数值变量转化为用于说明医学复杂系统数量关系的多分类变量，以揭示数据隐藏的分布特征、关联关系、动态演变、复杂结构等信息。多分类变量包括有序多分类变量（ordinal categorical variable）和无序多分类变量（unordered categorical variable），对此进行 Logistic 回归称为多分类资料的 Logistic 回归（multinomial Logistic regression）。一般来讲，有序分类的 Logistic 回归可以采用比例优势模型（proportional odds model），又称累积比数 Logit 模型（cumulative odds logit models）或有序 Logit 模型（ordinal logit model）。无序分类的 Logistic 回归采用多项 Logit 模型（polynomial logit model）。这两种模型的分析目的是不同的。对于无序分类的 Logit 模型，其分析结果是以其中一类作为参照，其余各类均与参照类比较。例如疗效以"无效"作为参照类，则采用多项 Logit 模型的结果有两个：一是"有效"相对"无效"的结果；二是"显效"相对"无效"的结果。对于有序分类的 Logistic 回归，则会体现出"累积"（cumulative）的含义：一是"显效＋有效"相对"无效"的结果；二是"显效"相对"有效＋无效"的结果。它实际上体现了一种累积疗效，即疗效是否有效这样的含义。

在多分类 Logistic 回归分析中，自变量可以是分类变量或数值变量，但协变量必须是数值变量。

一、应变量为有序多分类资料的有序 Logit 模型

有序多分类资料（ordinal categorical variable）也称为等级资料（ranked data），如疗效评价分为显效、有效和无效；尿糖程度分为一、＋、＋＋、＋＋＋和＋＋＋＋等。这种资料的 Logistic 回归分析，需拟合有序应变量 Y 水平数 $k-1$ 个比例优势模型（proportional odds model）。

该模型实际上是将有序应变量 Y 的 k（1，2，…，j，…，k）个等级，人为地分成 $\{1, 2, …, j\}$ 和 $\{j+1, …, k\}$ 两类，在这两类基础上定义的 Logit P 表示属于前 j 个等级的累积概率与后 k 个等级的累积概率的比数之对数。故该模型称为累积比数模型。对于 k 类有序反应变量，可产生 $k-1$ 个累积 Logit 模型。每个累积 Logit 模型均可看作一个一般的二分类 Logit 模型，只不过是将 1 至 j 类合并为一类，而将 $j+1$ 至 k 类合并为另一类，实际上就是通过合并将原来的多个反应转变成为一般的二分类反应。

累积比数 Logit 模型可以表示为：

$$\ln\left(\frac{P\ (Y\leqslant j)}{1-P\ (Y\leqslant j)}\right)=b_{0j}+b_1X_1+b_2X_2+\cdots+b_mX_m \tag{15-15}$$

其中，$j=1$，2，$\cdots k$，b_{0j} 为第 j 个回归的常数项，b_1，b_2，$\cdots$，b_m，为自变量 X_1、X_2，$\cdots$，X_m 的回归系数，可采用最大似然法求解，最大似然估计可用 Fisher-Scoring 方法或 Newton-Raphson 方法借助统计分析软件得到。

由于有序 Logistic 回归假定自变量在 $k-1$ 个模型中对累计概率的优势比影响相同，所以 $k-1$ 个 Logit 模型中各自变量的回归系数相同，即自变量与应变量的关系相同，只是常数项改变，这意味着有 $k-1$ 条平行直线，因而有序多分类资料的 Logistic 回归模型要求进行数据的平行性检验。由于这种 Logit 模型的构建是基于累加的概率，所以又被称为累加 Logit 模型（cumulative logits model）。对此，采用 SPSS 软件的 Ordinal 过程实现统计分析。

当 Y 取值分别为第 1，2，$\cdots$，k 个类别时，其对应的发生概率分别为 P_1，P_2，$\cdots$，P_k，且有 $P_1+P_2+\cdots+P_k=1$，则其对应的 $k-1$ 个模型分别为：

$$\ln\left(\frac{P_1}{1-P_1}\right)=\ln\left(\frac{P_1}{P_2+P_3+\cdots+P_k}\right)=-b_{01}+b_1X_1+b_2X_2+\cdots+b_mX_m \tag{15-16}$$

$$\ln\left(\frac{P_1+P_2}{1-\ (P_1+P_2)}\right)=\ln\left(\frac{P_1+P_2}{P_1+P_2+\cdots+P_k}\right)-b_{02}+b_1X_1+b_2X_2+\cdots+b_mX_m \tag{15-17}$$

$$\ln\left(\frac{P_1+P_2+\cdots+P_{k-1}}{1-\ (P_1+P_2+\cdots+P_{k-1})}\right)=\ln\left(\frac{P_1+P_2+\cdots+P_{k-1}}{P_k}\right)-b_{0k-1}+b_1X_1+b_2X_2+\cdots+b_mX_m$$
$$\tag{15-18}$$

通过上式，可获得 Y 取值为 j 时的概率：

$$P_k=1-P_{k-1}=1-\frac{1}{1+\exp\ [-\ (b_{0k-1}+b_1X_1+b_2X_2+\cdots+b_mX_{mk})\ ]} \tag{15-19}$$

注意：这里模型的右边常数项之前为负号而不是正号，是表示应变量低级别和高级别相比的情况，和其他模型常数项含义正好相反，且必然有 $-b_{01}<-b_{02}<-b_{03}$。

【例 15-3】某临床试验欲研究性别、疾病类型和两种治疗方法对支气管炎临床疗效的影响，疗效分为显效、有效和无效 3 个有序等级，数据资料见表 15-9。试作应变量为有序多分类资料的 Logistic 回归。

表 15-9   性别、疾病类型和两种治疗方法对支气管炎疗效的影响研究

性别 (A)	疾病类型 (B)	治疗方法 (C)	疗效 (D)			合计
			显效 (D=2)	有效 (D=1)	无效 (D=0)	
女性 (A=0)	单纯性 (B=0)	试验组 (C=1)	7	19	4	30
		对照组 (C=0)	4	17	9	30
	喘息性 (B=1)	试验组 (C=1)	6	13	11	30
		对照组 (C=0)	4	16	10	30
男性 (A=1)	单纯性 (B=0)	试验组 (C=1)	12	11	2	25
		对照组 (C=0)	6	14	5	25
	喘息性 (B=1)	试验组 (C=1)	8	15	2	25
		对照组 (C=0)	6	15	4	25

采用 SPSS 的 Ordinal 过程，并利用 Test of parallel Lines 选项进行平行性检验。SPSS 软件输出：

（1）平行性检验结果，见表 15-10。$P=0.927$，说明各回归方程互相平行，即各回归方程自变量与应变量的关系相同。

表 15-10　平行性检验

Model	—2Log Likelihood	χ^2	自由度 v	P
Null Hypothesis	57.942	—	—	—
General	57.479	0.462	3	0.927

（2）自变量对应的参数估计、标准误、Wald χ^2 检验、自由度、P 值和总体偏回归系数的 95% 可信区间，见表 15-11。

表 15-11　自变量的参数估计与假设检验

选入变量	b	标准误 S_b	Wald χ^2	自由度 v	P	95%C. I. for EXP（B）Lower	Upper
常数项（$D=0$）	−0.858	0.265	10.442	1	0.001	−1.378	−0.337
常数项（$D=1$）	1.760	0.291	36.603	1	0.000	1.190	2.330
性别（$A=0$）	0.894	0.270	10.937	1	0.001	0.364	1.424
疾病类型（$B=0$）	−0.343	0.262	1.713	1	0.191	−0.857	0.171
治疗方法（$C=0$）	0.588	0.265	4.949	1	0.026	0.070	1.107

可见，疾病类型的偏回归系数 b 无统计学意义，尚不能认为单纯性支气管炎与喘息型支气管炎临床疗效不同；性别和治疗方法的偏回归系数 b 有统计学意义，可认为同样治疗方法，女性的临床疗效好于男性；同样性别时，试验组的临床疗效好于对照组。

SPSS 软件在 Ordinal 过程里没有设置逐步回归和比数比 OR 输出选项。根据上述分析，自制筛选变量，将疾病类型移出不参与回归分析，得显效 P_1、有效及其以上 P_2 两个 Logit 模型为：

$$\text{Logit}（P_1）=\ln\left(\frac{P_1}{1-P_1}\right)=-1.916+0.880\,性别+0.590\,治疗方法$$

$$\text{Logit}（P_2）=\ln\left(\frac{P_2}{1-P_1}\right)=0.685+0.880\,性别+0.590\,治疗方法$$

同样治疗方法，女性的临床疗效（从显效到无效排列，高一个级别与紧挨着的低一个级别相比）是男性的 2.41 倍（$e^{0.880}=2.41$）；同样性别，试验组的临床疗效是对照组的 1.80 倍（$e^{0.590}=1.80$）。

以上 2 个累积比数 Logit 模型可用于预测患者的疗效。例如有一个单纯型支气管炎女性患者接受新疗法治疗，则 $A=0$，$B=0$，$C=1$ 代入上述（1）和（2）模型得：$P_1=0.21$，$P_2=0.21+0.57=0.78$，说明该女性患者的显效概率为 21%，有效（实为有效及其以上）概率为 78%，预后效果较好。

二、应变量为无序多分类资料的广义 Logit 模型

应变量的水平数 $k\geqslant3$，且 k 个水平间不存在等级递增或递减关系的资料为无序多分类资料，对这种资料所进行的 Logistic 回归是通过拟合一种叫作广义 Logit 模型（generalized logits model）来实现的。若应变量有 k 个无序分类，则将其一个分类设为对照，其他分类与之比较，拟合 k 个广义 $Logit$ 模型。设有 m 个自变量，一个应变量 Y 且有 a、b、c 三个无序分类，以 a

为对照，可以得到如下两个 Logit 模型：

$$b \text{ 与 } a \text{ 比较：Logit } (P_{b/a}) = \ln \frac{P\ (Y=b \mid X)}{P\ (Y=c/X)} = b_{10}+b_{11}X_1+\cdots+b_{1m}X_m \tag{15-20}$$

$$c \text{ 与 } a \text{ 比较：Logit } (P_{c/a}) = \ln \frac{P\ (Y=c \mid X)}{P\ (Y=a/X)} = b_{20}+b_{21}X_1+\cdots+b_{2m}X_m \tag{15-21}$$

SPSS 软件通过 Multinomial Logistic 过程实现广义 Logit 模型拟合与分析。

【例 15-4】为了研究胃癌及癌前病变核仁组织变化情况，分析核仁组成区嗜银蛋白（AgNoR）颗粒数量（X_1）及大小（X_2）在胃炎、胃组织不典型增生和胃癌三种胃疾病（Y）中的变化规律以及临床的诊断意义，共检测 129 例患者，检测结果见表 15-12，试做 Logistic 回归分析。

表 15-12　核仁组成区嗜银蛋白颗粒数量及大小与三种胃疾病的关系

颗粒数量 (X₁)	颗粒大小 (X₂)	三种胃疾病 (Y)		
		胃炎 (Y=3)	不典型增生 (Y=2)	胃癌 (Y=1)
较少 ($X_1=1$)	小 ($X_2=1$)	9	0	0
	中 ($X_2=2$)	18	1	0
	大 ($X_2=3$)	15	8	0
中等 ($X_1=2$)	小 ($X_2=1$)	0	3	0
	中 ($X_2=2$)	2	15	2
	大 ($X_2=3$)	0	14	4
较多 ($X_1=3$)	小 ($X_2=1$)	0	1	0
	中 ($X_2=2$)	0	2	12
	大 ($X_2=3$)	0	0	23

本例进行应变量为无序多分类资料的 Logistic 回归分析，以胃炎（$Y=3$）为对照，可拟合以下两个广义 Logit 模型：

$$\text{Logit} p_1 = \ln\ [p\ (Y=1 \mid X)\ /p\ (Y=3 \mid X)\ ] = b_{10}+b_{11}X_1+b_{12}X_2$$
$$\text{Logit} p_2 = \ln\ [p\ (Y=2 \mid X)\ /p\ (Y=3 \mid X)\ ] = b_{20}+b_{21}X_1+b_{22}X_2$$

SPSS 软件输出自变量对应的参数估计、标准误、Wald χ^2 检验、自由度和 OR 值及其总体 OR 的 95% 可信区间见表 15-13。

表 15-13　自变量的参数的估计与假设检验

选入变量	b	S_b	Wald χ^2	v	P	OR	总体 OR 的 95% 可信区间
1 常数项	−27.563	4.84	32.425	1	0		
X_1	10.012	1.49	45.146	1	0	22285.049	1201.420, 413363.510
X_2	3.714	1.074	11.961	1	0.001	41.014	4.999, 336.513
2 常数项	−11.357	2.873	15.628	1	0		
X_1	5.291	1.117	22.415	1	0	198.443	22.206, 1773.399
X_2	1.776	0.703	6.39	1	0.011	5.907	1.490, 23.412

可见，所有参数检验均有统计学意义。由此，可得到 $Y=1$ 与 $Y=3$ 比较和 $Y=2$ 与 $Y=3$ 比较的两个 Logit 模型：

(1) $\text{Logit} p_1 = \ln\ [p\ (Y=1 \mid X)\ /p\ (Y=3 \mid X)] = -27.563+10.012X_1+3.714X_2$

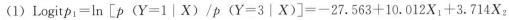
(2) $\text{Logit} p_2 = \ln\ [p\ (Y=2 \mid X)\ /p\ (Y=3 \mid X)] = -11.357+5.291X_1+1.776X_2$

上式（1）中 X_1 和 X_2 的回归系数均为正值，说明核仁组成区嗜银蛋白（AgNoR）颗粒数量越多颗粒越大，胃癌与胃炎相比，胃癌发生的概率较大；上式（2）中 X_1 和 X_2 的回归系数也都为正值，说明核仁组成区嗜银蛋白（AgNoR）颗粒数量越多颗粒越大，胃组织不典型增生与胃炎相比，胃组织不典型增生发生的概率较大。

本例自变量 X_1 和 X_2 为升序的等级变量，它们各自对应的比数比均为各自后一个高等级较前一个低等级而言的。

第四节　条件 Logistic 回归

在流行病学的病例对照研究中，有时由于存在一种或多种混杂因素的影响而影响到结果的准确性，可以通过匹配设计，将比较的组间混杂因素进行匹配，如常见的匹配因素年龄和性别，以保证匹配的混杂因素在比较的组间具有可比性，从而控制混杂偏倚。在分析时，可以将每个匹配因素视为一层。

一、条件 Logistic 回归的原理

条件 Logistic 回归（conditional logistic regression）又称匹配 Logistic 回归（fit logistic regression）适用于配对或配比调查资料。若匹配组中包含一个病例与一个对照，称为 1:1 匹配或配对；若匹配组中包含一个病例与 m 个对照，则称 1:m 匹配；若匹配组中病例数与对照数的比例是不固定的，则称为 n:m 匹配，n:m 匹配设计增加了收集资料的灵活性。最常用的是每组中有一个病例和若干个对照，即 1:m 配对研究（一般 $m \leqslant 4$）。由于匹配时，效应发生的概率 P（Y＝病例｜匹配中 1 人得病）是"病例和对照两者之一得病的条件下，病例得病的条件概率"，故称之为条件 Logistic 回归。

设以 1:m 匹配的病例对照为例建立条件 Logistic 回归模型。有 n 个匹配组，每一组中有 1 个病例和 m 个对照，用 X_{itj} 表示第 i 组第 t 个观察对象的第 t 个研究因素的观察值。假定每个协变量（自变量或研究因素）自身在不同匹配组中对应变量的作用相同。对 n 个匹配组的资料，按独立事件概率乘法原理可得模型的条件似然函数为：

$$L = \prod_{i=1}^{n} \frac{1}{1 + \sum_{t=1}^{m} \exp\left[\sum_{j=1}^{k} \beta_j (X_{itj} - X_{i0j})\right]} \tag{15-22}$$

其中 t＝1, 2, …, m 表示对照，t＝0 表示病例，j＝1, 2, …, k 表示协变量个数，各协变量的值为病例组和对照组相应的研究变量的差值。

条件 Logistic 回归似然函数无常数项 β_0，其回归模型结果不能用作预测，只能作因素分析。因此，进行具体资料的条件 Logistic 回归分析时，一般不需写出回归模型。条件 Logistic 回归模型中参数的估计方法也是采用极大似然估计法，模型及参数的假设检验、OR 及其可信区间的计算均与非条件 Logistic 回归相同。

二、条件 Logistic 回归的应用

SPSS 软件由 Analyze →Survival →Cox Regression（Cox 回归）过程实现条件 Logistic 回归分析。1:1 匹配的条件 Logistic 回归分析还可以由 Analyze→Regression →Multinomial Logistic（多项 Logistic）过程实现。

【例 15-5】为探索导致孕妇生产巨大儿的危险因素，某医院采用 1：2 的病例对照研究，以当年该医院生产巨大儿的母亲作为病例，按年龄配比（编号 bh），选择与病例年龄完全一致的非病例对象为对照（组别 zb：病列组 zb=1，对照组 zb=0）。调查三个因素：孕妇是否有妊娠糖尿病（无 $X_1=0$，有 $X_1=1$）、孕次（1 次 $X_2=1$，$\geqslant 2$ 次 $X_2=2$）、孕周（X_3），资料如表 15-14 所示。试用条件 Logistic 回归对此资料进行分析。

表 15-14　孕妇生产巨大儿的危险因素 1：2 病例对照资料

病例组						对照组 1						对照组 2					
bh	zb	X_1	X_2	X_3	time	bh	zb	X_1	X_2	X_3	time	bh	zb	X_1	X_2	X_3	time
21	1	0	2	39	0	21	0	0	1	38	1	21	0	0	1	38	1
22	1	1	2	40	0	22	0	0	1	38	1	22	0	1	2	39	1
23	1	1	2	40	0	23	0	0	1	38	1	23	0	1	1	38	1
24	1	1	1	40	0	24	0	0	1	38	1	24	0	0	2	39	1
25	1	0	1	40	0	25	0	1	2	38	1	25	0	1	2	39	1
26	1	1	2	39	0	26	0	0	1	38	1	26	0	1	2	39	1
27	1	1	1	40	0	27	0	0	1	40	1	27	0	0	1	40	1
28	1	1	1	40	0	28	0	1	1	38	1	28	0	0	2	39	1
29	1	1	1	40	0	29	0	1	2	39	1	29	0	0	2	40	1
30	1	1	2	40	0	30	0	0	1	38	1	30	0	1	2	40	1
31	1	1	1	40	0	31	0	0	2	38	1	31	0	0	2	39	1
32	1	0	2	40	0	32	0	0	1	39	1	32	0	0	1	40	1
33	1	1	1	39	0	33	0	0	1	40	1	33	0	0	2	40	1
34	1	0	2	40	0	34	0	0	1	39	1	34	0	1	1	39	1
35	1	0	2	39	0	35	0	0	2	40	1	35	0	0	2	40	1
36	1	1	1	38	0	36	0	0	1	39	1	36	0	1	2	40	1
37	1	1	1	39	0	37	0	0	1	38	1	37	0	0	1	38	1
38	1	1	2	38	0	38	0	0	2	38	1	38	0	0	2	40	1
39	1	1	1	40	0	39	0	0	1	38	1	39	0	0	1	38	1
40	1	1	1	40	0	40	0	1	2	39	1	40	0	0	2	40	1

采用强迫进入法 SPSS 软件的输出结果：自变量对应的参数估计、标准误、Wald χ^2 检验、自由度和 OR 值及其总体 OR 的 95% 可信区间见表 15-15。

表 15-15　自变量的参数估计与假设检验

选入变量	b	S_b	Wald χ^2	v	P	OR	总体 OR 的 95% 可信区间	
							Lower	Upper
X_1	1.959	0.850	5.309	1	0.021	7.093	1.340	37.548
X_2	−0.033	0.658	0.003	1	0.960	0.967	0.266	3.514
X_3	0.915	0.453	4.078	1	0.043	2.498	1.027	6.073

　　由表可见：孕妇有无妊娠糖尿病、孕周与孕妇生产巨大儿有关，孕次多少与孕妇生产巨大儿无关。

　　采用 SPSS 软件逐步回归进入法的输出结果：自变量对应的参数估计、标准误、Wald χ^2 检验、自由度和 OR 值及其总体 OR 的 95% 可信区间见表 15-16，孕周相同时妊娠糖尿病的 $OR=$ 7.062 倍，妊娠糖尿病情况相同时孕周多 1 周的 $OR=2.487$ 倍，表明妊娠糖尿病和孕周是孕妇生产巨大儿的危险因素。

表 15-16　Logistic 逐步回归汇总自变量及其参数的估计与检验

步骤与选入变量		b	标准误 S_b	Wald χ^2	自由度 v	P	OR	95%C. I. for EXP（B）	
								Lower	Upper
第二步	X_1	1.955	0.845	5.349	1	0.021	7.062	1.348	37.010
	X_3	0.911	0.445	4.187	1	0.041	2.487	1.039	5.952

　　若将此资料孕周视为分类变量，以 38 周为基准，形成孕周 39 周与 38 周比较的哑变量 X_3（1）和孕周 40 周与 38 周比较的哑变量 X_3（2），采用强迫进入法 SPSS 软件的输出结果：哑变量 X_3（1）与 X_3（2）对应的 P 值分别为 0.341 和 0.055，还不能认为孕周与孕妇生产巨大儿有关。这是样本含量小造成的假阴性。由此提示，作 Logistic 回归分析，样本含量要足够大，最好达到指标（包括数值原变量与分类变量的哑变量）数量的 20 倍。

　　将例 15-5 资料中的病例与对照 1 形成 1:1 配比，进行 1:1 条件 Logistic 回归分析，采用强迫进入法 SPSS 软件的输出结果：自变量对应的参数估计、标准误、Wald χ^2 检验、自由度和 OR 值及其总体 OR 的 95% 可信区间见表 15-17，孕周和孕次与孕妇生产巨大无关，只有妊娠糖尿病是孕妇生产巨大儿的危险因素。同 1:2 配比，1:1 配比不足，由此说明病例较少时适当增加配比的重要性。

表 15-17　自变量的参数估计与假设检验

选入变量	b	S_b	Wald χ^2	v	P	OR	总体 OR 的 95% 可信区间	
							Lower	Upper
X_1	1.956	0.852	5.271	1	0.022	7.068	1.331	37.522
X_2	−0.045	0.684	0.004	1	0.948	0.956	0.25	3.656
X_3			4.077	2	0.13			
X_3（1）	0.973	1.021	0.908	1	0.341	2.645	0.358	19.556
X_3（2）	1.851	0.965	3.681	1	0.055	6.367	0.961	42.195

思考题

1. 简述 Logistic 回归与多重线性回归的区别。

2. 简述 Logistic 回归的主要用途。

3. 非条件 Logistic 回归和条件 Logistic 回归有何区别？

第十六章

综合评价

扫一扫，查阅本
章数字资源，含
PPT、音视频、
图片等

【学习目的】

通过本章的学习，要求掌握综合评价的基本概念和一般步骤、评价指标的确定和权重估计。熟悉两种
常用的综合评价方法（层次分析法、TOPSIS法）。

【学习要点】

综合评价的基本概念和一般步骤；指标筛选的条件、权重估计方法。

第一节　概　　述

评价是人们采用一定的标准对客观现象的价值或优劣进行评判的一种认知过程，统计评价则
强调对总体及其组成部分的数量方面进行的判断，并赋予这种判断结果一定的意义。单一因素评
价只需按照该因素的一定准则即可对被评价对象进行等级确定，但是现实环境中被评价对象往往
受多种因素的影响，单一因素评价方法难以满足需要，这时候需要多因素多指标的综合评价。

一、基本概念

综合评价，通常就是指多指标综合评价技术，它是利用一定的统计指标体系，采用特定的评
价模型和方法，对被评价对象多个方面的数量特征进行高度的抽象和综合，转化为综合评价值，
进而确定现象的优劣、类型或对现象进行排序的一种统计方法。所以综合评价方法就是综合考察
多个有关因素，依据多个有关指标进行总评价的方法。

综合评价涉及被评价对象、评价指标（体系）、权重系数、综合评价模型、评价者等五大要
素。综合评价不等同于多个指标的简单相加，而是评价者依据一定的评价目的，收集大量的数据
资料，建立评价指标体系，确定指标权重系数，然后将各评价指标的信息集中，依据其内在联系
进行适当加工提炼，并结合工作实践，用数理统计方法或生物统计方法等制定出恰当的综合评价
模型，最终对被评价对象的优劣等级进行较为客观的判断，从而为医疗卫生决策提供依据。

根据评价目的，综合评价分为对多个研究对象分类、比较排序和对某一对象整体评价；根据
指标定量化程度可分为定量评价、定性评价；根据评价领域可分为临床评价、卫生评价、管理评
价等；根据评价的时间可分为预评价、中期评价、期末评价。

综合评价有许多不同的方法，如综合指数法、TOPSIS法、层次分析法、RSR法、模糊综合
评价法、灰色系统法、神经网络法等，这些方法各具特色，各有利弊。

二、基本步骤

进行多因素综合评价，实质上就是一个科学研究和决策的过程，原则上应该包括设计、收集资料、整理资料、分析资料等阶段，一般包括以下几个步骤：

1. 明确评价的目的和对象　不同的研究目的，不同的评价对象其选择的方法和指标应该是不同的。

2. 根据目的建立评价指标体系　这是综合评价中最基本、最重要的内容，是综合评价的基础和依据，目前较多采用目标分解的方法构建不同层次的评价指标。包括：选择评价指标、确定指标的评价等级和界限标准、预处理评级指标等。

3. 选择评价方法及其模型　根据评价目的、资料的数据特征，结合评价方法的特点选择恰当的评价方法，根据已掌握的历史资料建立评价模型；包括指标权重构造、标准值和评价规则的确定等，这是综合评价研究中最复杂、内容最为丰富的部分。

4. 对预处理的数据实施评价　综合评价过程不是逐个指标顺次完成的，而是通过一些特殊方法将多个指标的评价同时完成的；在综合评价过程中，一般要根据指标的重要性进行加权处理；评价结果不再是具有具体含义的统计指标，而是以指数或分值表示参评单位"综合状况"的排序。指标值综合方法常用的有乘法综合法、线性加权综合法。

5. 完善综合评价模型　在实践中，对综合评价模型进行考评，不断地补充、修正、完善，使之具有一定的科学性、实用性、先进性，然后推广应用。

例如，对医院的医疗质量进行综合评价：首先，根据评价医院医疗质量的目的，由相关专家根据医疗质量管理的理论知识和实践经验，选择适宜的一级指标，采用目标分解的方法逐级分解，获得多级指标的评价指标体系。然后，确定指标的等级、界限、权重，并对指标进行方向一致性、无量纲处理等。最后，对采集到的评价资料进行预处理后，利用评价指标体系进行综合评价、等级排序。

三、评价指标的选择

（一）指标选择的方法

指标选择是综合评价的基础。常用的筛选评价指标方法有系统分析法和文献分析优选法。系统分析法是凭借经验从整体出发，对与评价结果有关的指标按系统（或属性、类别）划分，在对各系统的指标进行分析的基础上，通过专家评分，确定主次，再从各系统内筛选主要的指标作为评价指标。当缺乏有关历史资料或者难以数量化时，此法可较简便地确定评价指标集。文献资料分析优选法，即全面查阅有关文献资料，分析各指标的优缺点并加以取舍。

此外，为了保证筛选指标的客观性，可采用以下方法辅助进行指标初筛。

1. 逐个指标假设检验　依据历史或文献资料，按照可能的结果将评价对象分组，逐个指标进行假设检验，挑选有统计学意义的指标作为评价指标。

2. 回归分析方法　依据历史或文献资料，将所有可能的指标作为自变量，可能的评价结果作为反应变量进行多重线性回归分析，根据标准化偏回归系数的绝对值进行指标排序；或对偏回归系数逐个进行假设检验，选取在某一检验水准上对评价结果有统计学意义的指标作为评价指标。也可以用逐步回归的方法，在最终的回归方程中，只包含了对反应变量有统计学意义的指标。

3. 聚类分析方法　用指标聚类的方法，从每一类指标中寻找最有代表性的作为评价指标，从而减少指标的数量。

4. 专家咨询法（德尔菲法）　这是一种向专家发函、征求意见的调研方法。在指标体系较为复杂时，通常采用此法。能较快地征集专家的意见，形成较高质量的评价指标体系，还可以同时进行权重的确定。

其他常用的数学工具筛选方法还有最小均方差法、极小极大离差法、相关系数法等。

指标体系的确定具有很大的主观性，虽然指标体系的确定有经验确定和数学方法两种，但是多数研究中均采用经验确定法。确立指标体系的数学方法可以降低选取指标体系的主观随意性，但由于所采用的样本集合不同，也不能保证指标体系的唯一性。在实际工作中，我们往往综合使用多种方法进行指标筛选，在获得较为满意的专业解释的基础上，优先考虑那些被多种方法同时选入的指标。

（二）指标筛选的标准

一般说来，指标的筛选要遵循以下原则：重要性和实用性、有效性、特异性、敏感性、代表性、可靠性、可获得性、导向性等。指标宜少不宜多，宜简不宜繁。综合性指标要优先选择，可减少指标数量，简化指标体系，应优先选择。

1. 重要性和实用性　要求所选指标是较为公认的重要而实用的指标，能反映某一方面的情况。

2. 有效性　指标能确切的反映评价目标的内容和实现的程度。

3. 特异性　指标能从一定角度有针对性地反映某个方面的信息，而不能被其他指标所代替。

4. 敏感性　指标灵敏，区分度好，能反映事物的变化水平。

5. 代表性　要求指标信息量大，能综合反映事物信息，能在一定程度反映其他指标（如落选指标）的信息。

6. 可靠性　要求指标能真实可靠地反映实际情况。

7. 可获得性　指标容易获得，并尽可能地利用常规登记报告资料。

8. 导向性　指标能起到导向作用，能根据评价结果指导工作的方向，能起到追查原因和溯源的作用。

还要注意指标的层次性，区分好包含关系、上下层级关系，这样有利于确定每层重点，并有效地进行关键指标分析评价，以及评价的具体操作。实际的评价活动中，应该使定量指标与定性指标相结合，这样可以利用两者的优势，弥补双方的不足，以保证评价的全面性、客观性。

（三）指标权重的确定

在综合评价时，由于事物本身发展的不平衡性，有些指标在综合水平形成中的作用大些，有些则较小，因此需要加权处理。权重确定方法的选择可以根据研究主体的特点进行，并遵循以下原则：系统优化原则、遵循客观实际原则、民主与集中相结合原则等。当指标是分层级时，尚需计算组合权重系数。

确定指标权重的方法有很多，总体来说可以分为主观与客观两类。主观赋权评估法采取定性的方法，由专家根据经验进行主观判断而得到权数，然后再对指标进行综合评估，如层次分析法、专家调查法（Delphi 法）、环比评分法、最小平方法、移动平均法、指数平滑法、三点法等，其中层次分析法（AHP 法）是实际应用中使用得最多的方法，它将复杂问题层次化，将定性问题定量化。客观赋权方法主要有最大熵技术法、变异系数法、双极值距离法、简单相关系数法、复相关系数法。其中最大熵权技术法用得较多，这种赋权法所使用的数据是决策矩阵，所确定的属性权重反映了属性值的离散程度。

1. 专家评分法 通过专家个人判断或者专家会议的形式。由专家给各评价指标的相对重要程度打分，通常用百分制或十分制，有时候也可以采用等差或等比评分法。然后计算每一评价指标的平均分，如果不考虑专家的权威程度，则应计算每一指标的加权平均分数，作为各指标的权重。实际上，大多数情况下由于专家的擅长领域有差别，还需要根据擅长系数和专家意见一致性系数来估计专家评分的合理性。

（1）专家擅长系数 理论上是指某一专家对擅长领域中所提问题做出正确应答的概率。计算方式为：

$$q = 1 - 2p \tag{16-1}$$

其中，q 为擅长系数，p 为错答率，通常 q 不应小于 0.80。实践中常由专家自我评价。

（2）专家意见一致性系数 设参与评价的专家数为 m，待评价指标数为 n，则反映全部专家对 n 个指标权重评估的一致程度的指标称为一致性系数，以 w 表示。一致性系数在 $0\sim1$ 之间，越接近 1，专家对全部指标评分的协调程度越好。

计算步骤：

1）先按专家对 n 个指标的评分编秩 R_{ij}（第 j 个专家对第 i 个指标的评分秩），遇到相同评分取平均秩，再按指标计算第 i 个指标的秩和 T_i，最后再计算各指标的平均秩和 $\overline{T}$。

$$T_i = \sum R_{ij}, \quad \overline{T} = \sum_{i=1}^{n} T_i / n \tag{16-2}$$

2）计算一致性系数：

$$w = \sum d_i^2 / (\sum d_i^2)_{\max} \tag{16-3}$$

式中 $\sum d_i^2 = \sum (T_i - \overline{T})^2$，$(\sum d_i^2)_{\max} = m^2(n^3 - n)/12$。

当有相同秩时，要对 w 校正：

$$w_c = 12 \sum d_i^2 / \left[m^2(n^3 - n) - m \sum (t_k^3 - t_k) \right] \tag{16-4}$$

式中，t_k 为第 k 个相同秩的个数。

2. 客观方法 一些统计分析方法可以得到评价指标权重的客观信息。如多元回归和逐步回归分析结果方程中的标准化偏回归系数、贡献率等，计数资料判别分析中的指数，计量资料判别分析中各因子贡献率，主成分分析中因子载荷和贡献率等，都可以为确定评价指标权重提供信息。还可以根据专业知识自行设计计算权重的公式，Saaty 权重法层次分析中用到的权重计算方法参见本章第二节。

四、指标值的处理

（一）指标值的无量纲化

为消除指标之间不同计量单位对指标数值的影响，需要把不同量纲的指标值转化为可以直接相加的无量纲数值。常用的方法有标准差法、极值差法、功效系数法等。

设有 n 个被评价对象 $A_i (1 \leqslant i \leqslant n)$，$p$ 个评价指标 $f_j (1 \leqslant j \leqslant p)$，$X_{ij} (1 \leqslant i \leqslant n, 1 \leqslant j \leqslant p)$ 表示第 i 个被评价对象的第 j 个评价指标的实际值，经无量纲化处理后的指标值 X_{ij}'。

1. 标准差法　按照式 $X'_{ij}=(X_{ij}-\overline{X}_j)/S_j$ 变换，式中 $\overline{X}_j$、S_j 分别为各指标值的均数和标准差。

2. 极值差法　按照式 $X'_{ij}=(X_{ij}-m_j)/(M_j-m_j)$ 变换，式中 M_j 为第 j 个指标的最大值，m_j 为第 j 个指标的最小值。

3. 功效系数法　首先对每个指标确定阈值，即确定满意值（上限值）和允许值（下限值），常使用被评价对象中的最优值和最劣值。然后按照公式 $X'_{ij}=c+d(X_{ij}-m_j)/(M_j-m_j)$ 变换，式中 M_j、m_j 分别为第 j 个指标的最优值（最大值）、最劣值（最小值），c、d 为常数，一般取 0.6 和 0.4，主要取决于使用者的设计，也可以是 0.7 和 0.3、0.8 和 0.2 等，但 $c+d=1$。

（二）指标值的同向一致化

指标值的同向一致化是为了使指标的变化指向相同的方向。一般情况下，经过指标一致化处理，使指标变为高优指标。

定性指标一般通过专家评价的方式获得评分值，分值越高越好。或者构造模糊隶属函数进行定性指标的量化，但要使得到的模糊隶属函数数值越大越好。

定量指标分为判断型指标和数值型指标。判断型指标只能通过分析指标合格与否做出基本判断，指标值为合格或不合格，合格为满分，不合格为最低分。数值型指标分为：

1. 极大型指标　即期望取值越大越好，也称高优指标。

2. 极小型指标　即期望取值越小越好，也称低优指标。一般逆指标转换即可变为正向指标，如倒数法等。

3. 中间型指标　即期望取值为适当中间值最好，也称适度指标。可按照下式变换：

$$X'=\begin{cases}2(X-m)/(M-m), & m\leqslant X\leqslant(M+m)/2 \\ 2(M-X)/(M-m), & (M+m)/2\leqslant X\leqslant m\end{cases} \qquad (16\text{-}5)$$

其中，M、m 为可能取值的最大值、最小值。

4. 区间型指标　即期望取值落在某个确定的区间最好。可按照下式变换：

$$X'=\begin{cases}1-(a-X)/c, & X<a \\ 1, & a\leqslant X\leqslant b \\ 1-(X-b)/c, & X>b\end{cases} \qquad (16\text{-}6)$$

其中，$[a,b]$ 为最佳区间，$c=\max\{a-m,M-b\}$，M、m 为可能取值的最大值、最小值。

第二节　层次分析法

人们在实践中常常会遇到各种各样的决策问题，如旅游地的选取问题，旅游者初次筛选几处旅游地，但每个旅游地的景色、费用、居住条件、饮食条件、交通等各不相同，根据个人的条件和爱好等如何确定旅游地？类似的问题很多，其特点是这类问题所往往涉及经济、社会、人文等方面的因素。在作比较、判别、评价、决策时，这些因素的重要性、影响力或者优先程度往往难以量化，人的主观选择会起着相当重要的作用，这就给用一般的数学方法解决问题带来本质上的困难。层次分析法（Analytic Hierarchy Process，AHP）提供了对这类较为复杂、较为模糊的问题作出决策的简易方法，它特别适用于那些难于完全定量分析的问题。

一、基本概念

层次分析法是美国匹兹堡大学教授 A. L. Saaty 于 20 世纪 70 年代提出的一种系统分析方法。它综合定性与定量分析，模拟人的决策思维过程，来对多因素复杂系统，特别是难以定量描述的社会系统进行分析。目前，AHP 是分析多目标、多准则的复杂公共管理问题的有力工具。它具有思路清晰、方法简便、适用面广、系统性强等特点，便于普及推广，可成为人们工作和生活中思考问题、解决问题的一种方法。它最适宜于解决那些难以完全用定量方法进行分析的公共决策问题。

AHP 将人们的思维过程和主观判断数学化，不仅简化了系统分析与计算工作，而且有助于决策者保持其思维过程和决策原则的一致性，对于那些难以全部量化处理的复杂的问题，能得到比较满意的决策结果。因此，它在政策分析、产业结构研究、科技成果评价、发展战略规划、人才考核评价以及发展目标分析等许多方面得到广泛的应用。

二、基本原理

应用 AHP 解决问题的思路是，首先，把要解决的问题分层次系列化，将问题分解为不同的组成因素，按照因素之间的相互影响和隶属关系将其分层聚类组合，形成一个递阶的、有序的层次结构模型。然后，对模型中每一层次因素的相对重要性，依据人们对客观现实的判断给予定量表示，再利用数学方法确定每一层次全部因素相对重要性次序的权值。最后，通过综合计算各层因素相对重要性的权值，得到最低层（方案层）相当于最高层（总目标）的相对重要性次序的组合权值，以此作为评价和选择方案的依据。

为了说明 AHP 的基本原理，首先分析下面这个简单的事实。

假定我们已知 n 个笔记本的重量分别为 w_1，w_2，$\cdots$，w_n 且总和为 1，即 $\sum\limits_{i=1}^{n} w_i = 1$。把重量两两比较（相除），很容易得到表示 n 个笔记本相对重量关系的比较矩阵（以后称之为判断矩阵）：

$$\begin{pmatrix} \dfrac{W_1}{W_1} & \dfrac{W_1}{W_2} & \cdots & \dfrac{W_1}{W_n} \\[2ex] \dfrac{W_2}{W_1} & \dfrac{W_2}{W_2} & \cdots & \dfrac{W_2}{W_n} \\[2ex] \vdots & \vdots & \vdots & \vdots \\[2ex] \dfrac{W_n}{W_1} & \dfrac{W_n}{W_2} & \cdots & \dfrac{W_n}{W_n} \end{pmatrix} = (a_{ij})_{n \times n} \tag{16-7}$$

显然 $a_{ii} = 1$，$a_{ij} = \dfrac{1}{a_{ji}}$，$a_{ij} = \dfrac{a_{jk}}{a_{jk}}$，$i$，$j$，$k = 1$，$2$，$\cdots$，$n$

对于矩阵 $(a_{ij})_{n \times n}$，如果满足关系 $a_{ij} = \dfrac{a_{jk}}{a_{jk}}$（$i$，$j$，$k = 1$，$2$，$\cdots$，$n$），则称矩阵具有完全一致性。可以证明具有完全一致性的矩阵 $A = (a_{ij})_{n \times n}$ 有以下性质：

1. A 的转置亦是一致阵。

2. 矩阵 A 的最大特征根 $\lambda_{\max} = n$，其余特征根均为零。

3. 设 $u = (u_1，u_2，\cdots，u_n)^T$ 是 A 对应 $\lambda_{\max}$ 的特征向量，则 $a_{ij} = \dfrac{u_i}{u_j}$，$i$，$j = 1$，$2$，$\cdots$，$n$。

若记

$$A = \begin{pmatrix} \dfrac{W_1}{W_1} & \dfrac{W_1}{W_2} & \cdots & \dfrac{W_1}{W_n} \\ \dfrac{W_2}{W_1} & \dfrac{W_2}{W_2} & \cdots & \dfrac{W_2}{W_n} \\ \vdots & \vdots & \vdots & \vdots \\ \dfrac{W_n}{W_1} & \dfrac{W_n}{W_2} & \cdots & \dfrac{W_n}{W_n} \end{pmatrix}, \quad W = \begin{pmatrix} W_1 \\ W_2 \\ \vdots \\ W_n \end{pmatrix},$$

则矩阵 A 是完全一致的矩阵，且有

$$AW = \begin{pmatrix} \dfrac{W_1}{W_1} & \dfrac{W_1}{W_2} & \cdots & \dfrac{W_1}{W_n} \\ \dfrac{W_2}{W_1} & \dfrac{W_2}{W_2} & \cdots & \dfrac{W_2}{W_n} \\ \vdots & \vdots & \vdots & \vdots \\ \dfrac{W_n}{W_1} & \dfrac{W_n}{W_2} & \cdots & \dfrac{W_n}{W_n} \end{pmatrix} \begin{pmatrix} W_1 \\ W_2 \\ \vdots \\ W_n \end{pmatrix} = \begin{pmatrix} nW_1 \\ nW_2 \\ \vdots \\ nW_n \end{pmatrix} = nW \tag{16-8}$$

即 n 是 n 个笔记本相对重量关系的判断矩阵 A 的一个特征根，每个笔记本的重量对应于矩阵 A 特征根为 n 的特征向量 W 的各个分量。

很自然，我们会提出一个相反的问题，如果事先不知道每个笔记本的重量，也没有衡器去称量，我们如果能设法得到判断矩阵 A（比较每两个笔记本的重量是容易的），能否导出每个笔记本的重量呢？显然是可以的，在判断矩阵具有完全一致的条件下，我们可以通过解特征值问题：

$$AW = \lambda_{max} W \tag{16-9}$$

求出正规化特征向量（即假设体重总重量为1），从而得到 n 个笔记本的相对重量。同样，对于复杂的社会公共管理问题，通过建立层次分析结构模型，构造出判断矩阵，利用特征值方法即可确定各种方案和措施的重要性排序权值，以供决策者参考。

对于 AHP，判断矩阵的一致性是十分重要的。此时矩阵的最大特征根 $\lambda_{max} = n$，其余特征根均为零。在一般情况下，可以证明判断矩阵的最大特征根为单根，且 $\lambda_{max} \geq n$。当判断矩阵具有满意的一致性时，最大的矩阵的特征值为 n，其余特征根接近于 0，这时，基于 AHP 得出的结论才基本合理。但由于客观事物的复杂性和人们认识上的多样性，要求判断矩阵都具有完全一致性是不可能的，但我们要求一定程度上的一致，因此对构造的判断矩阵需要进行一致性检验。

三、基本步骤

(一) 建立层次结构模型

运用 AHP 进行系统分析，首先要将所包含的因素分组，每一组作为一个层次，把问题条理化、层次化，构造层次分析的结构模型。大体上可分为：①目标层：这一层次中只有一个元素，一般是分析问题的预定目标或理想结果。②准则层：这一层次包括了为实现目标所涉及的中间环节，它可由若干个层次组成，包括所需要考虑的准则、子准则。③措施层或方案层：表示为实现目标可供选择的各种措施、决策、方案等。

层次数与问题的复杂程度及分析的详尽程度有关，一般可不受限制。为了避免由于支配的元素过多而给两两比较判断带来困难，每层次中各元素所支配的元素一般地不要超过 9 个，若多于

9 个时，可将该层次再划分为若干子层。

（二）构造判断矩阵

判断矩阵是 AHP 工作的出发点，构造判断矩阵是 AHP 的关键一步。AHP 的信息基础主要是人们对每一层次各因素的相对重要性给出判断，这些判断用数值表示出来，写成矩阵形式就是判断矩阵。当上、下层之间关系被确定之后，需确定与上层某元素（目标 A 或某个准则 Z）相联系的下层各元素在上层元素之中所占的比重。假定 A 层中因素 A_k 与下一层次中因素 B_1，B_2，…，B_n 有联系，则我们构造的判断矩阵见表 16-1。

表 16-1　判断矩阵

A_k	B_1	B_2	…	B_n
B_1	b_{11}	b_{12}	…	b_{1n}
B_2	b_{21}	b_{22}	…	b_{2n}
⋮	⋮		⋮	
B_n	b_{n1}	b_{n2}	…	b_{nn}

表中，b_{ij} 是对于 A_k 而言，B_i 对 B_j 的相对重要性的数值表示。判断矩阵表示针对上一层次某因素而言，本层次与之有关的各因素之间的相对重要性。填写判断矩阵的方法是：向填写人（专家）反复询问：针对判断矩阵的准则，其中两个元素两两比较哪个重要，重要多少。对重要性程度，Saaty 等人提出用 1~9 赋值，即 Saaty 标度。

表 16-2　Saaty 标度含义表

重要性标度	含义
1	表示两个元素相比，具有同等重要性
3	表示两个元素相比，前者比后者稍重要
5	表示两个元素相比，前者比后者明显重要
7	表示两个元素相比，前者比后者强烈重要
9	表示两个元素相比，前者比后者极端重要
2，4，6，8	表示上述判断的中间值
倒数	若元素 i 与元素 j 的重要性之比为 b_{ij}，则元素 j 与元素 i 的重要性之比为 $b_{ji}=\dfrac{1}{b_{ij}}$

判断矩阵具有对称性，因此在填写时，通常先填写 $b_{ii}=1$ 部分，然后再仅需判断及填写上三角形或下三角形的 $n(n-1)/2$ 个元素就可以了。

采用 1~9 的比例标度的依据是：①心理学的实验表明，大多数人对不同事物在相同属性上差别的分辨能力在 5~9 级之间，采用 1~9 的标度反映了大多数人的判断能力。②大量的社会调查表明，1~9 的比例标度早已为人们所熟悉和采用。③科学考察和实践表明，1~9 的比例标度已完全能区分引起人们感觉差别的事物的各种属性。

（三）层次排序和权重计算

所谓层次单排序是指根据判断矩阵计算对于上一层某因素而言本层次与之有联系的因素的重要性次序的权值。它是本层次所有因素相对上一层而言的重要性进行排序的基础。利用同一层次中所有层次单排序的结果，就可以计算针对上一层次而言本层次所有因素重要性的权值，这就是层次总排序。层次总排序需要从上到下逐层顺序进行计算权重有和法、根法、幂法，这里简要介绍幂法。

1. 计算判断矩阵每一层初始权重系数 W_i'

$$W_i' = \sqrt[n]{a_{i1} \cdot a_{i2} \cdots a_{in}} \quad (i=1, 2, \cdots, n) \tag{16-10}$$

2. 计算归一化权重系数 w_i

$$w_i = W_i' / \sum_{i=1}^{n} W_i' (i=1, 2, \cdots, n) \tag{16-11}$$

3. 求最大特征根 λ_{max}

$$\lambda_{max} = \frac{1}{n} \sum_{i=1}^{n} \frac{\sum_{j=1}^{n} a_{ij} w_j}{w_i} (i, j=1, 2, \cdots, n) \tag{16-12}$$

4. 一致性检验

（1）计算一致性系数（consistency index，CI）　$CI = (\lambda_{max} - n) / (n-1)$。显然，当判断矩阵具有完全一致性时，$CI = 0$。$\lambda_{max} - n$ 越大，CI 越大，判断矩阵的一致性越差。

（2）计算一致性比率（consistency ratio，CR）　$CR = CI/RI$，RI 为平均随机一致性指数，见表 16-3。对于 1 阶、2 阶判断矩阵，RI 只是形式上的，1 阶、2 阶判断矩阵总是完全一致的。当阶数大于 2 时，判断矩阵的一致性指标 CI，与同阶平均随机一致性的指标 RI 之比即为判断矩阵的随机一致性比率当 $CR < 0.1$ 时认为判断矩阵的一致性是可接受的；当 $CR \geq 0.1$ 时，应该对判断矩阵适当修正。

表 16-3　1~9 阶矩阵的平均随机一致性指数

阶数	1	2	3	4	5	6	7	8	9
RI	0.00	0.00	0.58	0.90	1.12	1.24	1.32	1.41	1.45

（四）综合评价

将各元素的各层的权重系数连乘后相加，即得到总目标的综合评价得分。根据综合评分可以比较优劣。

四、层次分析法的优点和局限性

层次分析法的优点主要表现在：系统性，层次分析法把研究对象作为一个系统，按照分解、比较判断、综合的思维方式进行决策，成为继机理分析、统计分析之后发展起来的系统分析的重要工具。实用性，层次分析法把定性和定量方法结合起来，能处理许多用传统的最优化技术无法着手的实际问题，应用范围很广，同时，这种方法使得决策者与决策分析者能够相互沟通，决策者甚至可以直接应用它，这就增加了决策的有效性。简洁性，具有中等文化程度的人即可以了解层次分析法的基本原理并掌握该法的基本步骤，计算也非常简便，并且所得结果简单明确，容易被决策者了解和掌握。

局限性主要表现在以下几个方面：只能从原有的方案中优选一个出来，没有办法得出更好的新方案。该法中的比较、判断以及结果的计算过程都是粗糙的，不适用于精度较高的问题。从建立层次结构模型到给出成对比较矩阵，人主观因素对整个过程的影响很大，这就使得结果难以让所有的决策者接受。当然采取专家群体判断的办法是克服这个缺点的一种途径。

五、应用举例

某医院对 2008～2012 年工作质量利用层次分析法进行综合评价。

1. 构建层次结构模型 该例一级指标 1 项,二级指标 3 项,三级指标 7 项。总目标(一级指标):医院工作质量;二级目标:医疗质量、医疗工作量、医疗工作效率;三级目标:出院病人治愈有效率、病房病死率、急诊人数占总诊疗人数的百分比(此 3 项隶属于医疗质量),平均每日住院人数、平均每日门诊人次数(此 2 项隶属于医疗工作质量),病床利用效率值、实际病床使用率(此 2 项隶属于医疗工作效率)。

2. 构建判断矩阵 对各元素对比打分,计算权重系数。如二级指标权重见表 16-4。

表 16-4 二级指标权重判断矩阵

	医疗质量	医疗工作量	医疗工作效率
医疗质量	1	2	3
医疗工作量	1/2	1	2
医疗工作效率	1/3	1/2	1

3. 计算各层指标初始权重系数和归一化权重系数 如二级指标权重计算结果见表 16-5。

表 16-5 二级指标权重计算结果

顺序	权重系数 W_i'	归一化权重系数 w_i	特征根 λ_i
1	1.8171	0.5396	3.0093
2	1.0000	0.2970	3.0888
3	0.5503	0.1634	3.0092

4. 求出各项指标的组合权重系数 见表 16-6。

表 16-6 某医院 2008～2012 年工作质量层次分析法综合评价结果

指标名称	权重系数(C)	2008 年	2009 年	2010 年	2011 年	2012 年	平均值
有效率(X_1)	0.2283	95.8	96.1	95.5	95.2	95.2	95.6
病死率(X_2)	0.1596	1.9	2.0	1.3	1.2	1.4	1.6
急诊占总诊比(X_3)	0.0879	7.3	7.4	7.8	7.7	8.1	7.7
平均每日住院数(X_4)	0.1980	46.4	41.2	29.0	63.1	61.2	61.2
平均每日门诊量(X_5)	0.0990	1402	1592	1664	1714	1788	1632
病床利用效率(X_6)	0.1090	6863.9	5152.0	5441.5	10648.8	7144.2	7050.1
实际病床使用率(X_7)	0.0545	99.7	84.5	91.4	108.1	102.4	97.2
综合指数(V)		0.93	0.88	0.99	1.15	1.07	
排序结果		4	5	3	1	2	

病死率为负向指标,故设 $V = \overline{X}_i / X_i$,其他正向指标 $V = X_i / \overline{X}_i$,最后综合指数为 $V = \sum_{i=1}^{m} V_i \times C(X)$,根据此指数可对工作质量进行评价排序。

第三节　TOPSIS 法

一、基本概念

TOPSIS 法是 Technique for Order Preference by Similarity to Ideal Solution 的缩写，即理想方案相似性的顺序优选技术，它是一种多目标决策方法。在医院绩效决策、卫生评价、卫生管理中有广泛的应用。

TOPSIS 法的基本思想是：基于归一化后的原始数据矩阵，找出有限方案中的最优方案和最劣方案（分别用最优向量和最劣向量表示），然后分别计算诸评价对象与最优方案和最劣方案的距离，获得各评价对象与最优方案的相对接近程度，以此作为评价优劣的依据。

二、基本步骤

设有 n 个被评价对象，m 个评价指标，建立原始数据矩阵：n 行 m 列。

1. 指标一致化　TOPSIS 法要求所有评价指标的方向属性一致。常用的方法是把低优指标（负向指标）倒数化。

2. 归一化原始数据

$$a_{ij} = X_{ij} / \sqrt{\sum_{i=1}^{n} X_{ij}^2} \qquad (X_{ij} \text{ 为高优指标}) \tag{16-13}$$

$$a_{ij} = (1/X_{ij}) / \sqrt{\sum_{i=1}^{n} (1/X_{ij})^2} \qquad (X_{ij} \text{ 为低优指标}) \tag{16-14}$$

3. 确定最优方案和最劣方案　最优方案：$a^+ = (a_{i1}^+, a_{i2}^+, \cdots, a_{im}^+)$；最劣方案：$a^- = (a_{i1}^-, a_{i2}^-, \cdots, a_{im}^-)$。其中，$a_{ij}^+$ 和 a_{ij}^- 分别表示评价对象在第 j 个评价指标实测值的最大值和最小值。

4. 计算第 i 个评价对象与最优方案 D_i^+ 和最劣方案的距离 D_i^-

$$D_i^+ = \sqrt{\sum_{j=1}^{m} (a_{ij}^+ - a_{ij})^2}, \ D_i^- = \sqrt{\sum_{j=1}^{m} (a_{ij}^- - a_{ij})^2}$$

5. 计算第 i 个评价对象与最优方案的接近程度 C_i

$$C_i = D_i^- / (D_i^+ + D_i^-), \ (i = 1, 2, \cdots, n)$$

C_i 越接近 1 表明被评价对象越接近最优方案，可按照 C_i 的大小对被评价对象的评价结果排序。

三、TOPSIS 法的优缺点

TOPSIS 法是一种多目标决策方法，适用于处理多目标决策问题。具有以下优点：TOPSIS 法原理简单，能同时进行多个对象评价，结果分辨率高、评价客观，具有较好的合理性和适用性，实用价值较高。TOPSIS 法对原始数据的信息利用最为充分，其结果能精确地反映各评价方案之间的差距，TOPSIS 对数据分布及样本含量、指标多少没有严格的限制，数据计算亦简单易行，不仅适合小样本资料，也适用于多个评价对象、多指标的大样本资料。利用 TOPSIS 法进行综合评价，可得出良好的可比性评价排序结果。

TOPSIS 法的缺点是 C_i 只能反映各评价对象内部的相对接近度，并不能反映与理想的最优方案的相对接近程度。

四、应用举例

试根据表 16-7 数据，采用 TOPSIS 法对某市人民医院 2011～2013 年的医疗质量进行综合评价。

表 16-7　某市人民医院 2011～2013 年的医疗质量

年度	床位周转次数	床位周转率（%）	平均住院日	出入院诊断符合率（%）	手术前后诊断符合率（%）	三日确诊率（%）	治愈好转率（%）	病死率（%）	危重病人抢救成功率（%）	院内感染率（%）
2011	20.97	113.81	18.73	99.42	99.80	97.28	96.08	2.57	94.53	4.60
2012	21.41	116.12	18.39	99.32	99.14	97.00	95.65	2.72	95.32	5.99
2013	19.13	102.85	17.44	99.49	99.11	96.20	96.50	2.02	96.22	4.79

1. 指标一致化　在原始数据指标中，平均住院日、病死率、院内感染率三个指标的数值越低越好，这三个指标为低优指标；其他指标数值越高越好，为高优指标。低优指标转化为高优指标，绝对数低优指标 x 可使用倒数法（$100/x$）；相对数低优指标 x，可使用差值法（$1-x$）。这里，平均住院日采用倒数转化，病死率、院内感染率采用差值转化。转化后数据见表 16-8。

表 16-8　转化指标值

年度	床位周转次数	床位周转率（%）	平均住院日	出入院诊断符合率（%）	手术前后诊断符合率（%）	三日确诊率（%）	治愈好转率（%）	病死率（%）	危重病人抢救成功率（%）	院内感染率（%）
2011	20.97	113.81	5.34	99.42	99.80	97.28	96.08	97.43	94.53	95.40
2012	21.41	116.12	5.44	99.32	99.14	97.00	95.65	97.28	95.32	94.01
2013	19.13	102.85	5.73	99.49	99.11	96.20	96.50	97.98	96.22	95.21

2. 计算归一化原始数据　例如计算 2011 年床位周转次数归一化值：

$$a_{11} = \frac{20.97}{\sqrt{20.97^2 + 21.41^2 + 19.13^2}} = 0.59$$

其余归一化数值依此类推，见表 16-9。

表 16-9　归一化矩阵值

年度	床位周转次数	床位周转率	平均住院日	出入院诊断符合率	手术前后诊断符合率	三日确诊率	治愈好转率	病死率	危重病人抢救成功率	院内感染率
2011	0.590	0.592	0.560	0.577	0.580	0.580	0.577	0.577	0.572	0.581
2012	0.602	0.604	0.570	0.577	0.576	0.578	0.575	0.576	0.577	0.572
2013	0.538	0.535	0.601	0.578	0.576	0.574	0.580	0.580	0.583	0.579

3. 确定最优方案和最劣方案

$a^+ = (0.602, 0.604, 0.601, 0.578, 0.580, 0.580, 0.580, 0.580, 0.583, 0.581)$

$a^- = (0.538, 0.535, 0.560, 0.577, 0.576, 0.574, 0.575, 0.576, 0.572, 0.572)$

4. 计算各年度 D^+ 和 D^-　例如计算 2013 年 D^+ 和 D^-：

$$D^+ = \sqrt{(0.602-0.538)^2 + (0.604-0.535)^+ \cdots + (0.581-0.579)^2} = 0.094$$

$$D^- = \sqrt{(0.538-0.538)^2 + (0.535-0.535)^2 + \cdots + (0.572-0.579)^2} = 0.044$$

其余各年依此类推，见表 16-10。

5. 计算各年 C_i　如计算 2013 年 C_i：

$$C_i = \frac{0.044}{0.094+0.044} = 0.319 。$$

其余各年依此类推，见表 16-10。

表 16-10　不同年度指标值与最优值的相对接近程度及排序结果

年份	D^+	D^-	C_i	排序结果
2011	0.045	0.078	0.634	2
2012	0.034	0.095	0.736	1
2013	0.094	0.044	0.319	3

由表 16-10 的排序结果可知 2012 年医疗质量最好。

思考题

1. 综合评价的优缺点？

2. 指标权重确定的途径有哪些？

3. 层次分析法和 TOPSIS 法的基本步骤和优缺点？

希腊字母表

希腊字母		英文读音
大写	小写	
A	α	alpha
B	β	beta
Γ	γ	gamma
Δ	δ	delta
E	ϵ	epsilon
Z	ζ	zeta
H	η	eta
Θ	θ	theta
I	ι	iota
K	κ	kappa
Λ	λ	lambda
M	μ	mu
N	ν	nu
Ξ	ξ	xi
O	o	omicron
Π	π	pi
P	ρ	rho
Σ	σ	sigma
T	τ	tau
Υ	υ	upsilon
Φ	φ	phi
X	χ	chi
Ψ	ψ	psi
Ω	ω	omega

中国国家标准分类目录之统计方法的应用

因特网连接共享 ICS（Internet Connection Sharing）国际标准分类目录之统计方法的应用

工标网：www.csres.com

标准编号	标准名称	实施日期
GB/T 6379.3—2012	测量方法与结果的准确度（正确度与精密度） 第3部分：标准测量方法精密度的中间度量	2013—2—15
GB/T 28863—2012	商品质量监督抽样检验程序 具有先验质量信息的情形	2013—2—15
GB/T 13546—1992	挑选型计数抽样检查程序及抽样表	1993—4—1
GB/T 16307—1996	计量截尾序贯抽样检验程序及抽样表（适用于标准差已知的情形）	1996—11—1
GB/T 17560—1998	数据的统计处理和解释中位数的估计	1999—7—1
GB/T 17989—2000	控制图 通则和导引	2000—1—1
GB 3361—1982	数据的统计处理和解释 在成对观测值情形下两个均值的比较	1984—1—1
GB/T 4091—2001	常规控制图	2001—12—1
GB/T 4882—2001	数据的统计处理和解释正态性检验	2001—9—1
GB/T 4886—2002	带警戒限的均值控制图	2002—12—1
GB/T 6379.1—2004	测量方法与结果的准确度（正确度与精密度） 第1部分：总则与定义	2005—1—1
GB/T 6379.2—2004	测量方法与结果的准确度（正确度与精密度） 第2部分：确定标准测量方法重复性与再现性的基本方法	2005—1—1
GB/T 8052—2002	单水平和多水平计数连续抽样检验程序及表	2002—12—1
GB/Z 4887—2006	累积和图——运用累积和技术进行质量控制和数据分析指南	2006—10—1
CJ/T 5—1999	城市公共交通经济技术指标计算方法 公共汽车、电车	1999—6—4
CJ/T 6—1999	城市公共交通经济技术指标计算方法 出租汽车	1999—6—4
CJ/T 7—1999	城市公共交通技术经济指标计算方法 客渡	1999—6—4
CJ/T 8—1999	城市公共交通经济技术指标计算方法 地铁	1999—6—4
JB/T 10579—2006	腐蚀数据统计分析标准方法	2006—10—11
SN/T 1492—2004	采用标准材料的单个测试结果评估实验室偏离的方法	2005—4—1
GB/T 6379.4—2006	测量方法与结果的准确度（正确度与精密度） 第4部分：确定标准测量方法正确度的基本方法	2007—4—1
GB/T 6379.5—2006	测量方法与结果的准确度（正确度与精密度） 第5部分：确定标准测量方法精密度的可替代方法	2007—4—1
GB/T 16306—2008	声称质量水平复检与复验的评定程序	2009—1—1

续表

标准编号	标准名称	实施日期
GB/T 13262—2008	不合格品百分数的计数标准型一次抽样检验程序及抽样表	2009—1—1
GB/T 13264—2008	不合格品百分数的小批计数抽样检验程序及抽样表	2009—1—1
GB/T 10111—2008	随机数的产生及其在产品质量抽样检验中的应用程序	2009—1—1
GB/T 8051—2008	计数序贯抽样检验方案	2009—1—1
GB/T 8054—2008	计量标准型一次抽样检验程序及表	2009—1—1
GB/T 8056—2008	数据的统计处理和解释 指数分布样本离群值的判断和处理	2009—1—1
GB/T 8170—2008	数值修约规则与极限数值的表示和判定	2009—1—1
GB/T 6378.1—2008	计量抽样检验程序 第1部分：按接收质量限（AQL）检索的对单一质量特性和单个 AQL 的逐批检验的一次抽样方案	2009—1—1
GB/T 6378.4—2008	计量抽样检验程序 第4部分：对均值的声称质量水平的评定程序	2009—1—1
GB/T 6380—2008	数据的统计处理和解释 Ⅰ型极值分布样本离群值的判断和处理	2009—1—1
GB/T 2828.11—2008	计数抽样检验程序 第11部分：小总体声称质量水平的评定程序	2009—1—1
GB/T 2828.2—2008	计数抽样检验程序 第2部分：按极限质量 LQ 检索的孤立批检验抽样方案	2009—1—1
GB/T 2828.3—2008	计数抽样检验程序 第3部分：跳批抽样程序	2009—1—1
GB/T 4088—2008	数据的统计处理和解释 二项分布参数的估计与检验	2009—1—1
GB/T 4089—2008	数据的统计处理和解释 泊松分布参数的估计和检验	2009—1—1
GB/T 4883—2008	数据的统计处理和解释 正态样本离群值的判断和处理	2009—1—1
GB/T 4889—2008	数据的统计处理和解释 正态分布均值和方差的估计与检验	2009—1—1
GB/T 4891—2008	为估计批（或过程）平均质量选择样本量的方法	2009—1—1
GB/T 13393—2008	验收抽样检验导则	2009—1—1
GB/T 6379.6—2009	测量方法与结果的准确度（正确度与精密度） 第6部分：准确度值的实际应用	2009—9—1
GB/T 3358.1—2009	统计学词汇及符号 第1部分：一般统计术语与用于概率的术语	2010—2—1
GB/T 3358.2—2009	统计学词汇及符号 第2部分：应用统计	2010—2—1
GB/T 3358.3—2009	统计学词汇及符号 第3部分：实验设计	2010—2—1
GB/T 3359—2009	数据的统计处理和解释 统计容忍区间的确定	2009—12—1
GB/T 4087—2009	数据的统计处理和解释 二项分布可靠度单侧置信下限	2009—12—1
GB/T 4885—2009	正态分布完全样本可靠度置信下限	2010—2—1
GB/T 4888—2009	故障树名词术语和符号	2009—12—1
GB/T 8055—2009	数据的统计处理和解释 Γ 分布（皮尔逊Ⅲ型分布）的参数估计	2009—12—1
GB/T 10092—2009	数据的统计处理和解释 测试结果的多重比较	2009—12—1
GB/T 10093—2009	概率极限状态设计（正态-正态模式）	2009—12—1
GB/T 10094—2009	正态分布分位数与变异系数的置信限	2010—2—1
GB/T 13732—2009	粒度均匀散料抽样检验通则	2009—12—1
GB/T 2828.10—2010	计数抽样检验程序 第10部分：GB/T 2828 计数抽样检验系列标准导则	2011—4—1
GB/Z 22553—2010	利用重复性、再现性和正确度的估计值评估测量不确定度的指南	2010—12—1
GB/T 22554—2010	基于标准样品的线性校准	2011—4—1
GB/T 22555—2010	散料验收抽样检验程序和抽样方案	2011—4—1

续表

标准编号	标准名称	实施日期
GB/T 27407—2010	实验室质量控制 利用统计质量保证和控制图技术 评价分析测量系统的性能	2011—7—1
GB/T 27408—2010	实验室质量控制 非标准测试方法的有效性评价 线性关系	2011—7—1
GB/T 2828.5—2011	计数抽样检验程序 第 5 部分：按接收质量限（AQL）检索的逐批序贯抽样检验系统	2011—12—1
GB/T 26823—2011	基于信用原则控制检出质量的零接收数 计数抽样检验系统	2011—12—1
GB/T 28043—2011	利用实验室间比对进行能力验证的统计方法	2012—2—1

统计分析计划书通用格式

统计分析计划书是在研究方案确定以后，由统计学专业人员制定的具体的统计分析工作流程。包括统计分析方法的选择、主要指标、次要指标、评价方法等，并按预期的统计分析结果列出统计分析表备用。统计分析计划书在研究过程中可以修改、补充和完善，但在首次揭盲前应以文件形式予以确认。

统计分析计划书应根据具体的研究内容来制定，此处附一个通用格式供参考。

1. 研究目的

2. 研究设计

3. 研究单位和负责人

4. 统计单位、统计人员及完成时间

5. 数据管理

5.1 数据录入与修改

5.2 数据审核与锁定

6. 统计分析数据集

6.1 意向治疗数据集

6.2 全分析集

6.3 符合方案集

6.4 安全集

7. 统计分析方法

7.1 分析软件

7.2 分析指标

7.2.1 主要指标

7.2.2 次要指标

7.3 统计描述

7.3.1 数值变量

7.3.2 分类变量

7.4 分析方法

7.4.1 脱落分析

7.4.2 基础值的均衡性分析

7.4.3 依从性分析

7.4.4 效果分析

7.4.5 安全性分析

8. 统计分析表格

8.1 病例特征

8.2 基础数据可比性分析

8.3 效果分析

8.4 安全性评估

9. 缩写与统计量（英文）说明

ICMJE 统计学报告准则摘要

1988 年，国际医学期刊编辑委员会（International Committee of Medical Journal Editors，ICMJE）制定了医学研究报告中统计学描述与书写准则，旨在帮助作者应对编辑和评论者的质疑，提高统计学应用质量、规范科研和科研报告程序，也有助于读者更好地理解和判断科研报告的可靠性。

1. 统计学报告准则确定的基本原则

科学和技术著作应能使普通的、具有一般素养的读者（而不是研究特殊课题的专家）在初次阅读时就能够看懂。

2. 统计学报告准则的基本内容

2.1 阐明所用统计学方法以便读者核实报告结果 当统计学目标确定后，研究者应决定哪一种统计学指标和方法是合适的。研究者应该报告他们所用的是哪一种统计学方法，并讲明为什么使用该方法。应将研究设计中的不足和优势尽可能详细地告诉读者，从而使其对资料的可靠性有正确的理解，同样也应告诉读者对研究和解释所冒的风险。任何统计学方法被确定后，试用多种方法并仅报告有利于研究者的结果是不合适和不道德的。尽可能给出测量误差或不确定性（如可信区间）的适当指标，避免单独地依赖统计学假设检验，报告精确的 P 值比"$P<0.05$"或"P 值无显著性"更有利于读者将自己选择的检验水准与已得出 P 值相比较。在独立的样本中，报告均数、标准差以及样本量的信息易于进行显著性检验从而获得 P 值，仅知 P 值无法得出其他任何一项，故仅报告 P 值会遗漏重要的信息。此外，研究者还应详细说明为什么使用单侧检验或双侧检验。通常应详细说明正文和图表中的单位，若读者对该单位是清楚的，当其多次出现时，就没有必要再次注明，仔细选择测量单位常有助于生物学假设和统计学分析的阐明和统一。结果大致相同的方法不必分别介绍，但研究者应陈述他们确实已试用了哪些方法并做了进一步的探讨。当然，不相符的结果同样也应报告，研究者有时可能发现这些不相符的结果起因于一些重要的但又意想不到的方面。在论文的方法部分应对所用统计学方法进行综合描述，在结果部分总结数据时应详细说明分析资料所采用的统计学方法。

2.2 适宜地选择实验对象并给出其随机化的细节 应报告选择患者或其他研究单位的理由和方法，准确地逐项阐明全部的潜在性适宜对象或研究的范围。这些患者与其他人按年龄、性别以及其他因素相比如何？来自一个地区或全体居民中的患者有何特殊？患者来自"无选择性"的初诊者还是包括已安排治疗的患者？若研究者研究的患者来自其他或自己工作的医院，关于患者范围的有关问题同样需要回答，如为什么从某年某月某日开始？为什么仅包括从急诊室入院的患者？总之，作者应试图将自己想象为对该研究一无所知的读者。应有一些决定样本的范围标准，许多还应有更详细的适合标准。样本不应包括下列几种情况：在某特殊的年龄组之外；预先进行过治疗；拒绝随机化或病情太重以致不能回答问题者。研究报告中还应阐明研究范围和合格标准在何时、怎样进行设计的，范围和合格标准是否在研究开始之前就在研究方案中陈述？它们在研究过程中是否有所发展？某些合格标准是否是为了处理未预见到的某些问题而在最后加入的？随机化的报告需注意简略地告诉读者该随机化是怎样进行的（抛掷硬币决定、随机数字表或者其他方法），随机化可应用于随机抽样、随机分组、随机安排实验顺序等方面，因此仅仅说一项研究是"随机化的"是不够的，详细报告随机化的细节是保证不发生模棱两可解释的前提条件。如果随机化是"分区组的"，应报告分区组的原因和要素。分区组可能影响常规的统计学分析，作者应阐明在自己的分析中怎样利用分区组或为什么不分区组。

2.3 盲法观察应描述其试验方法及成功之处　由于有多种遮蔽的方法，研究报告应阐明什么措施对谁是隐蔽的。仅说该研究是"盲法"或"双盲的"，而不加任何解释则很少能满足需要。

2.4 报告试验观察例数及观察中的脱落情况　为确保研究样本获取的研究结论具有外推性，样本除了具有同质性、随机性和代表性之外，还应有足够的样本量。研究结论只有在随机分组和足够的样本量的基础上，才能使非处理因素均衡一致，才能增强样本对总体的代表性，才能尽量减少抽样误差、偏倚，并能控制或识别一些非处理因素的影响。应在研究设计时，确定出在保证实验结果具有一定可靠性的前提下所需的最小样本量，即样本量应减至满足统计分析需求的最小程度，即"精选小样本"原则。应预先根据研究目的和统计学要求，按适宜的估计样本量的方法计算出适宜的样本量。

2.5 引用的参考文献应是标准的出版物　原始论文的方法学对研究者有很大的参考价值，但自从第一次报告该方法后，常较少解释该方法及其内含或计算结果及其意义。标准出版物，如教科书或综述文章，常会给出清楚的说明、介绍该方法的前因后果，并给出有帮助的例子。符号应采用通用的标准；宁愿解释适应读者需要的该方法的一般用法，而不解释第一次报告的具体的和有时独特的用法。除了使用教科书、综述文章，或其他标准出版物的一般性建议外，如有可能，最好引用报道该设计和方法的原始论文，使用原始的说明最有利于交流，并且是唯一可行的。

2.6 指明所用的任何通用计算机程序　应指明计算机程序及其操作方法，因为有时会发现这些程序有错误。读者也希望了解这些程序，以便于他们自己使用。相反，为特殊任务所编的程序不需要提供文件，因为读者已对在特定的或"保密的"程序中产生错误的可能性有所警惕，同时他们也不能在自己的工作中使用同样的程序。

2.7 合理使用统计图表　图表仅限于用以说明文章的论据并提供支持，不要使图与表的资料重复。

2.8 阐述专业意义时避免使用专业术语　如"随机化"是指随机化的设计等。

RCT 研究论文统计学自查项目

编号	项目
A1	分组的具体方法，应说明如何"随机分组"
A2	实验的实施与评价是否实行盲法及谁对什么"盲"
A3	样本总量与分组样本量
A4	应说明分析的主要指标
A5	对主要指标使用的统计检验方法
A6	主要指标的集中趋势（如均数或比值）与离散趋势（如标准差或可信区间）
A7	主要指标比较的精确 P 值
A8	关于两组主要指标差异的临床结论
I1	研究类型的定性陈述（"探索"或"确证"）
I2	清楚陈述研究目的及研究假设（优效、非劣效或等效性检验）
M1	目标人群描述，如人口、地理、医院性质、是否转诊、诊断
M2	明确的诊断标准
M3	入选标准与排除标准
M4	确定样本量及确定理由
M5	确定有临床意义的最小差值或比值
M6	抽样的具体方法
M7	分组的具体方法
M8	是否盲法及谁"盲"
M9	试验和对照因素盲法效果的描述，如外观、剂量、用法、时程等
M10	实施者和实验过程可比性的说明，如术者经验、个体化干预
M11	研究的单位，如人、肿瘤、眼……
M12	效果评价的主要指标
M13	主要指标的测量方法与精确度
M14	负性反应或事件的测量范围与方法
M15	数据收集的方法与质量保证措施
M16	个体观察终点与整体研究终点的定义
M17	控制可能偏倚的努力如混杂变量
M18	统计学方法使用的软件及版本

续表

编号	项　目
M19	对主要指标拟行比较的统计学方法
M20	对主要指标拟行单侧还是双侧检验，若单侧检验则其理由
M21	对主要指标进行检验的 α 水平
R1	研究或实验的起止时间
R2	随访的起止时间
R3	征集对象例数
R4	符合研究标准数
R5	实际行分组数
R6	完成干预例数
R7	偏离计划数及偏离原因
R8	随访数、失访数
R9	效果分析采取的数据集及各组样本量
R10	负性反应或事件的分析集
R11	各组人口学及临床特征的基线水平的可比性与不同
R12	分析主要指标的各组例数与样本数（人、牙、眼……）
R13	干预前后主要指标的集中与离散趋势描述并明确标记
R14	主要指标干预前后差值或比值的均数与置信区间
R15	有无进行特殊数据处理（如异常值、数据转换等）
R16	主要指标统计检验的实际方法
R17	主要指标检验的统计量值
R18	主要指标检验的精确 P 值而不是大于或小于某界值
R19	对引言的假设做接受或拒绝的决定
R20	负性反应或时间的各族人数、次数、性质、程度及统计分析
R21	计划内多重比较的具体方法
R22	图示是否符合复制图原则（图形性质、坐标刻度、变异度显示等）
R23	"a±b" 中 b 有无明确标记？
R24	比率中分母清楚吗？
D1	与引言对应，说明本研究的性质
D2	对主要指标结果的临床结论或生物医学解释
D3	对设计中可能存在偏倚的说明
D4	比较利弊，得出总的临床性结论
D5	临床结论的适用性/外推性说明

注：表中 A 代表随机对照临床试验（RCT）论文的摘要、I 代表引言、M 代表材料与方法、R 为结果、D 为讨论部分。摘自：刘清海，方积乾，甘章平，等．RCT 论文统计学报告自查清单与报告指南的应用与评价［J］．中国科技期刊研究，2009，20（6）

常用统计工具表

附表 1　随机数字表

3	47	43	73	86	36	96	47	36	61	46	98	63	71	62	33	26	16	80	45	60	11	14	10	95
97	74	24	67	62	42	81	14	57	20	42	53	32	37	32	27	7	36	7	51	24	51	79	89	73
16	76	62	27	66	56	52	26	71	7	32	90	79	78	53	13	55	38	58	59	88	97	54	14	10
12	56	85	99	26	96	96	68	27	31	5	3	72	93	15	57	12	10	14	21	88	26	49	81	76
55	59	56	35	64	38	54	82	46	22	31	62	43	9	90	6	18	44	32	53	23	83	1	30	30
16	22	77	94	39	49	54	43	54	82	17	37	93	23	78	87	35	20	96	43	84	26	34	91	64
84	42	17	53	31	57	24	55	6	88	77	4	74	47	67	21	76	33	50	25	83	92	12	6	76
63	1	63	78	59	16	95	55	67	19	98	15	50	71	75	12	86	73	58	7	44	39	52	38	79
33	21	12	34	29	78	64	56	7	82	52	42	7	44	38	15	51	0	13	42	99	66	2	79	54
57	60	86	32	44	99	47	27	96	54	49	17	46	9	62	90	52	84	77	27	8	2	73	43	28
18	18	7	92	45	44	17	16	58	9	79	83	86	19	62	6	76	50	3	10	55	23	64	5	5
26	62	38	97	75	84	16	7	44	99	83	11	46	32	24	20	14	85	88	45	10	93	72	88	71
23	42	40	64	74	82	97	77	77	81	7	45	32	14	8	32	98	94	7	72	93	85	79	10	75
52	36	28	19	95	50	92	26	11	97	0	56	76	31	38	80	22	2	53	53	86	60	42	4	53
37	85	94	35	12	83	39	50	8	30	42	34	7	96	88	54	42	6	87	98	35	85	29	48	39
70	29	17	12	13	43	33	20	38	26	13	89	51	3	74	17	76	37	13	4	7	74	21	19	30
56	62	18	37	35	96	83	58	87	75	97	12	25	93	47	70	33	24	3	54	97	77	46	44	80
99	49	57	22	77	88	42	95	45	72	16	64	36	16	0	4	43	18	66	79	94	77	24	21	90
16	8	15	4	72	33	27	14	34	9	45	59	34	68	49	12	72	7	34	45	99	27	72	95	14
31	16	93	32	43	50	27	89	87	19	20	15	37	0	49	52	85	66	60	44	38	68	88	11	80
68	34	30	13	70	55	74	30	77	40	44	22	78	84	26	4	33	46	9	52	68	7	97	6	57
74	57	25	65	76	59	29	97	68	60	71	91	38	67	54	13	58	18	24	76	15	54	55	95	52
27	42	37	86	53	48	55	90	65	72	96	57	69	36	10	96	46	92	42	45	97	60	49	4	91
0	39	68	29	61	66	37	32	20	30	77	84	57	3	29	10	45	65	4	26	11	4	96	67	24
29	94	98	94	24	68	49	69	10	82	53	75	91	93	30	34	25	20	57	27	40	48	73	51	92

附表 2　随机排列表 ($n=20$)

编号	1	2	3	4	5	6	7	8	9	10	11	12	13	14	15	16	17	18	19	20	r_k
1	8	6	19	13	5	18	12	1	4	3	9	2	17	14	11	7	16	15	10	0	−0.0632
2	8	19	7	6	11	14	2	13	5	17	9	12	0	16	15	1	4	10	18	3	−0.0632

续表

编号	1	2	3	4	5	6	7	8	9	10	11	12	13	14	15	16	17	18	19	20	r_k
3	18	1	10	13	17	2	0	3	8	15	7	4	19	12	5	14	9	11	6	16	0.1053
4	6	19	1	5	18	12	4	0	13	10	16	17	7	14	11	15	8	3	9	2	−0.0842
5	1	2	7	4	18	0	15	13	5	12	19	10	9	14	16	8	6	11	3	17	0.2000
6	11	19	2	15	14	10	8	12	1	17	4	3	0	9	16	6	13	7	18	5	−0.1053
7	14	3	16	7	9	2	15	12	11	4	13	19	8	1	18	6	0	5	17	10	−0.0526
8	3	2	16	6	1	13	17	19	8	14	0	15	9	18	11	5	4	10	7	12	0.0526
9	16	9	10	3	15	0	11	2	1	5	18	8	19	13	6	12	17	4	7	14	0.0947
10	4	11	18	6	0	8	12	16	17	3	2	9	5	7	19	10	15	13	14	1	0.0947
11	5	15	18	13	7	3	10	14	16	1	8	2	17	6	9	4	0	12	19	11	−0.0526
12	0	18	10	15	11	12	3	13	14	1	17	2	6	9	16	4	7	8	19	5	−0.0105
13	10	9	14	18	12	17	15	3	5	2	11	19	8	0	1	4	7	13	6	16	−0.1579
14	11	9	13	0	14	12	18	7	2	10	4	17	19	6	5	8	3	15	1	16	−0.0526
15	17	1	0	16	9	12	2	4	5	18	14	15	7	19	6	8	11	3	10	13	0.1053
16	17	1	5	2	8	12	15	13	19	14	7	16	6	3	9	10	4	11	0	18	0.0105
17	5	16	15	7	18	10	12	9	11	6	13	17	14	1	0	4	3	2	19	8	−0.2000
18	16	19	0	8	8	10	13	17	4	3	15	18	11	1	12	9	5	7	2	14	−0.1368
19	13	9	17	12	15	4	3	1	16	2	10	18	8	6	7	19	14	11	0	5	−0.1263
20	11	12	8	16	5	19	14	17	9	7	4	1	10	0	18	15	6	5	13	2	−0.2105

附表 3　多个样本含量估计 Ψ 值表

v_2	v_1															
	1	2	3	4	5	6	7	8	9	10	15	20	30	40	60	120
2	6.80	6.71	6.68	6.67	6.66	6.65	6.65	6.65	6.64	6.64	6.64	6.64	6.63	6.63	6.63	6.63
3	5.01	4.63	4.47	4.39	4.34	4.30	4.27	4.25	4.23	4.22	4.18	4.16	4.14	4.13	4.12	4.11
4	4.40	3.90	3.69	3.58	3.50	3.45	3.41	3.38	3.36	3.34	3.28	3.25	3.22	3.20	3.19	3.17
5	4.09	3.54	3.30	3.17	3.08	3.02	2.97	2.94	2.91	2.89	2.81	2.78	2.74	2.72	2.70	2.66
6	3.91	3.32	3.07	2.92	2.83	2.76	2.71	2.67	2.64	2.61	2.53	2.49	2.44	2.42	2.40	2.37
7	3.80	3.28	2.91	2.76	2.66	2.58	2.53	2.49	2.45	2.42	2.33	2.29	2.24	2.21	2.19	2.16
8	3.71	3.08	2.81	2.64	2.54	2.46	2.40	2.35	2.32	2.29	2.19	2.14	2.09	2.06	2.03	2.00
9	3.65	3.01	2.72	2.56	2.44	2.36	2.30	2.26	2.22	2.19	2.09	2.03	1.97	1.94	1.91	1.88
10	3.60	2.95	2.66	2.49	2.37	2.29	2.23	2.18	2.14	2.11	2.00	1.94	1.88	1.85	1.82	1.78
11	3.57	2.91	2.61	2.44	2.32	2.23	2.17	2.12	2.08	2.04	1.93	1.87	1.81	1.78	1.74	1.70
12	3.54	2.87	2.57	2.39	2.27	2.19	2.12	2.07	2.02	1.99	1.88	1.81	1.75	1.71	1.68	1.64
13	3.51	2.84	2.54	2.36	2.23	2.15	2.08	2.02	1.98	1.95	1.83	1.76	1.69	1.66	1.62	1.58
14	3.49	2.81	2.51	2.33	2.20	2.11	2.04	1.99	1.94	1.91	1.79	1.72	1.65	1.61	1.57	1.53
15	3.47	2.79	2.48	2.30	2.17	2.08	2.01	1.96	1.91	1.87	1.75	1.68	1.61	1.57	1.53	1.49
16	3.46	2.77	2.46	2.28	2.15	2.06	1.99	1.93	1.89	1.85	1.72	1.65	1.58	1.54	1.49	1.45
17	3.44	2.76	2.44	2.26	2.13	2.04	1.96	1.91	1.86	1.82	1.69	1.62	1.55	1.50	1.46	1.41
18	3.43	2.74	2.43	2.24	2.11	2.02	1.94	1.89	1.84	1.80	1.67	1.60	1.52	1.48	1.43	1.38
19	3.42	2.73	2.41	2.22	2.09	2.00	1.93	1.87	1.82	1.78	1.65	1.58	1.49	1.45	1.40	1.35

续表

v_2	v_1															
	1	2	3	4	5	6	7	8	9	10	15	20	30	40	60	120
20	3.41	2.72	2.40	2.21	2.08	1.98	1.91	1.85	1.80	1.76	1.63	1.55	1.47	1.43	1.38	1.33
21	3.40	2.71	2.39	2.20	2.07	1.97	1.90	1.84	1.79	1.75	1.61	1.54	1.45	1.41	1.36	1.30
22	3.39	2.70	2.38	2.19	2.05	1.96	1.88	1.82	1.77	1.73	1.60	1.52	1.43	1.39	1.34	1.28
23	3.39	2.69	2.37	2.18	2.04	1.95	1.87	1.81	1.76	1.72	1.58	1.50	1.42	1.37	1.32	1.26
24	3.38	2.68	2.36	2.17	2.03	1.94	1.86	1.80	1.75	1.71	1.57	1.49	1.40	1.35	1.30	1.24
25	3.37	2.68	2.35	2.16	2.02	1.93	1.85	1.79	1.74	1.70	1.56	1.48	1.39	1.34	1.28	1.23
∞	3.24	2.52	2.17	1.96	1.81	1.70	1.62	1.54	1.48	1.43	1.25	1.14	1.01	0.92	0.82	0.65

附表 4　标准正态分布函数 Φ 值表

z	0.00	0.01	0.02	0.03	0.04	0.05	0.06	0.07	0.08	0.09
−3.0	0.0013	0.0013	0.0013	0.0012	0.0012	0.0011	0.0011	0.0011	0.0010	0.0010
−2.9	0.0019	0.0018	0.0018	0.0017	0.0016	0.0016	0.0015	0.0015	0.0014	0.0014
−2.8	0.0026	0.0025	0.0024	0.0023	0.0023	0.0022	0.0021	0.0021	0.0020	0.0019
−2.7	0.0035	0.0034	0.0033	0.0032	0.0031	0.0030	0.0029	0.0028	0.0027	0.0026
−2.6	0.0047	0.0045	0.0044	0.0043	0.0041	0.0040	0.0039	0.0038	0.0037	0.0036
−2.5	0.0062	0.0060	0.0059	0.0057	0.0055	0.0054	0.0052	0.0051	0.0049	0.0048
−2.4	0.0082	0.0080	0.0078	0.0075	0.0073	0.0071	0.0069	0.0068	0.0066	0.0064
−2.3	0.0107	0.0104	0.0102	0.0099	0.0096	0.0094	0.0091	0.0089	0.0087	0.0084
−2.2	0.0139	0.0136	0.0132	0.0129	0.0125	0.0122	0.0119	0.0116	0.0113	0.011
−2.1	0.0179	0.0174	0.0170	0.0166	0.0162	0.0158	0.0154	0.0150	0.0146	0.0143
−2.0	0.0228	0.0222	0.0222	0.0212	0.0207	0.0202	0.0197	0.0192	0.0188	0.0183
−1.9	0.0287	0.0281	0.0274	0.0268	0.0262	0.0256	0.0250	0.0244	0.0239	0.0233
−1.8	0.0359	0.0351	0.0344	0.0336	0.0329	0.0322	0.0314	0.0307	0.0301	0.0294
−1.7	0.0446	0.0436	0.0427	0.0418	0.0409	0.0401	0.0392	0.0384	0.0375	0.0367
−1.6	0.0548	0.0537	0.0526	0.0516	0.0505	0.0495	0.0485	0.0475	0.0465	0.0455
−1.5	0.0668	0.0655	0.0643	0.0630	0.0618	0.0606	0.0594	0.0582	0.0571	0.0559
−1.4	0.0808	0.0793	0.0778	0.0764	0.0749	0.0735	0.0721	0.0708	0.0694	0.0681
−1.3	0.0968	0.0951	0.0934	0.0918	0.0901	0.0885	0.0869	0.0853	0.0838	0.0823
−1.2	0.1151	0.1131	0.1112	0.1093	0.1075	0.1056	0.1038	0.1020	0.1003	0.0985
−1.1	0.1357	0.1335	0.1314	0.1292	0.1271	0.1251	0.1230	0.1210	0.1190	0.117
−1.0	0.1587	0.1562	0.1539	0.1515	0.1492	0.1469	0.1446	0.1423	0.1401	0.1379
−0.9	0.1841	0.1814	0.1788	0.1762	0.1736	0.1711	0.1685	0.1660	0.1635	0.1611
−0.8	0.2119	0.2090	0.2061	0.2033	0.2005	0.1977	0.1949	0.1922	0.1894	0.1867
−0.7	0.2420	0.2389	0.2358	0.2327	0.2296	0.2266	0.2236	0.2206	0.2177	0.2148
−0.6	0.2743	0.2709	0.2676	0.2643	0.2611	0.2578	0.2546	0.2514	0.2483	0.2451
−0.5	0.3085	0.3050	0.3015	0.2981	0.2946	0.2912	0.2877	0.2843	0.2810	0.2776
−0.4	0.3446	0.3409	0.3372	0.3336	0.3300	0.3264	0.3228	0.3192	0.3156	0.3121
−0.3	0.3821	0.3783	0.3745	0.3707	0.3669	0.3632	0.3594	0.3557	0.3520	0.3483
−0.2	0.4207	0.4168	0.4129	0.4090	0.4052	0.4013	0.3974	0.3936	0.3897	0.3859

续表

z	0.00	0.01	0.02	0.03	0.04	0.05	0.06	0.07	0.08	0.09
−0.1	0.4602	0.4562	0.4522	0.4483	0.4443	0.4404	0.4364	0.4325	0.4286	0.4247
−0.0	0.5000	0.4960	0.4920	0.4880	0.4840	0.4801	0.4761	0.4721	0.4681	0.4641
0.0	0.5000	0.5040	0.5080	0.5120	0.5160	0.5199	0.5239	0.5279	0.5319	0.5359
0.1	0.5398	0.5438	0.5478	0.5517	0.5557	0.5596	0.5636	0.5675	0.5714	0.5753
0.2	0.5793	0.5832	0.5871	0.5910	0.5948	0.5987	0.6026	0.6064	0.6103	0.6141
0.3	0.6179	0.6217	0.6255	0.6293	0.6331	0.6368	0.6406	0.6443	0.6480	0.6517
0.4	0.6554	0.6591	0.6628	0.6664	0.6700	0.6736	0.6772	0.6808	0.6844	0.6879
0.5	0.6915	0.6950	0.6985	0.7019	0.7054	0.7088	0.7123	0.7157	0.7190	0.7224
0.6	0.7257	0.7291	0.7324	0.7357	0.7389	0.7422	0.7454	0.7486	0.7517	0.7549
0.7	0.7580	0.7611	0.7642	0.7673	0.7704	0.7734	0.7764	0.7794	0.7823	0.7852
0.8	0.7881	0.7910	0.7939	0.7967	0.7995	0.8023	0.8051	0.8078	0.8106	0.8133
0.9	0.8159	0.8186	0.8212	0.8238	0.8264	0.8289	0.8315	0.8340	0.8365	0.8389
1.0	0.8413	0.8438	0.8461	0.8485	0.8508	0.8531	0.8554	0.8577	0.8599	0.8621
1.1	0.8643	0.8665	0.8686	0.8708	0.8729	0.8749	0.8770	0.8790	0.8810	0.8830
1.2	0.8849	0.8869	0.8888	0.8907	0.8925	0.8944	0.8962	0.8980	0.8997	0.9015
1.3	0.9032	0.9049	0.9066	0.9082	0.9099	0.9115	0.9131	0.9147	0.9162	0.9177
1.4	0.9192	0.9207	0.9222	0.9236	0.9251	0.9265	0.9279	0.9292	0.9306	0.9319
1.5	0.9332	0.9345	0.9357	0.9370	0.9382	0.9394	0.9406	0.9418	0.9429	0.9441
1.6	0.9452	0.9463	0.9474	0.9484	0.9495	0.9505	0.9515	0.9525	0.9535	0.9545
1.7	0.9554	0.9564	0.9573	0.9582	0.9591	0.9599	0.9608	0.9616	0.9625	0.9633
1.8	0.9641	0.9649	0.9656	0.9664	0.9671	0.9678	0.9686	0.9693	0.9699	0.9706
1.9	0.9713	0.9719	0.9726	0.9732	0.9738	0.9744	0.9750	0.9756	0.9761	0.9767
2.0	0.9772	0.9778	0.9783	0.9788	0.9793	0.9798	0.9803	0.9808	0.9812	0.9817
2.1	0.9821	0.9826	0.9830	0.9834	0.9838	0.9842	0.9846	0.9850	0.9854	0.9857
2.2	0.9861	0.9864	0.9868	0.9871	0.9875	0.9878	0.9881	0.9884	0.9887	0.9890
2.3	0.9893	0.9896	0.9898	0.9901	0.9904	0.9906	0.9909	0.9911	0.9913	0.9916
2.4	0.9918	0.9920	0.9922	0.9925	0.9927	0.9929	0.9931	0.9932	0.9934	0.9936
2.5	0.9938	0.9940	0.9941	0.9943	0.9945	0.9946	0.9948	0.9949	0.9951	0.9952
2.6	0.9953	0.9955	0.9956	0.9957	0.9959	0.9960	0.9961	0.9962	0.9963	0.9964
2.7	0.9965	0.9966	0.9967	0.9968	0.9969	0.9970	0.9971	0.9972	0.9973	0.9974
2.8	0.9974	0.9975	0.9976	0.9977	0.9977	0.9978	0.9979	0.9979	0.9980	0.9981
2.9	0.9981	0.9982	0.9982	0.9983	0.9984	0.9984	0.9985	0.9985	0.9986	0.9986
3.0	0.9986	0.9986	0.9987	0.9987	0.9988	0.9988	0.9988	0.9989	0.9989	0.9990

注：$\Phi(-z)$ 值表达标准正态分布曲线下左侧尾部面积，右侧尾部面积 $\Phi(z) = 1 - \Phi(-z)$

附表 5　t 界值表

ν	单 0.25 双 0.5	0.1 0.2	0.05 0.1	0.025 0.05	0.01 0.02	0.005 0.01	0.0025 0.005	0.001 0.002	0.0005 0.001	0.00025 0.0005	0.0001 0.0002	0.00005 0.0001
1	1.0000	3.0777	6.3138	12.7062	31.8205	63.6567	127.32	318.31	636.62	1273.2	3183.1	6366.2
2	0.8165	1.8856	2.9200	4.3027	6.9646	9.9248	14.089	22.327	31.599	44.705	70.700	99.993
3	0.7649	1.6377	2.3534	3.1824	4.5407	5.8409	7.4533	10.215	12.924	16.326	22.204	28.000
4	0.7407	1.5332	2.1318	2.7764	3.7469	4.6041	5.5976	7.1732	8.6103	10.306	13.034	15.544
5	0.7267	1.4759	2.0150	2.5706	3.3649	4.0321	4.7733	5.8934	6.8688	7.9757	9.6776	11.178
6	0.7176	1.4398	1.9432	2.4469	3.1427	3.7074	4.3168	5.2076	5.9588	6.7883	8.0248	9.0823
7	0.7111	1.4149	1.8946	2.3646	2.9980	3.4995	4.0293	4.7853	5.4079	6.0818	7.0634	7.8846
8	0.7064	1.3968	1.8595	2.3060	2.8965	3.3554	3.8325	4.5008	5.0413	5.6174	6.4420	7.1200
9	0.7027	1.3830	1.8331	2.2622	2.8214	3.2498	3.6897	4.2968	4.7809	5.2907	6.0101	6.5937
10	0.6998	1.3722	1.8125	2.2281	2.7638	3.1693	3.5814	4.1437	4.5869	5.0490	5.6938	6.2111
11	0.6974	1.3634	1.7959	2.2010	2.7181	3.1058	3.4966	4.0247	4.4370	4.8633	5.4528	5.9212
12	0.6955	1.3562	1.7823	2.1788	2.6810	3.0545	3.4284	1.7579	4.3178	4.7165	5.2633	5.6945
13	0.6938	1.3502	1.7709	2.1604	2.6503	3.0123	3.3725	3.8520	1.8140	4.5975	5.1106	5.5125
14	0.6924	1.3450	1.7613	2.1448	2.6245	2.9768	3.3257	3.7874	1.8140	1.8657	4.9850	5.3634
15	0.6912	1.3406	1.7531	2.1314	2.6025	2.9467	3.2860	3.7328	4.0728	1.8657	1.9285	5.2391
16	0.6901	1.3368	1.7459	2.1199	2.5835	2.9208	3.2520	3.6862	4.0150	4.3463	1.9285	1.9725
17	0.6892	1.3334	1.7396	2.1098	2.5669	2.8982	3.2225	3.6458	3.9651	4.2858	1.9285	1.9725
18	0.6884	1.3304	1.7341	2.1009	2.5524	2.8784	3.1966	3.6105	3.9216	4.2332	4.6480	1.9725
19	0.6876	1.3277	1.7291	2.0930	2.5395	2.8609	3.1737	3.5794	3.8834	4.1869	4.5899	1.9725
20	0.6870	1.3253	1.7247	2.0860	2.5280	2.8453	3.1534	3.5518	3.8495	4.1460	4.5385	4.8373
22	0.6858	1.3212	1.7171	2.0739	2.5083	2.8188	3.1188	3.5050	3.7921	4.0769	4.4520	4.7361
24	0.6848	1.3178	1.7109	2.0639	2.4922	2.7969	3.0905	3.4668	3.7454	4.0207	4.3819	4.6544
26	0.6840	1.3150	1.7056	2.0555	2.4786	2.7787	3.0669	3.4350	3.7066	3.9742	4.3240	4.5870
28	0.6834	1.3125	1.7011	2.0484	2.4671	2.7633	3.0469	3.4082	3.6739	3.9351	4.2754	4.5305
30	0.6828	1.3104	1.6973	2.0423	2.4573	2.7500	3.0298	3.3852	3.6460	3.9016	4.2340	4.4824
40	0.6807	1.3031	1.6839	2.0211	2.4233	2.7045	2.9712	3.3069	3.5510	3.7884	4.0942	4.3207
50	0.6794	1.2987	1.6759	2.0086	2.4033	2.6778	2.9370	3.2614	3.4960	3.7231	4.0140	4.2283
100	0.6770	1.2901	1.6602	1.9840	2.3642	2.6259	2.8707	3.1737	3.3905	3.5983	3.8616	4.0533
Z	0.6745	1.2816	1.6449	1.9600	2.3263	2.5758	2.8070	3.0902	3.2905	3.4808	3.7190	3.8906

附表 6　F 界值表

| ν_2 | ν_1 | | | | | | | | | | | | P |
	1	2	3	4	5	6	7	8	9	10	11	12	
1	16211	20000	21615	22500	23056	23437	23715	23925	24091	24225	24334	24426	双 0.01
	4052.2	4999.5	5403.4	5624.6	5763.7	5859.0	5928.4	5981.1	6022.5	6055.9	6083.4	6106.4	单 0.01
	647.79	799.50	864.16	899.58	921.85	937.11	948.22	956.66	963.29	968.63	973.03	976.71	双 0.05
	161.45	199.50	215.71	224.58	230.16	233.99	236.77	238.88	240.54	241.88	242.98	243.91	单 0.05

续表

v_2	1	2	3	4	5	6	7	8	9	10	11	12	P
						v_1							
2	198.50	199.00	199.17	199.25	199.30	199.33	199.36	199.37	199.39	199.40	199.41	199.42	双0.01
	98.503	99.000	99.166	99.250	99.299	99.333	99.356	99.374	99.388	99.399	99.408	99.416	单0.01
	38.506	39.000	39.166	39.248	39.298	39.332	39.355	39.373	39.387	39.398	39.407	39.415	双0.05
	18.513	19.000	19.164	19.247	19.296	19.330	19.353	19.371	19.385	19.396	19.405	19.413	单0.05
3	55.552	49.799	47.467	46.195	45.392	44.839	44.434	44.126	43.882	43.686	43.524	43.387	双0.01
	34.116	30.817	29.457	28.710	28.237	27.911	27.672	27.489	27.345	27.229	27.133	27.052	单0.01
	17.443	16.044	15.439	15.101	14.885	14.735	14.624	14.540	14.473	14.419	14.374	14.337	双0.05
	10.128	9.5521	9.2766	9.1172	9.0135	8.9407	8.8867	8.8452	8.8123	8.7855	8.7633	8.7447	单0.05
4	31.333	26.284	24.259	23.154	22.456	21.975	21.622	21.352	21.139	20.967	20.824	20.705	双0.01
	21.198	18.000	16.694	15.977	15.522	15.207	14.976	14.799	14.659	14.546	14.452	14.374	单0.01
	12.218	10.649	9.9792	9.6045	9.3645	9.1973	9.0742	8.9796	8.9047	8.8439	8.7935	8.7512	双0.05
	7.7086	6.9443	6.5914	6.3882	6.2561	6.1631	6.0942	6.0410	5.9988	5.9644	5.9358	5.9117	单0.05
5	22.785	18.314	16.530	15.556	14.940	14.513	14.201	13.961	13.772	13.618	13.491	13.385	双0.01
	16.258	13.274	12.060	11.392	10.967	10.672	10.456	10.289	10.158	10.051	9.9626	9.8883	单0.01
	10.007	8.4336	7.7636	7.3879	7.1464	6.9777	6.8531	6.7572	6.6811	6.6192	6.5678	6.5246	双0.05
	6.6079	5.7861	5.4095	5.1922	5.0503	4.9503	4.8759	4.8183	4.7725	4.7351	4.7040	4.6777	单0.05
6	18.635	14.544	12.917	12.028	11.464	11.073	10.786	10.566	10.392	10.250	10.133	10.034	双0.01
	13.745	10.9248	9.7796	9.1483	8.7459	8.4661	8.2600	8.1016	7.9761	7.8741	7.7896	7.7184	单0.01
	8.8131	7.2599	6.5988	6.2272	5.9876	5.8198	5.6955	5.5996	5.5234	5.4613	5.4098	5.3662	双0.05
	5.9874	5.1433	4.7571	4.5337	4.3874	4.2839	4.2067	4.1468	4.0990	4.0600	4.0274	4.0000	单0.05
7	16.236	12.404	10.882	10.051	9.5221	9.1553	8.8854	8.6781	8.5138	8.3803	8.2697	8.1764	双0.01
	12.246	9.5466	8.4513	7.8467	7.4604	7.1914	6.9928	6.8401	6.7188	6.6201	6.5382	6.4691	单0.01
	8.0727	6.5415	5.8898	5.5226	5.2852	5.1186	4.9949	4.8993	4.8232	4.7611	4.7095	4.6658	双0.05
	5.5915	4.7374	4.3468	4.1203	3.9715	3.8660	3.7871	3.7257	3.6767	3.6365	3.6030	3.5747	单0.05
8	14.688	11.042	9.5965	8.8051	8.3018	7.9520	7.6941	7.4959	7.3386	7.2106	7.1045	7.0149	双0.01
	11.259	8.6491	7.5910	7.0061	6.6318	6.3707	6.1776	6.0289	5.9106	5.8143	5.7343	5.6667	单0.01
	7.5709	6.0595	5.4160	5.0527	4.8173	4.6517	4.5286	4.4333	4.3572	4.2951	4.2434	4.1997	双0.05
	5.3177	4.4590	4.0662	3.8379	3.6875	3.5806	3.5005	3.4381	3.3881	3.3472	3.3130	3.2839	单0.05
9	13.614	10.107	8.7171	7.9559	7.4712	7.1338	6.8849	6.6933	6.5411	6.4171	6.3142	6.2274	双0.01
	10.561	8.0215	6.9919	6.4221	6.0570	5.8018	5.6129	5.4671	5.3511	5.2566	5.1779	5.1114	单0.01
	7.2093	5.7147	5.0781	4.7181	4.4844	4.3197	4.1971	4.1020	4.0260	3.9639	3.9121	3.8682	双0.05
	5.1174	4.2565	3.8626	3.6331	3.4817	3.3738	3.2927	3.2296	3.1789	3.1373	3.1025	3.0729	单0.05
10	12.827	9.4270	8.0808	7.3428	6.8724	6.5446	6.3025	6.1159	5.9676	5.8467	5.7462	5.6613	双0.01
	10.044	7.5594	6.5523	5.9943	5.6363	5.3858	5.2001	5.0567	4.9424	4.8492	4.7715	4.7059	单0.01
	6.9367	5.4564	4.8256	4.4683	4.2361	4.0721	3.9498	3.8549	3.7790	3.7168	3.6649	3.6209	双0.05
	4.9646	4.1028	3.7083	3.4780	3.3258	3.2172	3.1355	3.0717	3.0204	2.9782	2.9430	2.9130	单0.05
20	8.8279	6.0664	4.9758	4.3738	3.9860	3.7129	3.5088	3.3498	3.2220	3.1167	3.0284	2.9531	双0.01
	7.3141	5.1785	4.3126	3.8283	3.5138	3.2910	3.1238	2.9930	2.8876	2.8005	2.7274	2.6648	单0.01
	5.4239	4.0510	3.4633	3.1261	2.9037	2.7444	2.6238	2.5289	2.4519	2.3882	2.3343	2.2882	双0.05
	4.0848	3.2317	2.8388	2.6060	2.4495	2.3359	2.2490	2.1802	2.1240	2.0773	2.0376	2.0035	单0.05

续表

v_2	v_1												P
	1	2	3	4	5	6	7	8	9	10	11	12	
100	10.384	7.3536	6.1556	5.4967	5.0746	4.7790	4.5594	4.3894	4.2535	4.1424	4.0496	3.9709	双0.01
	8.3997	6.1121	5.1850	4.6690	4.3359	4.1015	3.9267	3.7910	3.6822	3.5931	3.5185	3.4552	单0.01
	6.0420	4.6189	4.0112	3.6648	3.4380	3.2767	3.1556	3.0610	2.9849	2.9222	2.8696	2.8249	双0.05
	3.9361	3.5915	3.1968	2.9647	2.8100	2.6987	2.6143	2.5480	2.4943	2.4499	2.4126	2.3807	单0.05

续附表 6

v_2	v_1												P
	13	14	15	16	17	18	19	20	50	100	200	500	
1	24505	24572	24630	24682	24727	24767	24803	24836	25211	25338	25401	25459	双0.01
	6125.9	6142.7	6157.3	6170.1	6181.5	6191.6	6200.6	6208.7	6302.5	6334.1	6350.0	6359.6	单0.01
	979.84	982.53	984.87	986.92	988.73	990.35	991.80	993.10	1008.1	1013.2	1015.7	1017.2	双0.05
	244.69	245.36	245.95	246.46	246.92	247.32	247.69	248.01	251.77	253.04	253.68	254.06	单0.05
2	199.42	199.43	199.43	199.44	199.44	199.44	199.45	199.45	199.48	199.49	199.50	199.50	双0.01
	99.422	99.428	99.433	99.437	99.440	99.444	99.447	99.449	99.479	99.489	99.494	99.497	单0.01
	39.421	39.427	39.431	39.435	39.439	39.442	39.445	39.448	39.478	39.488	39.493	39.496	双0.05
	19.419	19.424	19.429	19.433	19.437	19.440	19.443	19.446	19.476	19.486	19.491	19.494	单0.05
3	43.272	43.172	43.085	43.008	42.941	42.881	42.826	42.777	42.213	42.022	41.925	41.867	双0.01
	26.983	26.924	26.872	26.827	26.787	26.751	26.719	26.690	26.354	26.240	26.183	26.148	单0.01
	14.305	14.277	14.253	14.232	14.213	14.196	14.181	14.167	14.010	13.956	13.929	13.913	双0.05
	8.7287	8.7149	8.7029	8.6923	8.6829	8.6745	8.6670	8.6602	8.5810	8.5539	8.5402	8.5320	单0.05
4	20.603	20.515	20.438	20.371	20.311	20.258	20.210	20.167	19.667	19.497	19.411	19.359	双0.01
	14.307	14.249	14.198	14.154	14.115	14.080	14.048	14.020	13.690	13.577	13.520	13.486	单0.01
	8.7150	8.6838	8.6566	8.6326	8.6113	8.5924	8.5754	8.5599	8.3808	8.3195	8.2885	8.2698	双0.05
	5.8912	5.8733	5.8578	5.8441	5.8320	5.8211	5.8114	5.8026	5.6995	5.6641	5.6462	5.6353	单0.05
5	13.293	13.215	13.146	13.086	13.033	12.985	12.942	12.904	12.454	12.300	12.222	12.175	双0.01
	9.8248	9.7700	9.7222	9.6802	9.6429	9.6096	9.5796	9.5526	9.2378	9.1299	9.0754	9.0425	单0.01
	6.4876	6.4556	6.4277	6.4031	6.3814	6.3619	6.3444	6.3286	6.1436	6.0800	6.0478	6.0283	双0.05
	4.6552	4.6358	4.6188	4.6038	4.5904	4.5785	4.5678	4.5581	4.4444	4.4051	4.3851	4.3731	单0.05
6	9.9501	9.8774	9.8140	9.7582	9.7087	9.6644	9.6247	9.5888	9.1697	9.0257	8.9528	8.9088	双0.01
	7.6575	7.6049	7.5590	7.5186	7.4827	7.4507	7.4219	7.3958	7.0915	6.9867	6.9336	6.9015	单0.01
	5.3290	5.2968	5.2687	5.2439	5.2218	5.2021	5.1844	5.1684	4.9804	4.9154	4.8824	4.8625	双0.05
	3.9764	3.9559	3.9381	3.9223	3.9083	3.8957	3.8844	3.8742	3.7537	3.7117	3.6904	3.6775	单0.05
7	8.0968	8.0279	7.9678	7.9148	7.8678	7.8258	7.7881	7.7539	7.3544	7.2166	7.1466	7.1044	双0.01
	6.4100	6.3590	6.3143	6.2750	6.2401	6.2089	6.1808	6.1554	5.8577	5.7547	5.7024	5.6707	单0.01
	4.6285	4.5961	4.5678	4.5428	4.5206	4.5008	4.4829	4.4667	4.2763	4.2101	4.1764	4.1560	双0.05
	3.5503	3.5292	3.5107	3.4944	3.4799	3.4669	3.4551	3.4445	3.3189	3.2749	3.2525	3.2389	单0.05
8	6.9384	6.8721	6.8143	6.7633	6.7180	6.6776	6.6411	6.6082	6.2216	6.0875	6.0194	5.9782	双0.01
	5.6089	5.5589	5.5151	5.4766	5.4423	5.4116	5.3840	5.3591	5.0654	4.9633	4.9114	4.8799	单0.01
	4.1622	4.1297	4.1012	4.0761	4.0538	4.0338	4.0157	3.9995	3.8067	3.7394	3.7050	3.6842	双0.05
	3.2590	3.2374	3.2184	3.2016	3.1867	3.1733	3.1613	3.1503	3.0204	2.9747	2.9513	2.9371	单0.05

续表

v_2	v_1 13	14	15	16	17	18	19	20	50	100	200	500	P
9	6.1530	6.0887	6.0325	5.9829	5.9388	5.8994	5.8639	5.8319	5.4539	5.3224	5.2554	5.2148	双0.01
	5.0545	5.0052	4.9621	4.9240	4.8902	4.8599	4.8327	4.8080	4.5167	4.4150	4.3631	4.3317	单0.01
	3.8306	3.7980	3.7694	3.7441	3.7216	3.7015	3.6833	3.6669	3.4719	3.4034	3.3684	3.3471	双0.05
	3.0476	3.0255	3.0061	2.9890	2.9737	2.9600	2.9477	2.9365	2.8028	2.7556	2.7313	2.7166	单0.05
10	5.5887	5.5257	5.4707	5.4221	5.3789	5.3403	5.3055	5.2740	4.9022	4.7721	4.7058	4.6656	双0.01
	4.6496	4.6008	4.5581	4.5205	4.4869	4.4569	4.4299	4.4054	4.1155	4.0137	3.9618	3.9302	单0.01
	3.5832	3.5504	3.5217	3.4963	3.4737	3.4534	3.4351	3.4186	3.2214	3.1517	3.1161	3.0944	双0.05
	2.8872	2.8647	2.8450	2.8276	2.8120	2.7981	2.7855	2.7740	2.6371	2.5884	2.5634	2.5482	单0.05
20	2.8880	2.8312	2.7811	2.7365	2.6966	2.6607	2.6281	2.5984	2.2295	2.0884	2.0125	1.9647	双0.01
	2.6107	2.5634	2.5216	2.4844	2.4511	2.4210	2.3937	2.3689	2.0581	1.9383	1.8737	1.8329	单0.01
	2.2481	2.2130	2.1819	2.1542	2.1293	2.1068	2.0864	2.0677	1.8324	1.7405	1.6906	1.6590	双0.05
	1.9738	1.9476	1.9245	1.9038	1.8851	1.8682	1.8529	1.8389	1.6600	1.5892	1.5505	1.5260	单0.05
100	3.9033	3.8445	3.7929	3.7473	3.7066	3.6701	3.6372	3.6073	3.2482	3.1192	3.0524	3.0115	双0.01
	3.4007	3.3533	3.3117	3.2748	3.2419	3.2124	3.1857	3.1615	2.8694	2.7639	2.7092	2.6757	单0.01
	2.7863	2.7526	2.7230	2.6968	2.6733	2.6522	2.6331	2.6158	2.4053	2.3285	2.2886	2.2640	双0.05
	2.3531	2.3290	2.3077	2.2888	2.2719	2.2567	2.2429	2.2304	2.0769	2.0204	1.9909	1.9727	单0.05

附表 7　χ^2 界值表

v	p 0.995	0.99	0.975	0.95	0.9	0.75	0.25	0.1	0.05	0.025	0.01	0.005
1	0.0000	0.0002	0.0010	0.0039	0.0158	0.1015	1.3233	2.7055	3.8415	5.0239	6.6349	7.8794
2	0.0100	0.0201	0.0506	0.1026	0.2107	0.5754	2.7726	4.6052	5.9915	7.3778	9.2103	10.597
3	0.0717	0.1148	0.2158	0.3519	0.5844	1.2125	4.1083	6.2514	7.8147	9.3484	11.345	12.838
4	0.2070	0.2971	0.4844	0.7107	1.0636	1.9226	5.3853	7.7794	9.4877	11.143	13.277	14.860
5	0.4117	0.5543	0.8312	1.1455	1.6103	2.6746	6.6257	9.2364	11.071	12.833	15.086	16.750
6	0.6757	0.8721	1.2373	1.6354	2.2041	3.4546	7.8408	10.645	12.592	14.449	16.812	18.548
7	0.9893	1.2390	1.6899	2.1673	2.8331	4.2549	9.0371	12.017	14.067	16.013	18.475	20.278
8	1.3444	1.6465	2.1797	2.7326	3.4895	5.0706	10.219	13.362	15.507	17.535	20.090	21.955
9	1.7349	2.0879	2.7004	3.3251	4.1682	5.8988	11.389	14.684	16.919	19.023	21.666	23.589
10	2.1559	2.5582	3.2470	3.9403	4.8652	6.7372	12.549	15.987	18.307	20.483	23.209	25.188
11	2.6032	3.0535	3.8158	4.5748	5.5778	7.5841	13.701	17.275	19.675	21.920	24.725	26.757
12	3.0738	3.5706	4.4038	5.2260	6.3038	8.4384	14.845	18.549	21.026	23.337	26.217	28.300
13	3.5651	4.1069	5.0088	5.8919	7.0415	9.2991	15.984	19.812	22.362	24.736	27.688	29.819
14	4.0747	4.6604	5.6287	6.5706	7.7895	10.165	17.117	21.064	23.685	26.119	29.141	31.319
15	4.6010	5.2294	6.2621	7.2609	8.5468	11.037	18.245	22.307	24.996	27.488	30.578	32.801
20	7.4338	8.2604	9.5908	10.851	12.443	15.452	23.828	28.412	31.410	34.170	37.566	39.997
50	27.991	29.707	32.357	34.764	37.689	42.942	56.334	63.167	67.505	71.420	76.154	79.490
100	67.328	70.065	74.222	77.929	82.358	90.133	109.14	118.50	124.34	129.56	135.81	140.17
500	422.30	429.39	439.94	449.15	459.93	478.32	520.95	540.93	553.13	563.85	576.49	585.21

附表 8 二项分布函数 $F(k)$ 值表

n	k	p									
		0.01	0.02	0.04	0.06	0.08	0.1	0.2	0.3	0.4	0.5
5	0	0.950990	0.903921	0.815373	0.733904	0.659082	0.590490	0.327680	0.168070	0.077760	0.031250
	1	0.999020	0.996158	0.985242	0.968129	0.945639	0.918540	0.737280	0.528220	0.336960	0.187500
	2	0.999990	0.999922	0.999398	0.998030	0.995475	0.991440	0.942080	0.836920	0.682560	0.500000
	3	1.000000	0.999999	0.999988	0.999938	0.999808	0.999540	0.993280	0.969220	0.912960	0.812500
	4	1.000000	1.000000	1.000000	0.999999	0.999997	0.999990	0.999680	0.997570	0.989760	0.968750
10	0	0.904382	0.817073	0.664833	0.538615	0.434388	0.348678	0.107374	0.028248	0.006047	0.000977
	1	0.995734	0.983822	0.941846	0.882412	0.812118	0.736099	0.375810	0.149308	0.046357	0.010742
	2	0.999886	0.999136	0.993786	0.981162	0.959925	0.929809	0.677800	0.382783	0.167290	0.054688
	3	0.999998	0.999969	0.999557	0.997971	0.994199	0.987205	0.879126	0.649611	0.382281	0.171875
	4	1.000000	0.999999	0.999978	0.999848	0.999414	0.998365	0.967207	0.849732	0.633103	0.376953
	5	1.000000	1.000000	0.999999	0.999992	0.999959	0.999853	0.993631	0.952651	0.833761	0.623047
	6	1.000000	1.000000	1.000000	1.000000	0.999998	0.999991	0.999136	0.989408	0.945238	0.828125
	7	1.000000	1.000000	1.000000	1.000000	1.000000	1.000000	0.999922	0.998410	0.987705	0.945313
	8	1.000000	1.000000	1.000000	1.000000	1.000000	1.000000	0.999996	0.999856	0.998322	0.989258
	9	1.000000	1.000000	1.000000	1.000000	1.000000	1.000000	1.000000	0.999994	0.999895	0.999023
15	0	0.860058	0.738569	0.542086	0.395292	0.286297	0.205891	0.035184	0.004748	0.000470	0.000031
	1	0.990370	0.964662	0.880890	0.773763	0.659729	0.549043	0.167126	0.035268	0.005172	0.000488
	2	0.999584	0.996961	0.979708	0.942867	0.887035	0.815939	0.398023	0.126828	0.027114	0.003693
	3	0.999988	0.999817	0.997550	0.989640	0.972686	0.944444	0.648162	0.296868	0.090502	0.017578
	4	1.000000	0.999992	0.999781	0.998597	0.995030	0.987280	0.835766	0.515491	0.217278	0.059235
	5	1.000000	1.000000	0.999985	0.999854	0.999305	0.997750	0.938949	0.721621	0.403216	0.150879
	6	1.000000	1.000000	0.999999	0.999988	0.999924	0.999689	0.981941	0.868857	0.609813	0.303619
	7	1.000000	1.000000	1.000000	0.999999	0.999994	0.999966	0.995760	0.949987	0.786897	0.500000
	8	1.000000	1.000000	1.000000	1.000000	1.000000	0.999997	0.999215	0.984757	0.904953	0.696381
	9	1.000000	1.000000	1.000000	1.000000	1.000000	1.000000	0.999887	0.996347	0.966167	0.849121
	10	1.000000	1.000000	1.000000	1.000000	1.000000	1.000000	0.999988	0.999328	0.990652	0.940765
	11	1.000000	1.000000	1.000000	1.000000	1.000000	1.000000	0.999999	0.999908	0.998072	0.982422
	12	1.000000	1.000000	1.000000	1.000000	1.000000	1.000000	1.000000	0.999991	0.999721	0.996307
	13	1.000000	1.000000	1.000000	1.000000	1.000000	1.000000	1.000000	0.999999	0.999975	0.999512
	14	1.000000	1.000000	1.000000	1.000000	1.000000	1.000000	1.000000	1.000000	0.999999	0.999969

续表

n	k	p									
		0.01	0.02	0.04	0.06	0.08	0.1	0.2	0.3	0.4	0.5
	0	0.817907	0.667608	0.442002	0.290106	0.188693	0.121577	0.011529	0.000798	0.000037	0.000001
	1	0.983141	0.940101	0.810338	0.660455	0.516856	0.391747	0.069175	0.007637	0.000524	0.000020
	2	0.998996	0.992931	0.956137	0.885028	0.787946	0.676927	0.206085	0.035483	0.003611	0.000201
	3	0.999957	0.999400	0.992587	0.971034	0.929385	0.867047	0.411449	0.107087	0.015961	0.001288
	4	0.999999	0.999961	0.999042	0.994366	0.981656	0.956826	0.629648	0.237508	0.050952	0.005909
	5	1.000000	0.999998	0.999902	0.999131	0.996201	0.988747	0.804208	0.416371	0.125599	0.020695
	6	1.000000	1.000000	0.999992	0.999892	0.999362	0.997614	0.913307	0.608010	0.250011	0.057659
	7	1.000000	1.000000	0.999999	0.999989	0.999912	0.999584	0.967857	0.772272	0.415893	0.131588
	8	1.000000	1.000000	1.000000	0.999999	0.999990	0.999940	0.990018	0.886669	0.595599	0.251722
	9	1.000000	1.000000	1.000000	1.000000	0.999999	0.999993	0.997405	0.952038	0.755337	0.411901
20	10	1.000000	1.000000	1.000000	1.000000	1.000000	0.999999	0.999437	0.982855	0.872479	0.588099
	11	1.000000	1.000000	1.000000	1.000000	1.000000	1.000000	0.999898	0.994862	0.943474	0.748278
	12	1.000000	1.000000	1.000000	1.000000	1.000000	1.000000	0.999985	0.998721	0.978971	0.868412
	13	1.000000	1.000000	1.000000	1.000000	1.000000	1.000000	0.999998	0.999739	0.993534	0.942341
	14	1.000000	1.000000	1.000000	1.000000	1.000000	1.000000	1.000000	0.999957	0.998388	0.979305
	15	1.000000	1.000000	1.000000	1.000000	1.000000	1.000000	1.000000	0.999994	0.999683	0.994091
	16	1.000000	1.000000	1.000000	1.000000	1.000000	1.000000	1.000000	0.999999	0.999953	0.998712
	17	1.000000	1.000000	1.000000	1.000000	1.000000	1.000000	1.000000	1.000000	0.999995	0.999799
	18	1.000000	1.000000	1.000000	1.000000	1.000000	1.000000	1.000000	1.000000	1.000000	0.999980
	19	1.000000	1.000000	1.000000	1.000000	1.000000	1.000000	1.000000	1.000000	1.000000	0.999999

附表 9　泊松分布函数 $F(k)$ 值表

k	λ										
	0.001	0.002	0.003	0.004	0.005	0.006	0.007	0.008	0.009	0.01	0.02
0	0.999000	0.998002	0.997004	0.996008	0.995012	0.994018	0.993024	0.992032	0.991040	0.990050	0.980199
1	1.000000	0.999998	0.999996	0.999992	0.999988	0.999982	0.999976	0.999968	0.999960	0.999950	0.999803
2	1.000000	1.000000	1.000000	1.000000	1.000000	1.000000	1.000000	1.000000	1.000000	1.000000	0.999999

k	λ										
	0.03	0.04	0.05	0.06	0.07	0.08	0.09	0.1	0.11	0.12	0.13
0	0.970446	0.960789	0.951229	0.941765	0.932394	0.923116	0.913931	0.904837	0.895834	0.886920	0.878095
1	0.999559	0.999221	0.998791	0.998270	0.997661	0.996966	0.996185	0.995321	0.994376	0.993351	0.992248
2	0.999996	0.999990	0.999980	0.999966	0.999946	0.999920	0.999886	0.999845	0.999796	0.999737	0.999668
3	1.000000	1.000000	1.000000	0.999999	0.999999	0.999998	0.999997	0.999996	0.999994	0.999992	0.999989

k	λ										
	0.14	0.15	0.16	0.17	0.18	0.19	0.2	0.21	0.22	0.23	0.24
0	0.869358	0.860708	0.852144	0.843665	0.835270	0.826959	0.818731	0.810584	0.802519	0.794534	0.786628
1	0.991068	0.989814	0.988487	0.987088	0.985619	0.984081	0.982477	0.980807	0.979073	0.977276	0.975419
2	0.999588	0.999497	0.999394	0.999279	0.999150	0.999008	0.998852	0.998680	0.998494	0.998292	0.998073
3	0.999986	0.999981	0.999976	0.999970	0.999962	0.999953	0.999943	0.999931	0.999918	0.999903	0.999886
4	1.000000	0.999999	0.999999	0.999999	0.999999	0.999999	0.999998	0.999998	0.999997	0.999996	0.999995

k	λ										
	0.25	0.26	0.27	0.28	0.29	0.3	0.4	0.5	0.6	0.7	0.8
0	0.778801	0.771052	0.763379	0.755784	0.748264	0.740818	0.670320	0.606531	0.548812	0.496585	0.449329
1	0.973501	0.971525	0.969492	0.967403	0.965260	0.963064	0.938448	0.909796	0.878099	0.844195	0.808792
2	0.997839	0.997587	0.997317	0.997030	0.996724	0.996401	0.992074	0.985612	0.976885	0.965858	0.952577
3	0.999867	0.999845	0.999821	0.999795	0.999766	0.999734	0.999224	0.998248	0.996642	0.994247	0.990920
4	0.999993	0.999992	0.999990	0.999989	0.999987	0.999984	0.999939	0.999828	0.999606	0.999214	0.998589
5	1.000000	1.000000	1.000000	0.999999	0.999999	0.999999	0.999996	0.999986	0.999961	0.999910	0.999816
6	1.000000	1.000000	1.000000	1.000000	1.000000	1.000000	1.000000	0.999999	0.999997	0.999991	0.999979

k	λ										
	0.9	1	1.1	1.2	1.3	1.4	1.5	1.6	1.7	1.8	1.9
0	0.406570	0.367879	0.332871	0.301194	0.272532	0.246597	0.223130	0.201897	0.182684	0.165299	0.149569
1	0.772482	0.735759	0.699029	0.662627	0.626823	0.591833	0.557825	0.524931	0.493246	0.462837	0.433749
2	0.937143	0.919699	0.900416	0.879487	0.857112	0.833498	0.808847	0.783358	0.757223	0.730621	0.703720
3	0.986541	0.981012	0.974258	0.966231	0.956905	0.946275	0.934358	0.921187	0.906811	0.891292	0.874702
4	0.997656	0.996340	0.994565	0.992254	0.989337	0.985747	0.981424	0.976318	0.970385	0.963593	0.955919
5	0.999657	0.999406	0.999032	0.998500	0.997769	0.996799	0.995544	0.993960	0.992001	0.989622	0.986781
6	0.999957	0.999917	0.999851	0.999749	0.999596	0.999378	0.999074	0.998664	0.998125	0.997431	0.996554
7	0.999995	0.999990	0.999980	0.999963	0.999936	0.999893	0.999830	0.999740	0.999612	0.999438	0.999207
8	1.000000	0.999999	0.999998	0.999995	0.999991	0.999984	0.999972	0.999955	0.999928	0.999890	0.999837

k	λ										
	2	2.1	2.2	2.3	2.4	2.5	2.6	2.7	2.8	2.9	3
0	0.135335	0.122456	0.110803	0.100259	0.090718	0.082085	0.074274	0.067206	0.060810	0.055023	0.049787
1	0.406006	0.379615	0.354570	0.330854	0.308441	0.287297	0.267385	0.248660	0.231078	0.214591	0.199148
2	0.676676	0.649631	0.622714	0.596039	0.569709	0.543813	0.518430	0.493624	0.469454	0.445963	0.423190
3	0.857123	0.838643	0.819352	0.799347	0.778723	0.757576	0.736002	0.714092	0.691937	0.669623	0.647232
4	0.947347	0.937874	0.927504	0.916249	0.904131	0.891178	0.877423	0.862908	0.847676	0.831777	0.815263
5	0.983436	0.979551	0.975090	0.970024	0.964327	0.957979	0.950963	0.943268	0.934890	0.925826	0.916082
6	0.995466	0.994138	0.992539	0.990638	0.988406	0.985813	0.982830	0.979431	0.975589	0.971283	0.966491
7	0.998903	0.998514	0.998022	0.997411	0.996661	0.995753	0.994666	0.993379	0.991869	0.990115	0.988095
8	0.999763	0.999663	0.999530	0.999358	0.999138	0.998860	0.998513	0.998086	0.997567	0.996942	0.996197
9	0.999954	0.999931	0.999899	0.999856	0.999798	0.999723	0.999624	0.999499	0.999340	0.999142	0.998898

k	λ										
	2	2.1	2.2	2.3	2.4	2.5	2.6	2.7	2.8	2.9	3
10	0.999992	0.999987	0.999980	0.999971	0.999957	0.999938	0.999913	0.999880	0.999836	0.999780	0.999708
11	0.999999	0.999998	0.999996	0.999994	0.999992	0.999987	0.999982	0.999974	0.999963	0.999948	0.999929
12	1.000000	1.000000	0.999999	0.999999	0.999998	0.999998	0.999996	0.999995	0.999992	0.999989	0.999984

附表 10　平均角可信区间的 δ 值表（n 所对应的左列为 $\delta_{0.05}$，右列为 $\delta_{0.01}$）

r	8		10		12		14		16		18		20		30		50		100		200	
	$\delta_{0.05}$	$\delta_{0.01}$	$\delta_{0.05}$	$\delta_{0.01}$	$\delta_{0.05}$	$\delta_{0.01}$	$\delta_{0.05}$	$\delta_{0.01}$	$\delta_{0.05}$	$\delta_{0.01}$	$\delta_{0.05}$	$\delta_{0.01}$	$\delta_{0.05}$	$\delta_{0.01}$	$\delta_{0.05}$	$\delta_{0.01}$	$\delta_{0.05}$	$\delta_{0.01}$	$\delta_{0.05}$	$\delta_{0.01}$	$\delta_{0.05}$	$\delta_{0.01}$
0.10																					90	
0.15																			65		41	60
0.20																	75		42	67	29	40
0.25																	49	90	32	46	21	30
0.30															58		38	58	27	38	18	24
0.35									90		67		60		43	67	31	44	22	31	15	21
0.40							69		59		54		49		37	56	28	39	19	27	13	18
0.45			78		61		54		48	90	44	72	41	63	32	47	24	34	17	22	12	16
0.50	86		60		52		47	74	42	64	39	59	37	53	28	40	22	30	14	21	11	14
0.55	63		51		45	70	40	60	37	53	34	49	33	46	26	35	20	27	13	19	10	13
0.60	52		44	72	40	58	36	52	33	47	31	43	29	40	23	31	17	24	11	17	9	12
0.65	46	59	39	53	35	50	31	44	28	40	27	38	26	36	20	28	16	22	10	14	8	11
0.70	41	62	36	51	31	44	28	39	26	36	24	33	23	31	18	24	14	19	9	13	7	9
0.75	36	54	31	44	27	39	24	34	22	32	21	29	20	27	16	22	12	17	8	12	6	8
0.80	32	48	28	39	24	34	22	30	20	28	19	26	18	24	14	19	11	14	7	10	6	7
0.85	29	41	24	34	21	29	18	26	17	24	16	22	14	20	12	16	9	12	5	9	4	6
0.90	24	36	20	29	17	24	14	21	14	20	12	18	12	17	9	13	7	10	4	8	3	5
0.95	16	28	13	20	11	17	9	15	8	13	8	12	7	11	7	8	4	6	2	4	2	3

附表 11　圆形分布校正因子 K 值表

r	K	r	K	r	K	r	K	r	K	r	K
0.00	∞	0.06	4.1193	0.12	2.5512	0.18	2.0246	0.24	1.7583	0.30	1.5960
0.01	19.7500	0.07	3.6721	0.13	2.4300	0.19	1.9688	0.25	1.7261	0.31	1.5742
0.02	10.3727	0.08	3.3363	0.14	2.3261	0.20	1.9185	0.26	1.6962	0.32	1.5542
0.03	7.2469	0.09	3.0749	0.15	2.2358	0.21	1.8729	0.27	1.6685	0.33	1.5360
0.04	5.6840	0.10	2.8656	0.16	2.1567	0.22	1.8313	0.28	1.6427	0.34	1.5183
0.05	4.7451	0.11	2.6942	0.17	2.0869	0.23	1.7933	0.29	1.6186	0.35	1.5015
0.36	1.4855	0.47	1.3511	0.58	1.2611	0.69	1.1920	0.80	1.1306	0.91	1.0641
0.37	1.4703	0.48	1.3416	0.59	1.2542	0.70	1.1862	0.81	1.1250	0.92	1.0573
0.38	1.4559	0.49	1.3324	0.60	1.2474	0.71	1.1806	0.82	1.1193	0.93	1.0505
0.39	1.4422	0.50	1.3235	0.61	1.2408	0.72	1.1749	0.83	1.1136	0.94	1.0436
0.40	1.4260	0.51	1.3148	0.62	1.2343	0.73	1.1694	0.84	1.1078	0.95	1.0365
0.41	1.4165	0.52	1.3065	0.63	1.2280	0.74	1.1638	0.85	1.1019	0.96	1.0294
0.42	1.4044	0.53	1.2984	0.64	1.2217	0.75	1.1583	0.86	1.0959	0.97	1.0222
0.43	1.3929	0.54	1.2905	0.65	1.2156	0.76	1.1528	0.87	1.0898	0.98	1.0149
0.44	1.3819	0.55	1.2829	0.66	1.2096	0.77	1.1472	0.88	1.0835	0.99	1.0075
0.45	1.3722	0.56	1.2754	0.67	1.2036	0.78	1.1417	0.89	1.0772	1.00	1.0000
0.46	1.3610	0.57	1.2682	0.68	1.1977	0.79	1.1362	0.90	1.0707		

附表 12 总体均数 μ 置信区间

c	1-α 0.95		0.99		c	1-α 0.95		0.99		c	1-α 0.95		0.99	
1	0.025	5.570	0.005	7.430	11	5.490	19.68	4.320	22.78	21	13.79	33.31	11.79	37.22
2	0.242	7.220	0.103	9.270	12	6.200	20.96	4.940	24.14	22	12.22	30.89	10.35	34.67
3	0.619	8.770	0.338	10.98	13	6.920	22.23	5.580	25.00	23	14.58	34.51	12.52	38.48
4	1.090	10.24	0.672	12.59	14	7.650	23.49	6.230	26.84	24	15.38	35.71	13.25	39.74
5	1.620	11.67	1.080	14.15	15	8.400	24.74	6.890	28.16	25	16.18	36.90	14.00	41.00
6	2.200	13.06	1.540	15.66	16	9.150	25.98	7.570	29.48	26	16.98	38.10	14.74	42.25
7	2.810	14.42	2.040	17.13	17	9.900	27.22	8.250	30.79	27	17.79	39.28	15.49	43.50
8	3.450	15.76	2.570	18.58	18	10.67	28.45	8.940	32.00	28	18.61	40.47	16.24	44.74
9	4.120	17.08	3.130	20.00	19	11.44	29.67	9.640	33.38	29	19.42	41.65	17.00	45.98
10	4.800	18.39	3.720	21.40	20	13.00	32.10	11.07	35.95	30	20.24	42.83	17.77	47.21

附表 13 游程个数检验 r 界值表

n_1	n_2 5	6	7	8	9	10	11	12	13	14	15	16	P
5	3~9	3~10	3~10	3~11	4~11	4~11	4	4	4	5	5	5	单 0.05
5	2~10	3~10	3~11	3~11	3	3	4	4	4	4	4	4	双 0.05
6		3~11	4~11	4~12	4~12	5~12	5~13	5~13	5~13	5~13	6	6	单 0.05
6		3~11	3~12	3~12	4~13	4~13	4~13	4~13	5	5	5	5	双 0.05
7			4~12	4~13	5~13	5~13	5~14	6~14	6~14	6~14	6~15	6~15	单 0.05
7			3~13	4~13	4~14	5~14	5~14	5~14	5~15	5~15	5~15	6	双 0.05
8				5~13	5~14	6~14	6~15	6~15	6~15	7~16	7~16	7~16	单 0.05
8				4~14	5~14	5~15	5~15	6~16	6~16	6~16	6~16	6~17	双 0.05
9					6~14	6~15	6~15	7~16	7~16	7~17	8~17	8~17	单 0.05
9					5~15	5~15	6~16	6~16	6~17	7~17	7~18	7~18	双 0.05
10						6~16	7~16	7~17	8~17	8~17	8~18	8~18	单 0.05
10						6~16	6~17	7~17	7~18	7~18	7~18	8~19	双 0.05

附表 14 配对秩和检验 T 界值表

n	单 0.05	双 0.05	单 0.01	双 0.01	n	单 0.05	双 0.05	单 0.01	双 0.01	n	单 0.05	双 0.05	单 0.01	双 0.01
5	0-15	—	—	—	13	21-70	17-74	12-79	9-82	21	67-164	58-173	49-182	42-189
6	2-19	0-21	—	—	14	25-80	21-84	15-90	12-93	22	75-178	65-188	55-198	48-205
7	3-25	2-26	0-28	—	15	30-90	25-95	19-101	15-105	23	83-193	73-203	62-214	54-222
8	5-31	3-33	1-35	0-36	16	35-101	29-107	23-113	19-117	24	91-209	81-219	69-231	61-239
9	8-37	5-40	3-42	1-44	17	41-112	34-119	27-126	23-130	25	100-225	89-236	76-249	68-257
10	10-45	8-47	5-50	3-52	18	47-124	40-131	32-139	27-144	26	110-241	98-253	84-267	75-276
11	13-53	10-56	7-59	5-61	19	53-137	46-144	37-153	32-158	27	119-259	107-271	92-286	83-295
12	17-61	13-65	9-69	7-71	20	60-150	52-158	43-167	37-173	28	130-276	116-290	101-305	91-315

附表15 成组秩和检验 T 界值表

n_1	0	1	2	3	4	5	6	7	8	9	10	P
						n_2-n_1						
3	6—15	7—17	7—20	8—22	9—24	9—27	10—29	11—31	11—34	12—36	13—38	单 0.05
	5—16	6—18	6—21	7—23	7—26	8—28	8—31	9—33	10—35	10—38	11—40	双 0.05
	5—16	5—19	6—21	6—24	6—27	7—29	7—32	7—35	8—37	8—40	9—42	单 0.01
	5—16	5—19	5—22	5—25	6—27	6—30	6—33	6—36	7—38	7—41	7—44	双 0.01
4	12—24	13—27	14—30	15—33	16—36	17—39	18—42	19—45	20—48	21—51	22—54	单 0.05
	11—25	12—28	12—32	13—35	14—38	15—41	16—64	17—47	17—51	18—54	19—57	双 0.05
	10—26	10—30	11—33	12—36	12—40	13—43	14—46	14—50	15—53	16—56	16—60	单 0.01
	9—27	10—30	10—34	11—37	11—41	12—45	12—48	13—51	13—55	14—58	15—61	双 0.01
5	19—36	20—40	22—43	24—46	25—50	26—54	27—58	29—61	30—65	32—68	33—72	单 0.05
	18—37	19—41	20—45	21—49	22—53	24—56	25—60	26—64	27—68	29—71	30—75	双 0.05
	16—39	17—43	18—47	19—51	20—55	21—59	22—63	23—67	24—71	25—75	26—79	单 0.01
	15—40	16—44	17—48	18—52	19—56	19—61	20—65	21—69	22—73	23—77	24—81	双 0.01
6	28—50	30—54	32—58	33—63	35—67	37—71	39—75	41—79	42—84	44—88	46—92	单 0.05
	26—52	28—56	29—61	31—65	32—70	34—74	36—78	37—83	39—87	41—91	42—96	双 0.05
	24—54	26—58	27—63	28—68	30—72	31—77	32—82	34—86	35—91	36—96	38—101	单 0.01
	23—55	24—60	25—65	27—69	28—74	29—79	30—84	31—89	32—94	34—98	35—103	双 0.01
7	39—66	41—71	43—76	46—80	48—85	50—90	52—95	54—100	57—104	59—110	61—114	单 0.05
	37—68	39—73	41—78	43—83	45—88	46—94	48—99	50—104	52—109	54—114	56—119	双 0.05
	34—71	36—76	38—81	39—87	41—92	43—97	44—103	46—108	48—113	49—119	51—124	单 0.01
	33—72	34—78	36—83	37—89	39—94	40—100	42—105	43—111	45—116	46—122	48—127	双 0.01
8	52—84	54—90	57—95	60—100	62—106	65—111	67—117	70—122	73—127	75—133	78—138	单 0.05
	49—87	51—93	54—98	56—104	58—110	61—115	63—121	65—127	68—132	70—138	72—144	双 0.05
	46—90	48—96	50—102	52—108	54—114	56—120	58—126	60—132	62—138	64—144	66—150	单 0.01
	44—92	46—98	47—105	49—111	51—117	53—123	55—129	57—135	59—141	61—147	62—154	双 0.01
9	66—105	69—111	72—117	75—123	78—129	81—135	84—141	87—147	90—153	93—159	96—165	单 0.05
	63—108	66—114	68—121	71—127	74—133	77—139	79—146	82—152	85—158	88—164	90—171	双 0.05
	59—112	62—118	64—125	66—132	69—138	71—145	74—151	76—158	78—164	81—171	83—178	单 0.01
	57—114	59—121	61—128	63—135	65—142	68—148	70—155	72—162	74—169	77—175	79—182	双 0.01

附表16 Dunnett-t 界值表

v_e	2	3	4	5	6	7	8	9	10	11	12	13	P
							k						
2	9.9296	12.394	13.832	14.831	15.589	16.196	16.699	17.129	17.502	17.831	18.125	18.391	双 0.01
	6.9664	8.7136	9.7321	10.439	10.975	11.404	11.760	12.063	12.327	12.560	12.768	12.955	单 0.01
	4.3031	5.4184	6.0655	6.5135	6.8529	7.1242	7.3492	7.5409	7.7079	7.8541	7.9853	8.1037	双 0.05
	2.9202	3.7210	4.1819	4.5000	4.7404	4.9322	5.0912	5.2264	5.3438	5.4473	5.5398	5.6232	单 0.05

ν_e	2	3	4	5	6	7	8	9	10	11	12	13	P
						k							
3	5.8419	6.9739	7.6386	8.1042	8.4595	8.7457	8.9848	9.1885	9.3666	9.5242	9.6654	9.7933	双0.01
	4.5408	5.4488	5.9793	6.3502	6.6332	6.8639	7.0503	7.2126	7.3539	7.4790	7.5911	7.6924	单0.01
	3.1825	3.8666	4.2626	4.5383	4.7479	4.9163	5.0564	5.1760	5.2801	5.3724	5.4548	5.5293	双0.05
	2.3534	2.9121	3.2318	3.4530	3.6206	3.7549	3.8663	3.9614	4.0441	4.1171	4.1824	4.2415	单0.05
4	4.6058	5.3657	5.8107	6.1231	6.3626	6.5559	6.7175	6.8561	6.9770	7.0844	7.1807	7.2680	双0.01
	3.7477	4.3972	4.7754	5.0402	5.2428	5.4060	5.5424	5.6592	5.7612	5.8516	5.9326	6.0058	单0.01
	2.7767	3.3106	3.6179	3.8318	3.9947	4.1257	4.2349	4.3283	4.4097	4.4818	4.5464	4.6049	双0.05
	2.2500	2.5983	2.8632	3.0462	3.1851	3.2963	3.3888	3.4678	3.5365	3.5973	3.6517	3.7009	单0.05
5	4.0334	4.6286	4.9759	5.2197	5.4067	5.5579	5.6844	5.7931	5.8881	5.9724	6.0481	6.1168	双0.01
	3.3656	3.8953	4.2021	4.4169	4.5813	4.7139	4.8247	4.9198	5.0029	5.0766	5.1427	5.2027	单0.01
	2.5708	3.0305	3.2933	3.4761	3.6153	3.7273	3.8207	3.9006	3.9703	4.0321	4.0875	4.1376	双0.05
	2.2361	2.4335	2.6695	2.8323	2.9558	3.0547	3.1370	3.2073	3.2684	3.3226	3.3710	3.4148	单0.05
6	3.7086	4.2135	4.5067	4.7126	4.8703	4.9980	5.1049	5.1967	5.2770	5.3484	5.4125	5.4705	双0.01
	3.1432	3.6051	3.8714	4.0575	4.1999	4.3148	4.4109	4.4934	4.5655	4.6294	4.6868	4.7387	单0.01
	2.4472	2.8629	3.0995	3.2636	3.3885	3.4891	3.5729	3.6446	3.7072	3.7627	3.8124	3.8575	双0.05
	1.9000	2.3324	2.5507	2.7010	2.8149	2.9061	2.9820	3.0468	3.1032	3.1532	3.1978	3.2383	单0.05

附表17 q 界值表

ν_e	2	3	4	5	6	7	8	9	10	11	12	13	P
						k							
4	7.9137	9.8101	11.057	11.988	12.731	13.346	13.871	14.327	14.730	15.091	15.417	15.714	双0.01
	6.5101	8.1184	9.1714	9.9565	10.581	11.099	11.540	11.923	12.262	12.565	12.838	13.088	单0.01
	4.9429	6.2432	7.0877	7.7149	8.2127	8.6244	8.9746	9.2787	9.5471	9.7870	10.004	10.201	双0.05
	3.9263	5.0401	5.7569	6.2868	6.7062	7.0523	7.3463	7.6012	7.8261	8.0268	8.2080	8.3729	单0.05
5	6.7505	8.1953	9.1401	9.8461	10.409	10.877	11.276	11.624	11.932	12.208	12.458	12.686	双0.01
	5.7023	6.9756	7.8040	8.4213	8.9129	9.3207	9.6685	9.9713	10.239	10.479	10.696	10.894	单0.01
	4.4737	5.5580	6.2567	6.7748	7.1861	7.5264	7.8162	8.0681	8.2907	8.4898	8.6697	8.8338	双0.05
	3.6354	4.6017	5.2183	5.6731	6.0329	6.3299	6.5823	6.8014	6.9947	7.1674	7.3234	7.4655	单0.05
6	6.1052	7.3066	8.0876	8.6704	9.1354	9.5220	9.8522	10.140	10.395	10.624	10.831	11.020	双0.01
	5.2432	6.3306	7.0333	7.5561	7.9723	8.3178	8.6126	8.8694	9.0967	9.3004	9.4848	9.6532	单0.01
	4.1984	5.1580	5.7718	6.2258	6.5860	6.8841	7.1380	7.3588	7.5540	7.7287	7.8867	8.0308	双0.05
	3.4605	4.3392	4.8956	5.3049	5.6284	5.8953	6.1222	6.3192	6.4931	6.6485	6.7890	6.9169	单0.05
7	5.6986	6.7498	7.4293	7.9353	8.3389	8.6744	8.9611	9.2113	9.4330	9.6319	9.8122	9.9770	双0.01
	4.9491	5.9194	6.5425	7.0051	7.3731	7.6785	7.9392	8.1663	8.3675	8.5479	8.7112	8.8604	单0.01
	4.0182	4.8970	5.4555	5.8675	6.1941	6.4642	6.6944	6.8945	7.0715	7.2299	7.3733	7.5040	双0.05
	3.3441	4.1650	4.6813	5.0601	5.3591	5.6057	5.8153	5.9973	6.1580	6.3016	6.4314	6.5497	单0.05

续表

ν_e	k												P
	2	3	4	5	6	7	8	9	10	11	12	13	
8	5.4202	6.3703	6.9810	7.4349	7.7966	8.0972	8.3541	8.5783	8.7771	8.9555	9.1172	9.2650	双0.01
	4.7454	5.6355	6.2039	6.6249	6.9595	7.2370	7.4740	7.6805	7.8633	8.0273	8.1758	8.3115	单0.01
	3.8913	4.7138	5.2334	5.6159	5.9186	6.1689	6.3821	6.5675	6.7314	6.8782	7.0110	7.1322	双0.05
	3.2612	4.0411	4.5288	4.8858	5.1672	5.3991	5.5962	5.7673	5.9183	6.0533	6.1754	6.2866	单0.05
9	5.2182	6.0958	6.6571	7.0734	7.4048	7.6800	7.9153	8.1206	8.3026	8.4660	8.6142	8.7496	双0.01
	4.5961	5.4281	5.9568	6.3474	6.6575	6.9146	7.1340	7.3252	7.4946	7.6464	7.7840	7.9097	单0.01
	3.7972	4.5782	5.0691	5.4296	5.7146	5.9501	6.1505	6.3249	6.4790	6.6170	6.7419	6.8559	双0.05
	3.1992	3.9485	4.4149	4.7554	5.0235	5.2444	5.4319	5.5947	5.7384	5.8669	5.9830	6.0888	单0.05
10	5.0651	5.8883	6.4125	6.8005	7.1089	7.3650	7.5839	7.7748	7.9440	8.0960	8.2338	8.3597	双0.01
	4.4821	5.2702	5.7687	6.1362	6.4276	6.6691	6.8750	7.0545	7.2134	7.3560	7.4851	7.6031	单0.01
	3.7247	4.4740	4.9428	5.2863	5.5576	5.7816	5.9722	6.1379	6.2843	6.4155	6.5342	6.6425	双0.05
	3.1511	3.8768	4.3266	4.6543	4.9120	5.1242	5.3043	5.4605	5.5984	5.7217	5.8331	5.9346	单0.05

附表 18　三样本秩和检验 H 界值表

N	n_1	n_2	n_3	单侧 0.05	单侧 0.01	N	n_1	n_2	n_3	单侧 0.05	单侧 0.01
9	3	3	3	5.60	7.20	11	4	4	3	5.60	7.14
	4	3	2	5.44	6.44		5	3	3	5.65	7.08
	4	4	1	4.97	6.67		5	4	2	5.27	7.12
	5	2	2	5.16	6.53		5	5	1	5.13	7.31
10	4	3	3	5.73	6.75	12	4	4	4	5.69	7.65
	4	4	2	5.45	7.04		5	4	3	5.63	7.44
	5	3	2	5.25	6.82		5	5	2	5.34	7.27
	5	4	1	4.99	6.95	15	5	5	5	5.78	7.98

附表 19　配伍秩和检验 M 界值表 （P＝0.05）

配伍 b	处理 k													
	2	3	4	5	6	7	8	9	10	11	12	13	14	15
2	—	—	20	38	64	96	138	192	258	336	429	538	664	808
3	—	18	37	64	104	158	225	311	416	542	691	865	1063	1292
4	—	26	52	89	144	217	311	429	574	747	950	1189	1460	1770
5	—	32	65	113	183	277	396	547	731	960	1210	1512	1859	2254
6	18	42	76	137	222	336	482	664	887	1155	1469	1831	2253	2738
7	24.5	50	92	167	272	412	591	815	1086	1410	1791	2233	2740	3316
8	32	50	105	190	310	471	676	931	1241	1612	2047	2552	3131	3790
9	24.5	56	118	214	349	529	760	1047	1396	1813	2302	2871	3523	4264
10	32	62	131	238	388	588	845	1164	1551	2014	2558	3189	3914	4737
11	40.5	66	144	261	427	647	929	1280	1706	2216	2814	3508	4305	5211
12	32	72	157	285	465	706	1013	1396	1862	2417	3070	3827	4697	5685
13	40.5	78	170	309	504	764	1098	1512	2017	2618	3326	4146	5088	6150
14	50	84	183	333	543	823	1182	1629	2172	2820	3581	4465	5479	6632
15	40.5	90	196	356	582	882	1267	1745	2327	3021	3837	4784	5871	7106

附表 20 相关系数 r 界值表

ν	单 0.25	0.2	0.15	0.1	0.05	0.025	0.01	0.005	0.0025	0.001	0.0005
	双 0.5	0.4	0.3	0.2	0.1	0.05	0.02	0.01	0.005	0.002	0.001
1	0.707107	0.809017	0.891007	0.951057	0.987688	0.996917	0.999507	0.999877	0.999969	0.999995	0.999999
2	0.500000	0.600000	0.700000	0.800000	0.900000	0.950000	0.980000	0.990000	0.995000	0.998000	0.999000
3	0.403973	0.468059	0.585137	0.687049	0.805384	0.878339	0.934333	0.958735	0.974045	0.985926	0.991139
4	0.347296	0.416930	0.511195	0.608400	0.729299	0.811401	0.882194	0.917200	0.941696	0.963259	0.974068
5	0.309072	0.379570	0.459166	0.550863	0.669439	0.754492	0.832874	0.874526	0.905564	0.934964	0.950883
6	0.281127	0.346804	0.420164	0.506727	0.621489	0.706734	0.788720	0.834342	0.869738	0.904896	0.924904
7	0.259573	0.320771	0.389582	0.471589	0.582206	0.666384	0.749776	0.797681	0.835905	0.875145	0.898260
8	0.242303	0.299813	0.364790	0.442796	0.549357	0.631897	0.715459	0.764592	0.804608	0.846691	0.872115
9	0.228067	0.282475	0.344176	0.418662	0.521404	0.602069	0.685095	0.734786	0.775893	0.819927	0.847047
10	0.216072	0.267827	0.326690	0.398062	0.497265	0.575983	0.658070	0.707888	0.749608	0.794953	0.823305
11	0.205787	0.255239	0.311615	0.380216	0.476156	0.552943	0.633863	0.683528	0.725534	0.771726	0.800962
12	0.196841	0.244270	0.298445	0.364562	0.457500	0.532413	0.612047	0.661376	0.703439	0.452530	0.779998
13	0.188966	0.234601	0.286812	0.350688	0.440861	0.513977	0.592270	0.641145	0.683107	0.730074	0.449433
14	0.181967	0.225995	0.276439	0.338282	0.425902	0.497309	0.574245	0.622591	0.664339	0.711389	0.436243
15	0.175690	0.218270	0.267113	0.327101	0.412360	0.482146	0.557737	0.605506	0.646963	0.693959	0.724657
20	0.151827	0.188834	0.231460	0.284140	0.359827	0.422713	0.492094	0.536800	0.576268	0.621926	0.652378
30	0.123696	0.154016	0.189081	0.232681	0.295991	0.349370	0.409327	0.448699	0.484042	0.525739	0.554119
50	0.095645	0.119192	0.146512	0.180644	0.230620	0.273243	0.321796	0.354153	0.383579	0.418829	0.443201
100	0.067540	0.084223	0.103623	0.127947	0.163782	0.194604	0.230079	0.253979	0.275921	0.302504	0.321095
200	0.047726	0.059533	0.073280	0.090546	0.116060	0.138098	0.163592	0.180860	0.196788	0.216192	0.229840

附表 21 Spearman 等级相关 r_s 界值表

n	单 0.1	0.05	0.025	0.01	0.005	0.0025	n	单 0.1	0.05	0.025	0.01	0.005	0.0025
	双 0.2	0.1	0.05	0.02	0.01	0.005		双 0.2	0.1	0.05	0.02	0.01	0.005
4	1.000	1.000					14	0.367	0.464	0.538	0.626	0.679	0.723
5	0.800	0.900	1.000	1.000			15	0.354	0.446	0.521	0.604	0.654	0.700
6	0.657	0.829	0.886	0.943	1.000	1.000	16	0.341	0.429	0.503	0.582	0.635	0.679
7	0.571	0.714	0.786	0.893	0.929	0.964	17	0.328	0.414	0.485	0.566	0.615	0.662
8	0.524	0.643	0.738	0.833	0.881	0.905	18	0.317	0.401	0.472	0.550	0.600	0.643
9	0.483	0.600	0.700	0.783	0.833	0.867	19	0.309	0.391	0.460	0.535	0.584	0.628
10	0.455	0.564	0.648	0.745	0.794	0.830	20	0.299	0.380	0.447	0.520	0.570	0.612
11	0.427	0.536	0.618	0.709	0.755	0.800	21	0.292	0.370	0.435	0.508	0.556	0.599
12	0.406	0.503	0.587	0.678	0.727	0.769	22	0.284	0.361	0.425	0.496	0.544	0.586
13	0.385	0.484	0.560	0.648	0.703	0.747	23	0.276	0.353	0.415	0.486	0.532	0.573

续表

n	单0.1 / 双0.2	0.05 / 0.1	0.025 / 0.05	0.01 / 0.02	0.005 / 0.01	0.0025 / 0.005	n	单0.1 / 双0.2	0.05 / 0.1	0.025 / 0.05	0.01 / 0.02	0.005 / 0.01	0.0025 / 0.005
24	0.271	0.344	0.406	0.476	0.521	0.562	38	0.212	0.271	0.321	0.378	0.415	0.450
25	0.265	0.337	0.398	0.466	0.511	0.551	39	0.210	0.267	0.317	0.373	0.410	0.444
26	0.259	0.331	0.390	0.457	0.501	0.541	40	0.207	0.264	0.313	0.368	0.405	0.439
27	0.255	0.324	0.382	0.448	0.491	0.531	41	0.204	0.261	0.309	0.364	0.400	0.433
28	0.250	0.317	0.375	0.440	0.483	0.522	42	0.202	0.257	0.305	0.359	0.395	0.428
29	0.245	0.312	0.368	0.433	0.475	0.513	43	0.199	0.254	0.301	0.355	0.391	0.423
30	0.240	0.306	0.362	0.425	0.467	0.504	44	0.197	0.251	0.298	0.351	0.386	0.419
31	0.236	0.301	0.356	0.418	0.459	0.496	45	0.194	0.248	0.294	0.347	0.382	0.414
32	0.232	0.296	0.350	0.412	0.452	0.489	46	0.192	0.246	0.291	0.343	0.378	0.410
33	0.229	0.291	0.345	0.405	0.446	0.284	47	0.190	0.243	0.288	0.340	0.374	0.405
34	0.225	0.287	0.340	0.399	0.439	0.475	48	0.188	0.240	0.285	0.336	0.370	0.401
35	0.222	0.283	0.335	0.394	0.433	0.468	49	0.186	0.238	0.282	0.333	0.366	0.397
36	0.219	0.279	0.330	0.388	0.427	0.462	50	0.184	0.235	0.279	0.329	0.363	0.393
37	0.216	0.275	0.325	0.382	0.421	0.456	60	0.182	0.214	0.255	0.300	0.331	0.389

附表 22　Kendall 等级相关 r_k 界值表

v	单侧P 0.05	单侧P 0.01	v	单侧P 0.05	单侧P 0.01	v	单侧P 0.05	单侧P 0.01
5	0.800	1.000	17	0.309	0.426	29	0.222	0.310
6	0.733	0.867	18	0.294	0.412	30	0.218	0.301
7	0.619	0.810	19	0.287	0.392	31	0.213	0.295
8	0.571	0.714	20	0.274	0.379	32	0.210	0.290
9	0.500	0.667	21	0.267	0.371	33	0.205	0.288
10	0.467	0.600	22	0.264	0.359	34	0.201	0.280
11	0.418	0.564	23	0.257	0.352	35	0.197	0.277
12	0.394	0.545	24	0.246	0.341	36	0.194	0.273
13	0.359	0.513	25	0.240	0.333	37	0.192	0.267
14	0.363	0.473	26	0.237	0.329	38	0.189	0.263
15	0.333	0.467	27	0.231	0.322	39	0.188	0.260
16	0.317	0.433	28	0.228	0.312	40	0.185	0.256

附表 23　总体率 p 置信区间

m	$n-m$															$1-\alpha$
	1	2	3	4	5	6	7	8	9	10	12	14	16	18	20	
1	0.013	0.008	0.006	0.005	0.004	0.004	0.003	0.003	0.003	0.002	0.002	0.002	0.001	0.001	0.001	0.95
	0.987	0.906	0.806	0.716	0.641	0.579	0.527	0.483	0.445	0.413	0.36	0.319	0.287	0.260	0.238	
	0.003	0.002	0.001	0.001	0.001	0.001	0.001	0.001	0.001	0.000	0.000	0.000	0.000	0.000	0.000	0.99
	0.997	0.959	0.889	0.815	0.746	0.685	0.632	0.585	0.544	0.509	0.449	0.402	0.363	0.331	0.304	
2	0.094	0.068	0.053	0.043	0.037	0.032	0.028	0.025	0.023	0.021	0.018	0.016	0.014	0.012	0.011	0.95
	0.992	0.932	0.853	0.777	0.71	0.651	0.600	0.556	0.518	0.484	0.428	0.383	0.347	0.317	0.292	
	0.041	0.029	0.023	0.019	0.016	0.014	0.012	0.011	0.010	0.009	0.008	0.007	0.006	0.005	0.005	0.99
	0.998	0.971	0.917	0.856	0.797	0.742	0.693	0.648	0.608	0.573	0.512	0.463	0.422	0.387	0.358	
3	0.194	0.147	0.118	0.099	0.085	0.075	0.067	0.060	0.055	0.050	0.043	0.038	0.034	0.030	0.028	0.95
	0.994	0.947	0.882	0.816	0.755	0.701	0.652	0.610	0.572	0.538	0.481	0.434	0.396	0.363	0.336	
	0.111	0.088	0.066	0.055	0.047	0.042	0.037	0.033	0.030	0.028	0.024	0.021	0.019	0.017	0.015	0.99
	0.999	0.977	0.934	0.882	0.83	0.781	0.735	0.693	0.655	0.621	0.561	0.510	0.468	0.432	0.401	
4	0.284	0.223	0.184	0.157	0.137	0.122	0.109	0.099	0.091	0.084	0.073	0.064	0.057	0.052	0.047	0.95
	0.995	0.957	0.901	0.843	0.788	0.738	0.692	0.651	0.614	0.581	0.524	0.476	0.437	0.403	0.374	
	0.185	0.144	0.118	0.100	0.087	0.077	0.069	0.062	0.057	0.053	0.045	0.04	0.036	0.032	0.029	0.99
	0.999	0.981	0.945	0.900	0.854	0.809	0.767	0.728	0.691	0.658	0.599	0.549	0.507	0.470	0.438	
5	0.359	0.290	0.245	0.212	0.187	0.167	0.151	0.139	0.128	0.118	0.103	0.091	0.082	0.075	0.068	0.95
	0.996	0.963	0.915	0.863	0.813	0.766	0.723	0.684	0.649	0.616	0.560	0.512	0.471	0.436	0.407	
	0.254	0.203	0.17	0.146	0.128	0.114	0.103	0.094	0.087	0.08	0.07	0.062	0.055	0.050	0.046	0.99
	0.999	0.984	0.953	0.913	0.872	0.831	0.791	0.755	0.72	0.688	0.631	0.582	0.539	0.502	0.470	
6	0.421	0.349	0.299	0.262	0.234	0.211	0.192	0.177	0.163	0.152	0.133	0.119	0.107	0.098	0.09	0.95
	0.996	0.968	0.925	0.878	0.833	0.789	0.749	0.711	0.677	0.646	0.590	0.543	0.502	0.467	0.436	
	0.315	0.258	0.219	0.191	0.169	0.152	0.138	0.127	0.117	0.109	0.095	0.085	0.076	0.069	0.064	0.99
	0.999	0.986	0.958	0.923	0.886	0.848	0.811	0.777	0.744	0.714	0.658	0.61	0.567	0.531	0.498	
7	0.473	0.400	0.348	0.308	0.277	0.251	0.230	0.213	0.198	0.184	0.163	0.146	0.132	0.121	0.111	0.95
	0.997	0.972	0.933	0.891	0.849	0.808	0.770	0.734	0.701	0.671	0.616	0.570	0.529	0.494	0.463	
	0.368	0.307	0.265	0.233	0.209	0.189	0.172	0.159	0.147	0.137	0.121	0.108	0.097	0.089	0.082	0.99
	0.999	0.988	0.963	0.931	0.897	0.862	0.828	0.795	0.764	0.735	0.681	0.634	0.592	0.555	0.522	
8	0.517	0.444	0.390	0.349	0.316	0.289	0.266	0.247	0.230	0.215	0.191	0.172	0.155	0.143	0.132	0.95
	0.997	0.975	0.940	0.901	0.861	0.823	0.787	0.753	0.722	0.692	0.639	0.593	0.553	0.518	0.487	
	0.415	0.352	0.307	0.272	0.245	0.223	0.205	0.189	0.176	0.165	0.146	0.131	0.119	0.109	0.100	0.99
	0.999	0.989	0.967	0.938	0.906	0.873	0.841	0.811	0.781	0.752	0.701	0.655	0.614	0.578	0.545	

附表 24　Mann-Whitney U 界值表 （α＝0.05）

n_1	n_2												P
	9	10	11	12	13	14	15	16	17	18	19	20	
3	3	4	5	5	6	7	7	8	9	9	10	11	单侧
	2	3	3	4	4	5	5	6	6	7	7	8	双侧
4	6	7	8	9	10	11	12	14	15	16	17	18	单侧
	4	5	6	7	8	9	10	11	11	12	13	13	双侧
5	9	11	12	13	15	16	18	19	20	22	23	25	单侧
	7	8	9	11	12	13	14	15	17	18	19	20	双侧
6	12	14	16	17	19	21	23	25	26	28	30	32	单侧
	10	11	13	14	16	17	19	21	22	24	25	27	双侧
7	15	17	19	21	24	26	28	30	33	35	37	39	单侧
	12	14	16	18	20	22	24	26	28	30	32	34	双侧
8	18	20	23	26	28	31	33	36	39	41	44	47	单侧
	15	17	19	22	24	26	29	31	34	36	38	41	双侧
9	21	24	27	30	33	36	39	42	45	48	51	54	单侧
	17	20	23	26	28	31	34	37	39	42	45	48	双侧
10	24	27	31	34	37	41	44	48	51	55	58	62	单侧
	20	23	26	29	33	36	39	42	45	48	52	55	双侧
11	27	31	34	38	42	45	50	54	57	61	65	69	单侧
	23	26	30	33	37	40	44	47	51	55	58	63	双侧
12	30	34	38	42	47	51	55	60	64	68	72	77	单侧
	26	29	33	37	41	45	49	53	57	61	65	69	双侧
13	33	37	42	47	51	56	61	65	70	75	80	84	单侧
	28	33	37	41	45	50	54	59	63	67	72	74	双侧
14	36	41	46	51	56	61	66	71	77	82	87	92	单侧
	31	36	40	45	50	55	59	64	67	74	78	83	双侧
15	39	44	50	55	61	66	72	77	83	88	94	100	单侧
	34	39	44	49	54	59	64	70	75	80	85	90	双侧
16	42	48	54	60	65	71	77	83	89	95	101	107	单侧
	37	42	47	53	57	64	70	75	81	86	92	98	双侧
17	45	51	57	64	70	77	83	89	96	102	109	116	单侧
	39	45	51	57	63	67	75	81	87	93	99	106	双侧
18	48	55	61	68	75	82	88	95	102	109	116	123	单侧
	42	48	55	61	67	74	80	86	93	99	106	112	双侧
19	51	58	65	72	80	87	94	101	109	116	123	130	单侧
	45	52	58	66	72	78	85	92	99	106	113	119	双侧
20	54	62	69	77	84	92	100	107	115	123	130	138	单侧
	48	55	62	69	76	83	90	98	105	112	119	127	双侧

注：U 小于或等于表中界值时，差别有统计学意义。

主要参考书目

1. 魏高文. 卫生统计学 [M].2 版. 北京：中国中医药出版社，2018.

2. 魏高文，魏歆然. 医学统计设计与数据分析的 SPSS 应用 [M]. 北京：中国中医药出版社，2022.

3. 史周华. 医学统计学 [M].3 版. 北京：人民卫生出版社，2022.

4. 颜艳 王彤. 医学统计学 [M].5 版. 北京：人民卫生出版社，2020.

5. 魏高文. 护理科研 [M]. 郑州：河南科学技术出版社，2008.

6. 刘仁权. SPSS 统计分析教程 [M]. 北京：中国中医药出版社，2016.

7. 史周华，何雁. 中医药统计学与软件应用 [M].2 版. 北京：中国中医药出版社，2017.

8. 杨土保. 现代卫生管理学 [M]. 北京：化学工业出版社，2006.

9. 蔡晶，魏高文. 医学统计学实战指导 [M].2 版. 北京：人民卫生出版社，2022.

10. 李国春，黄品贤. 中医统计学 [M].3 版. 上海：科学出版社，2018.

11. 魏高文，魏歆然. 医学科研方法与循证医学 [M]. 北京：中国中医药出版社，2019.

12. 蔡晶，魏高文. 医学统计学实战进阶 [M]. 北京：人民卫生出版社，2018.

13. 虞仁和. SPSS18 及其医学应用 [M].2 版. 长沙：中南大学出版社，2017.

14. 贺佳. 卫生管理统计及软件应用 [M]. 北京：人民卫生出版社，2013.

15. 季光，赵宗江. 科研思路与方法 [M]. 北京：人民卫生出版社，2016.

16. 申杰，王净净. 医学科研思路与方法 [M]. 北京：中国中医药出版社，2016.

17. 何雁. 中医药统计学 [M].5 版. 北京：中国中医药出版社，2021.

18. 魏高文，王泓午. 预防医学 [M]. 北京：人民卫生出版社，2023.

全国中医药行业高等教育"十四五"规划教材

全国高等中医药院校规划教材（第十一版）

教材目录

注：凡标☆号者为"核心示范教材"。

（一）中医学类专业

序号	书　名	主　编		主编所在单位	
1	中国医学史	郭宏伟	徐江雁	黑龙江中医药大学	河南中医药大学
2	医古文	王育林	李亚军	北京中医药大学	陕西中医药大学
3	大学语文	黄作阵		北京中医药大学	
4	中医基础理论☆	郑洪新	杨　柱	辽宁中医药大学	贵州中医药大学
5	中医诊断学☆	李灿东	方朝义	福建中医药大学	河北中医药大学
6	中药学☆	钟赣生	杨柏灿	北京中医药大学	上海中医药大学
7	方剂学☆	李　冀	左铮云	黑龙江中医药大学	江西中医药大学
8	内经选读☆	翟双庆	黎敬波	北京中医药大学	广州中医药大学
9	伤寒论选读☆	王庆国	周春祥	北京中医药大学	南京中医药大学
10	金匮要略☆	范永升	姜德友	浙江中医药大学	黑龙江中医药大学
11	温病学☆	谷晓红	马　健	北京中医药大学	南京中医药大学
12	中医内科学☆	吴勉华	石　岩	南京中医药大学	辽宁中医药大学
13	中医外科学☆	陈红风		上海中医药大学	
14	中医妇科学☆	冯晓玲	张婷婷	黑龙江中医药大学	上海中医药大学
15	中医儿科学☆	赵　霞	李新民	南京中医药大学	天津中医药大学
16	中医骨伤科学☆	黄桂成	王拥军	南京中医药大学	上海中医药大学
17	中医眼科学	彭清华		湖南中医药大学	
18	中医耳鼻咽喉科学	刘　蓬		广州中医药大学	
19	中医急诊学☆	刘清泉	方邦江	首都医科大学	上海中医药大学
20	中医各家学说☆	尚　力	戴　铭	上海中医药大学	广西中医药大学
21	针灸学☆	梁繁荣	王　华	成都中医药大学	湖北中医药大学
22	推拿学☆	房　敏	王金贵	上海中医药大学	天津中医药大学
23	中医养生学	马烈光	章德林	成都中医药大学	江西中医药大学
24	中医药膳学	谢梦洲	朱天民	湖南中医药大学	成都中医药大学
25	中医食疗学	施洪飞	方　泓	南京中医药大学	上海中医药大学
26	中医气功学	章文春	魏玉龙	江西中医药大学	北京中医药大学
27	细胞生物学	赵宗江	高碧珍	北京中医药大学	福建中医药大学

序号	书 名	主 编		主编所在单位	
28	人体解剖学	邵水金		上海中医药大学	
29	组织学与胚胎学	周忠光	汪 涛	黑龙江中医药大学	天津中医药大学
30	生物化学	唐炳华		北京中医药大学	
31	生理学	赵铁建	朱大诚	广西中医药大学	江西中医药大学
32	病理学	刘春英	高维娟	辽宁中医药大学	河北中医药大学
33	免疫学基础与病原生物学	袁嘉丽	刘永琦	云南中医药大学	甘肃中医药大学
34	预防医学	史周华		山东中医药大学	
35	药理学	张硕峰	方晓艳	北京中医药大学	河南中医药大学
36	诊断学	詹华奎		成都中医药大学	
37	医学影像学	侯 键	许茂盛	成都中医药大学	浙江中医药大学
38	内科学	潘 涛	戴爱国	南京中医药大学	湖南中医药大学
39	外科学	谢建兴		广州中医药大学	
40	中西医文献检索	林丹红	孙 玲	福建中医药大学	湖北中医药大学
41	中医疫病学	张伯礼	吕文亮	天津中医药大学	湖北中医药大学
42	中医文化学	张其成	臧守虎	北京中医药大学	山东中医药大学
43	中医文献学	陈仁寿	宋咏梅	南京中医药大学	山东中医药大学
44	医学伦理学	崔瑞兰	赵 丽	山东中医药大学	北京中医药大学
45	医学生物学	詹秀琴	许 勇	南京中医药大学	成都中医药大学
46	中医全科医学概论	郭 栋	严小军	山东中医药大学	江西中医药大学
47	卫生统计学	魏高文	徐 刚	湖南中医药大学	江西中医药大学
48	中医老年病学	王 飞	张学智	成都中医药大学	北京大学医学部
49	医学遗传学	赵丕文	卫爱武	北京中医药大学	河南中医药大学
50	针刀医学	郭长青		北京中医药大学	
51	腧穴解剖学	邵水金		上海中医药大学	
52	神经解剖学	孙红梅	申国明	北京中医药大学	安徽中医药大学
53	医学免疫学	高永翔	刘永琦	成都中医药大学	甘肃中医药大学
54	神经定位诊断学	王东岩		黑龙江中医药大学	
55	中医运气学	苏 颖		长春中医药大学	
56	实验动物学	苗明三	王春田	河南中医药大学	辽宁中医药大学
57	中医医案学	姜德友	方祝元	黑龙江中医药大学	南京中医药大学
58	分子生物学	唐炳华	郑晓珂	北京中医药大学	河南中医药大学

（二）针灸推拿学专业

序号	书 名	主 编		主编所在单位	
59	局部解剖学	姜国华	李义凯	黑龙江中医药大学	南方医科大学
60	经络腧穴学☆	沈雪勇	刘存志	上海中医药大学	北京中医药大学
61	刺法灸法学☆	王富春	岳增辉	长春中医药大学	湖南中医药大学
62	针灸治疗学☆	高树中	冀来喜	山东中医药大学	山西中医药大学
63	各家针灸学说	高希言	王 威	河南中医药大学	辽宁中医药大学
64	针灸医籍选读	常小荣	张建斌	湖南中医药大学	南京中医药大学
65	实验针灸学	郭 义		天津中医药大学	

序号	书 名	主 编		主编所在单位	
66	推拿手法学☆	周运峰		河南中医药大学	
67	推拿功法学☆	吕立江		浙江中医药大学	
68	推拿治疗学☆	井夫杰	杨永刚	山东中医药大学	长春中医药大学
69	小儿推拿学	刘明军	邰先桃	长春中医药大学	云南中医药大学

（三）中西医临床医学专业

序号	书 名	主 编		主编所在单位	
70	中外医学史	王振国	徐建云	山东中医药大学	南京中医药大学
71	中西医结合内科学	陈志强	杨文明	河北中医药大学	安徽中医药大学
72	中西医结合外科学	何清湖		湖南中医药大学	
73	中西医结合妇产科学	杜惠兰		河北中医药大学	
74	中西医结合儿科学	王雪峰	郑 健	辽宁中医药大学	福建中医药大学
75	中西医结合骨伤科学	詹红生	刘 军	上海中医药大学	广州中医药大学
76	中西医结合眼科学	段俊国	毕宏生	成都中医药大学	山东中医药大学
77	中西医结合耳鼻咽喉科学	张勤修	陈文勇	成都中医药大学	广州中医药大学
78	中西医结合口腔科学	谭 劲		湖南中医药大学	
79	中药学	周祯祥	吴庆光	湖北中医药大学	广州中医药大学
80	中医基础理论	战丽彬	章文春	辽宁中医药大学	江西中医药大学
81	针灸推拿学	梁繁荣	刘明军	成都中医药大学	长春中医药大学
82	方剂学	李 冀	季旭明	黑龙江中医药大学	浙江中医药大学
83	医学心理学	李光英	张 斌	长春中医药大学	湖南中医药大学
84	中西医结合皮肤性病学	李 斌	陈达灿	上海中医药大学	广州中医药大学
85	诊断学	詹华奎	刘 潜	成都中医药大学	江西中医药大学
86	系统解剖学	武煜明	李新华	云南中医药大学	湖南中医药大学
87	生物化学	施 红	贾连群	福建中医药大学	辽宁中医药大学
88	中西医结合急救医学	方邦江	刘清泉	上海中医药大学	首都医科大学
89	中西医结合肛肠病学	何永恒		湖南中医药大学	
90	生理学	朱大诚	徐 颖	江西中医药大学	上海中医药大学
91	病理学	刘春英	姜希娟	辽宁中医药大学	天津中医药大学
92	中西医结合肿瘤学	程海波	贾立群	南京中医药大学	北京中医药大学
93	中西医结合传染病学	李素云	孙克伟	河南中医药大学	湖南中医药大学

（四）中药学类专业

序号	书 名	主 编		主编所在单位	
94	中医学基础	陈 晶	程海波	黑龙江中医药大学	南京中医药大学
95	高等数学	李秀昌	邵建华	长春中医药大学	上海中医药大学
96	中医药统计学	何 雁		江西中医药大学	
97	物理学	章新友	侯俊玲	江西中医药大学	北京中医药大学
98	无机化学	杨怀霞	吴培云	河南中医药大学	安徽中医药大学
99	有机化学	林 辉		广州中医药大学	
100	分析化学（上）（化学分析）	张 凌		江西中医药大学	

序号	书名	主编		主编所在单位	
101	分析化学（下）（仪器分析）	王淑美		广东药科大学	
102	物理化学	刘雄	王颖莉	甘肃中医药大学	山西中医药大学
103	临床中药学☆	周祯祥	唐德才	湖北中医药大学	南京中医药大学
104	方剂学	贾波	许二平	成都中医药大学	河南中医药大学
105	中药药剂学☆	杨明		江西中医药大学	
106	中药鉴定学☆	康廷国	闫永红	辽宁中医药大学	北京中医药大学
107	中药药理学☆	彭成		成都中医药大学	
108	中药拉丁语	李峰	马琳	山东中医药大学	天津中医药大学
109	药用植物学☆	刘春生	谷巍	北京中医药大学	南京中医药大学
110	中药炮制学☆	钟凌云		江西中医药大学	
111	中药分析学☆	梁生旺	张彤	广东药科大学	上海中医药大学
112	中药化学☆	匡海学	冯卫生	黑龙江中医药大学	河南中医药大学
113	中药制药工程原理与设备	周长征		山东中医药大学	
114	药事管理学☆	刘红宁		江西中医药大学	
115	本草典籍选读	彭代银	陈仁寿	安徽中医药大学	南京中医药大学
116	中药制药分离工程	朱卫丰		江西中医药大学	
117	中药制药设备与车间设计	李正		天津中医药大学	
118	药用植物栽培学	张永清		山东中医药大学	
119	中药资源学	马云桐		成都中医药大学	
120	中药产品与开发	孟宪生		辽宁中医药大学	
121	中药加工与炮制学	王秋红		广东药科大学	
122	人体形态学	武煜明	游言文	云南中医药大学	河南中医药大学
123	生理学基础	于远望		陕西中医药大学	
124	病理学基础	王谦		北京中医药大学	
125	解剖生理学	李新华	于远望	湖南中医药大学	陕西中医药大学
126	微生物学与免疫学	袁嘉丽	刘永琦	云南中医药大学	甘肃中医药大学
127	线性代数	李秀昌		长春中医药大学	
128	中药新药研发学	张永萍	王利胜	贵州中医药大学	广州中医药大学
129	中药安全与合理应用导论	张冰		北京中医药大学	
130	中药商品学	闫永红	蒋桂华	北京中医药大学	成都中医药大学

（五）药学类专业

序号	书名	主编		主编所在单位	
131	药用高分子材料学	刘文		贵州医科大学	
132	中成药学	张金莲	陈军	江西中医药大学	南京中医药大学
133	制药工艺学	王沛	赵鹏	长春中医药大学	陕西中医药大学
134	生物药剂学与药物动力学	龚慕辛	贺福元	首都医科大学	湖南中医药大学
135	生药学	王喜军	陈随清	黑龙江中医药大学	河南中医药大学
136	药学文献检索	章新友	黄必胜	江西中医药大学	湖北中医药大学
137	天然药物化学	邱峰	廖尚高	天津中医药大学	贵州医科大学
138	药物合成反应	李念光	方方	南京中医药大学	安徽中医药大学

序号	书 名	主 编		主编所在单位	
139	分子生药学	刘春生	袁 媛	北京中医药大学	中国中医科学院
140	药用辅料学	王世宇	关志宇	成都中医药大学	江西中医药大学
141	物理药剂学	吴 清		北京中医药大学	
142	药剂学	李范珠	冯年平	浙江中医药大学	上海中医药大学
143	药物分析	俞 捷	姚卫峰	云南中医药大学	南京中医药大学

（六）护理学专业

序号	书 名	主 编		主编所在单位	
144	中医护理学基础	徐桂华	胡 慧	南京中医药大学	湖北中医药大学
145	护理学导论	穆 欣	马小琴	黑龙江中医药大学	浙江中医药大学
146	护理学基础	杨巧菊		河南中医药大学	
147	护理专业英语	刘红霞	刘 娅	北京中医药大学	湖北中医药大学
148	护理美学	余雨枫		成都中医药大学	
149	健康评估	阚丽君	张玉芳	黑龙江中医药大学	山东中医药大学
150	护理心理学	郝玉芳		北京中医药大学	
151	护理伦理学	崔瑞兰		山东中医药大学	
152	内科护理学	陈 燕	孙志岭	湖南中医药大学	南京中医药大学
153	外科护理学	陆静波	蔡恩丽	上海中医药大学	云南中医药大学
154	妇产科护理学	冯 进	王丽芹	湖南中医药大学	黑龙江中医药大学
155	儿科护理学	肖洪玲	陈偶英	安徽中医药大学	湖南中医药大学
156	五官科护理学	喻京生		湖南中医药大学	
157	老年护理学	王 燕	高 静	天津中医药大学	成都中医药大学
158	急救护理学	吕 静	卢根娣	长春中医药大学	上海中医药大学
159	康复护理学	陈锦秀	汤继芹	福建中医药大学	山东中医药大学
160	社区护理学	沈翠珍	王诗源	浙江中医药大学	山东中医药大学
161	中医临床护理学	裘秀月	刘建军	浙江中医药大学	江西中医药大学
162	护理管理学	全小明	柏亚妹	广州中医药大学	南京中医药大学
163	医学营养学	聂 宏	李艳玲	黑龙江中医药大学	天津中医药大学
164	安宁疗护	邸淑珍	陆静波	河北中医药大学	上海中医药大学
165	护理健康教育	王 芳		成都中医药大学	
166	护理教育学	聂 宏	杨巧菊	黑龙江中医药大学	河南中医药大学

（七）公共课

序号	书 名	主 编		主编所在单位	
167	中医学概论	储全根	胡志希	安徽中医药大学	湖南中医药大学
168	传统体育	吴志坤	邵玉萍	上海中医药大学	湖北中医药大学
169	科研思路与方法	刘 涛	商洪才	南京中医药大学	北京中医药大学
170	大学生职业发展规划	石作荣	李 玮	山东中医药大学	北京中医药大学
171	大学计算机基础教程	叶 青		江西中医药大学	
172	大学生就业指导	曹世奎	张光霁	长春中医药大学	浙江中医药大学

序号	书 名	主 编		主编所在单位	
173	医患沟通技能	王自润	殷 越	大同大学	黑龙江中医药大学
174	基础医学概论	刘黎青	朱大诚	山东中医药大学	江西中医药大学
175	国学经典导读	胡 真	王明强	湖北中医药大学	南京中医药大学
176	临床医学概论	潘 涛	付 滨	南京中医药大学	天津中医药大学
177	Visual Basic 程序设计教程	闫朝升	曹 慧	黑龙江中医药大学	山东中医药大学
178	SPSS 统计分析教程	刘仁权		北京中医药大学	
179	医学图形图像处理	章新友	孟昭鹏	江西中医药大学	天津中医药大学
180	医药数据库系统原理与应用	杜建强	胡孔法	江西中医药大学	南京中医药大学
181	医药数据管理与可视化分析	马星光		北京中医药大学	
182	中医药统计学与软件应用	史周华	何 雁	山东中医药大学	江西中医药大学

（八）中医骨伤科学专业

序号	书 名	主 编		主编所在单位	
183	中医骨伤科学基础	李 楠	李 刚	福建中医药大学	山东中医药大学
184	骨伤解剖学	侯德才	姜国华	辽宁中医药大学	黑龙江中医药大学
185	骨伤影像学	栾金红	郭会利	黑龙江中医药大学	河南中医药大学洛阳平乐正骨学院
186	中医正骨学	冷向阳	马 勇	长春中医药大学	南京中医药大学
187	中医筋伤学	周红海	于 栋	广西中医药大学	北京中医药大学
188	中医骨病学	徐展望	郑福增	山东中医药大学	河南中医药大学
189	创伤急救学	毕荣修	李无阴	山东中医药大学	河南中医药大学洛阳平乐正骨学院
190	骨伤手术学	童培建	曾意荣	浙江中医药大学	广州中医药大学

（九）中医养生学专业

序号	书 名	主 编		主编所在单位	
191	中医养生文献学	蒋力生	王 平	江西中医药大学	湖北中医药大学
192	中医治未病学概论	陈涤平		南京中医药大学	
193	中医饮食养生学	方 泓		上海中医药大学	
194	中医养生方法技术学	顾一煌	王金贵	南京中医药大学	天津中医药大学
195	中医养生学导论	马烈光	樊 旭	成都中医药大学	辽宁中医药大学
196	中医运动养生学	章文春	邬建卫	江西中医药大学	成都中医药大学

（十）管理学类专业

序号	书 名	主 编		主编所在单位	
197	卫生法学	田 侃	冯秀云	南京中医药大学	山东中医药大学
198	社会医学	王素珍	杨 义	江西中医药大学	成都中医药大学
199	管理学基础	徐爱军		南京中医药大学	
200	卫生经济学	陈永成	欧阳静	江西中医药大学	陕西中医药大学
201	医院管理学	王志伟	翟理祥	北京中医药大学	广东药科大学
202	医药人力资源管理	曹世奎		长春中医药大学	
203	公共关系学	关晓光		黑龙江中医药大学	

序号	书名	主编		主编所在单位	
204	卫生管理学	乔学斌	王长青	南京中医药大学	南京医科大学
205	管理心理学	刘鲁蓉	曾智	成都中医药大学	南京中医药大学
206	医药商品学	徐晶		辽宁中医药大学	

（十一）康复医学类专业

序号	书名	主编		主编所在单位	
207	中医康复学	王瑞辉	冯晓东	陕西中医药大学	河南中医药大学
208	康复评定学	张泓	陶静	湖南中医药大学	福建中医药大学
209	临床康复学	朱路文	公维军	黑龙江中医药大学	首都医科大学
210	康复医学导论	唐强	严兴科	黑龙江中医药大学	甘肃中医药大学
211	言语治疗学	汤继芹		山东中医药大学	
212	康复医学	张宏	苏友新	上海中医药大学	福建中医药大学
213	运动医学	潘华山	王艳	广东潮州卫生健康职业学院	黑龙江中医药大学
214	作业治疗学	胡军	艾坤	上海中医药大学	湖南中医药大学
215	物理治疗学	金荣疆	王磊	成都中医药大学	南京中医药大学